血液内科 治療の トリセツ

【監修】高折晃史
山下浩平
【編集】新井康之
京都大学医学部附属病院

中外医学社

●監修者

髙折晃史　京都大学医学部附属病院　血液内科
山下浩平　京都大学医学部附属病院　血液内科

●編集者

新井康之　京都大学医学部附属病院　検査部・細胞療法センター・血液内科

●執筆者

山下浩平　京都大学医学部附属病院　血液内科
北脇年雄　京都大学医学部附属病院　血液内科
竹田淳恵　京都大学医学部附属病院　血液内科
石山賢一　京都大学医学部附属病院　血液内科
水本智咲　京都大学医学部附属病院　血液内科
錦織桃子　京都大学大学院医学研究科　人間健康科学系専攻
松井宏行　京都大学医学部附属病院　血液内科
阪本貴士　京都大学医学部附属病院　血液内科
松本忠彦　京都大学医学部附属病院　血液内科
川端　浩　国立病院機構京都医療センター　血液内科・稀少血液疾患科
蝶名林和久　京都大学医学部附属病院　血液内科
森　美奈子　国立病院機構京都医療センター　血液内科・稀少血液疾患科
新井康之　京都大学医学部附属病院　検査部・細胞療法センター・血液内科
白川康太郎　京都大学医学部附属病院　血液内科
城　友泰　京都大学医学部附属病院　検査部・細胞療法センター
諫田淳也　京都大学医学部附属病院　血液内科
渡邊瑞希　京都大学医学部附属病院　血液内科
谷口理沙　京都大学医学部附属病院　薬剤部
宇藤　恵　京都大学医学部附属病院　放射線治療科
濱田涼太　京都大学医学部附属病院　リハビリテーション部
村尾昌信　京都大学医学部附属病院　リハビリテーション部
馬場千夏　京都大学医学部附属病院　リハビリテーション部
小林亜海　京都大学医学部附属病院　疾患栄養治療部
幣　憲一郎　京都大学医学部附属病院　疾患栄養治療部
嶋田和貴　京都大学大学院医学研究科　人間健康科学系専攻
加藤恵理　京都大学医学部附属病院　循環器内科
松原　雄　公益財団法人田附興風会　医学研究所北野病院　腎臓内科
柳田素子　京都大学医学部附属病院　腎臓内科
山際岳朗　京都大学医学部附属病院　薬剤部
山本　崇　京都大学医学部附属病院　医療安全管理部
島津　裕　京都大学医学部附属病院　早期医療開発科

●編集協力者

山際岳朗　京都大学医学部附属病院　薬剤部
梅山　遥　京都大学医学部附属病院　薬剤部
谷口理沙　京都大学医学部附属病院　薬剤部

巻頭言

　皆様，ここに「血液内科治療のトリセツ」をお届けできることを心から嬉しく思います．

　ご存じのように，血液疾患の治療は多くの新薬の登場で複雑化している現状がありますが，今は様々なガイドラインが入手可能です．特に，日本血液学会発行の「造血器腫瘍ガイドライン」や厚労科研費　特発性造血障害に関する調査研究班の「特発性造血障害疾患の診療の参照ガイド」等を読者の皆様も利用しておられることと思います．

　一方で，実臨床の場で，実際の薬を処方する際に，手軽に参考にする本はあまりないのではないかと思います．当科では，ガイドラインが今のようにない過去に，科内の標準治療を冊子にして，関連病院で共有していた時代がありました（ずいぶん昔の話です）．そこで，現在の標準治療を実臨床の場で使用する際のわかりやすい参考書（トリセツ）があれば，臨床の現場，特に若い先生達に役立つのではと考え，作成を試みました．

　本書が，皆さんの実臨床のお役に立てば，当科の執筆者一同望外の喜びです．

　2024年9月

京都大学医学部附属病院　病院長・血液内科教授

髙　折　晃　史

編者の言葉

　血液疾患の治療は，まさに日進月歩です．毎年のように度肝を抜かれる斬新な新薬が登場し，既存の治療との組み合わせも無数に増えていることを考えると，各施設において，治療プロトコール集は常に新陳代謝しておく必要があります．

　かく言う京都大学病院でのプロトコール集は，軽く 10 年以上は経っている代物で，内容は歴史的書物に近いところがありました．さすがにその改訂をせねばと思っている時に，ちょうど本書の企画を耳にして，千載一遇のチャンスとばかり新しいプロトコール集（トリセツ）の作成に取り組みました．その成果を，CAR-T 細胞療法に引き続く京都大学からのトリセツ本の第 2 弾として，お届けいたします．

　本書の構成としては，まず，血液疾患を悪性・非悪性問わず広く網羅し，それぞれの薬物療法を詳説しています（通常のプロトコール本）．加えて，薬物療法以外の治療法について，他診療科との融合領域を含め，それぞれの専門家に概念から具体的な治療内容まで概説いただきました．血液内科診療の屋台骨である化学療法を支える各領域の内容を盛り込み，多角的な構成にしたことは，本書の大きな特徴です．診療に当たる医師やその他のコメディカルの皆さまにおかれましては，ぜひ日常の疑問解決に本書をお役立ていただければ幸いです（カバーを外せば，診察室や本棚に置いても影響を与えない硬派なデザインとしました）．

　今回の出版にあたっては，沢山の方々にご協力いただきました．全国の多くの血液グループの中から，我々を選んで企画の提案をいただき，編集・出版作業をお引き受けいただいた中外医学社の皆様，特に，冒頭の段階からお世話になりました牧田里紗さんに深く御礼申し上げます．また，本企画をご承諾いただき，後押ししていただいた監修者の髙折晃史先生，山下浩平先生，そして執筆に多くの時間を割いていただいた京都大学血液疾患チームの各部門の専門家の先生方に改めて深謝申し上げます．

2024 年 9 月

京都大学医学部附属病院　血液内科・細胞療法センター

新 井 康 之

目 次

巻頭言……………………………………………… iii

編者の言葉……………………………………… v

CHAPTER Ⅰ：血液疾患に対する治療の全体像　〈山下浩平〉

▶造血器腫瘍に対する薬物療法……………………………………… 1

CHAPTER Ⅱ：薬物治療

A ● 血液悪性疾患

1　慢性骨髄性白血病（CML）………………………〈北脇年雄〉 6

▶イマチニブ（第 1 世代 TKI）……………………………… 8

▶ニロチニブ（第 2 世代 TKI）……………………………… 8

▶ダサチニブ（第 2 世代 TKI）……………………………… 9

▶ボスチニブ（第 2 世代 TKI）……………………………… 10

▶ポナチニブ（第 3 世代 TKI）……………………………… 11

▶アシミニブ（STAMP 阻害薬）……………………………… 12

2　骨髄増殖性腫瘍（MPN）…………………………〈北脇年雄〉 14

▶瀉血療法……………………………………………………… 14

▶アスピリン…………………………………………………… 14

▶ヒドロキシカルバミド（HU）……………………………… 15

▶ロペグインターフェロン アルファ-2b…………………… 15

▶アナグレリド………………………………………………… 16

▶ルキソリチニブ（RUXO）………………………………… 17

▶モメロチニブ………………………………………………… 18

3　骨髄異形成症候群・急性骨髄性白血病（MDS/AML）………〈竹田淳恵〉 19

▶細胞障害性化学療法………………………………………… 19

▶少量シタラビンを含むレジメン…………………………… 24

▶脱メチル化剤，BCL2 阻害薬を用いたレジメン………… 25

▶FLT3 阻害薬………………………………………………… 29

▶急性前骨髄球性白血病（APL）に使用するレジメン…… 31

4 急性リンパ芽球性白血病（ALL） 〈石山賢一〉 37
- ▶Ph 陰性 ALL に対する治療法 38
- ▶Ph 陽性 ALL に対する治療法 42
- ▶再発・治療抵抗性 B-ALL に対する治療法 44
- ▶再発難治 T-ALL/LBL に対するプロトコール 45
- ▶レジメン補足 45
- ▶副作用とその対策 46

5 慢性リンパ性白血病（CLL） 〈水本智咲〉 48
- ▶イブルチニブ単剤 48
- ▶アカラブルチニブ単剤 48
- ▶アカラブルチニブ＋オビヌツズマブ 49
- ▶ベネトクラクス＋リツキシマブ 50
- ▶FCR 療法 51
- ▶BR 療法 51

6 ホジキンリンパ腫（HL） 〈錦織桃子〉 52
- ▶ABVD 療法 52
- ▶A(BV)-AVD 療法 53
- ▶BV（ブレンツキシマブ ベドチン）療法 54
- ▶抗 PD-1 抗体療法 55

7 非ホジキンリンパ腫（NHL） 〈松井宏行〉 57
- ▶びまん性大細胞型 B 細胞リンパ腫（DLBCL） 57
- ▶中枢神経原発リンパ腫（PCNSL） 64
- ▶バーキットリンパ腫（BL）/高悪性度 B 細胞性リンパ腫（HGBL） 66
- ▶濾胞性リンパ腫（FL） 67
- ▶マントル細胞リンパ腫（MCL） 70
- ▶リンパ形質細胞性リンパ腫/ワルデンシュトレームマクログロブリン血症（LPL/WM） 72
- ▶末梢性 T 細胞リンパ腫（PTCL） 73
- ▶節外性 NK/T 細胞リンパ腫（ENKL） 76

8 成人 T 細胞白血病（ATL） 〈阪本貴士〉 78
- ▶Modified LSG15（VCAP-AMP-VECP） 78
- ▶モガムリズマブ 79
- ▶ブレンツキシマブ ベドチン（BV） 80
- ▶その他の保険承認薬 80

9　多発性骨髄腫（MM）〈松本忠彦〉83

- ▶自家造血細胞移植適応患者の第一選択化学療法 83
- ▶移植非適応患者の第一選択化学療法 85
- ▶再発・難治性患者の化学療法 87
- ▶副作用とその対応 96
- ▶治療成績 99

10　有毛細胞白血病（HCL）〈阪本貴士〉101

- ▶プリンアナログ±リツキシマブ 101
- ▶インターフェロン-α 102
- ▶新規分子標的薬 102

B ● 血液非悪性疾患

赤血球系

1　鉄欠乏性貧血〈川端　浩〉103

- ▶経口鉄剤による治療 103
- ▶静注鉄剤による治療 104

2　巨赤芽球性貧血〈新井康之〉106

- ▶主な治療プロトコール 106
- ▶治療にあたっての注意点 106

3　自己免疫性溶血性貧血（温式 AIHA/CAD）〈蝶名林和久〉107

- ▶温式抗体による AIHA の治療 107
- ▶CAD の治療 108

4　発作性夜間ヘモグロビン尿症（PNH）〈北脇年雄〉111

- ▶抗 C5 療法 111
- ▶近位補体阻害薬 113

5　再生不良性貧血（AA）〈森 美奈子　川端　浩〉116

- ▶重症度 stage 1 および stage 2a の治療 116
- ▶重症度 stage 2b 以上の治療 119
- ▶支持療法 122

6　赤芽球癆〈川端　浩〉124

- ▶シクロスポリン（CsA） 125
- ▶副腎皮質ステロイド（プレドニゾロン） 125

- ▶シクロホスファミド（CY）……………………………………………126
- ▶輸血後鉄過剰症への対策………………………………………………126
- ▶予後………………………………………………………………………127

7　腎性貧血（成人保存期慢性腎臓病患者）……………〈水本智咲〉128
- ▶赤血球造血刺激因子製剤（ESA）……………………………………128
- ▶HIF-PH 阻害薬……………………………………………………………129

血栓・止血系

8　特発性血小板減少性紫斑病（ITP）…………………〈新井康之〉130
- ▶一次治療各レジメンの概説……………………………………………130
- ▶二次治療各レジメンの概説……………………………………………130
- ▶緊急時の対応……………………………………………………………132

9　播種性血管内凝固（DIC）……………………………〈阪本貴士〉134
- ▶基礎疾患の治療…………………………………………………………134
- ▶補充療法…………………………………………………………………134
- ▶抗凝固療法………………………………………………………………135
- ▶抗線溶療法………………………………………………………………136

10　血栓性微小血管症（TMA）…………………………〈新井康之〉137
- ▶血栓性血小板減少性紫斑病（TTP）…………………………………137
- ▶溶血性尿毒症症候群（HUS）…………………………………………138
- ▶造血幹細胞移植後 TMA（TA-TMA）………………………………138

11　ヘパリン起因性血小板減少症（HIT）………………〈新井康之〉139

12　凝固因子異常症：血友病と von Willebrand 病………〈白川康太郎〉140
- 血友病………………………………………………………………………140
- ▶出血時の止血治療………………………………………………………140
- ▶予備的補充療法…………………………………………………………141
- ▶定期補充療法……………………………………………………………141
- ▶血友病 A 治療薬…………………………………………………………142
- ▶血友病 B 治療薬…………………………………………………………143
- von Willebrand 病（VWD）……………………………………………143
- ▶治療薬……………………………………………………………………144

レトロウイルス感染症

13 HIV 感染症/後天性免疫不全症候群 （AIDS）⋯⋯⋯⋯⟨白川康太郎⟩ 145
▶抗レトロウイルス療法（ART）について⋯⋯⋯⋯⋯⋯⋯⋯⋯⋯⋯⋯⋯ 145
▶大部分の感染者に推奨される ART レジメン⋯⋯⋯⋯⋯⋯⋯⋯⋯⋯⋯ 146
▶臨床状況によっては推奨される ART レジメン⋯⋯⋯⋯⋯⋯⋯⋯⋯⋯ 148
▶その他の ART の特徴⋯⋯⋯⋯⋯⋯⋯⋯⋯⋯⋯⋯⋯⋯⋯⋯⋯⋯⋯⋯⋯ 150

その他

14 伝染性単核球症⋯⋯⋯⋯⋯⋯⋯⋯⋯⋯⋯⋯⋯⋯⋯⋯⋯⟨松本忠彦⟩ 152

15 血球貪食症候群 （HPS/HLH）⋯⋯⋯⋯⋯⋯⋯⋯⋯⋯⟨城　友泰⟩ 153
▶HLH-94 プロトコール⋯⋯⋯⋯⋯⋯⋯⋯⋯⋯⋯⋯⋯⋯⋯⋯⋯⋯⋯⋯ 153
▶HLH-2004 プロトコール⋯⋯⋯⋯⋯⋯⋯⋯⋯⋯⋯⋯⋯⋯⋯⋯⋯⋯⋯ 154
▶レジメン補足⋯⋯⋯⋯⋯⋯⋯⋯⋯⋯⋯⋯⋯⋯⋯⋯⋯⋯⋯⋯⋯⋯⋯⋯ 154
▶治療成績⋯⋯⋯⋯⋯⋯⋯⋯⋯⋯⋯⋯⋯⋯⋯⋯⋯⋯⋯⋯⋯⋯⋯⋯⋯⋯ 155
▶化学療法後の治療⋯⋯⋯⋯⋯⋯⋯⋯⋯⋯⋯⋯⋯⋯⋯⋯⋯⋯⋯⋯⋯⋯ 155
▶その他の留意点⋯⋯⋯⋯⋯⋯⋯⋯⋯⋯⋯⋯⋯⋯⋯⋯⋯⋯⋯⋯⋯⋯⋯ 155

16 抗リン脂質抗体症候群 （APS）⋯⋯⋯⋯⋯⋯⋯⋯⋯⋯⟨竹田淳恵⟩ 156

17 原発性免疫不全症⋯⋯⋯⋯⋯⋯⋯⋯⋯⋯⋯⋯⋯⋯⋯⟨新井康之⟩ 157
▶感染予防⋯⋯⋯⋯⋯⋯⋯⋯⋯⋯⋯⋯⋯⋯⋯⋯⋯⋯⋯⋯⋯⋯⋯⋯⋯⋯ 157
▶根治治療⋯⋯⋯⋯⋯⋯⋯⋯⋯⋯⋯⋯⋯⋯⋯⋯⋯⋯⋯⋯⋯⋯⋯⋯⋯⋯ 158

18 遺伝性血管性浮腫 （HAE）⋯⋯⋯⋯⋯⋯⋯⋯⋯⋯⋯⟨山下浩平⟩ 159
▶オンデマンド治療⋯⋯⋯⋯⋯⋯⋯⋯⋯⋯⋯⋯⋯⋯⋯⋯⋯⋯⋯⋯⋯⋯ 160
▶短期発作予防⋯⋯⋯⋯⋯⋯⋯⋯⋯⋯⋯⋯⋯⋯⋯⋯⋯⋯⋯⋯⋯⋯⋯⋯ 160
▶長期発作予防⋯⋯⋯⋯⋯⋯⋯⋯⋯⋯⋯⋯⋯⋯⋯⋯⋯⋯⋯⋯⋯⋯⋯⋯ 160

CHAPTER Ⅲ: 細胞療法

A ● 造血幹細胞移植

1 自家移植⋯⋯⋯⋯⋯⋯⋯⋯⋯⋯⋯⋯⋯⋯⋯⋯⋯⋯⋯⟨諫田淳也⟩ 162
▶末梢血幹細胞採取⋯⋯⋯⋯⋯⋯⋯⋯⋯⋯⋯⋯⋯⋯⋯⋯⋯⋯⋯⋯⋯⋯ 162
▶悪性リンパ腫⋯⋯⋯⋯⋯⋯⋯⋯⋯⋯⋯⋯⋯⋯⋯⋯⋯⋯⋯⋯⋯⋯⋯⋯ 163
▶多発性骨髄腫⋯⋯⋯⋯⋯⋯⋯⋯⋯⋯⋯⋯⋯⋯⋯⋯⋯⋯⋯⋯⋯⋯⋯⋯ 164
▶考慮すべき事項⋯⋯⋯⋯⋯⋯⋯⋯⋯⋯⋯⋯⋯⋯⋯⋯⋯⋯⋯⋯⋯⋯⋯ 165

2 同種移植 ………………………………………………〈渡邊瑞希〉167

- ▶前処置の強度と分類 ……………………………………………… 168
- ▶移植に使用される薬剤（各論と特異的な有害事象，予防）……… 169
- ▶TBI 照射における注意点と有害事象の予防 ……………………… 171
- ▶全般的な前処置副作用に対する予防と対策 ……………………… 171
- ▶肥満や臓器障害がある場合の用量調整 ………………………… 171
- ▶当院で頻用している前処置レジメン …………………………… 172
- ▶実際の前処置選択におけるポイント …………………………… 176
- ▶移植前処置における検討課題と挑戦 …………………………… 177

B ● 移植以外の細胞療法

1 輸血療法 ……………………………………………………〈城 友泰〉179

- ▶実際の治療方法 …………………………………………………… 179
- ▶副作用とその対策 ………………………………………………… 182
- ▶輸血検査・安全管理 ……………………………………………… 183

2 キメラ抗原受容体 T 細胞（CAR-T）…………〈新井康之 谷口理沙〉185

- ▶ブリッジング治療 ………………………………………………… 185
- ▶リンパ球除去化学療法（LD ケモ）……………………………… 186
- ▶CAR-T 投与時の前投薬 ………………………………………… 189
- ▶CAR-T 細胞 ……………………………………………………… 189
- ▶CAR-T 細胞投与後合併症の対応 ……………………………… 190

3 顆粒球輸血 …………………………………………………〈城 友泰〉192

4 ドナーリンパ球輸注（DLI）………………………………〈城 友泰〉196

5 間葉系幹細胞（MSC）……………………………………〈新井康之〉199

6 体外フォトフェレーシス …………………………………〈城 友泰〉201

CHAPTER Ⅳ : 放射線療法：概論　　　　　　　　　〈宇藤 恵〉

- ▶通常分割照射，放射線治療の目的，放射線治療の方法について…… 205
- ▶副作用の種類や対処法 …………………………………………… 207
- ▶チーム医療で取り組む京都大学医学部附属病院での放射線治療について… 208

CHAPTER Ⅴ: リハビリテーション療法：概論 〈濱田涼太　村尾昌信　馬場千夏〉

- ▶血液疾患患者におけるリハビリテーションのエビデンス·················211
- ▶血液疾患患者におけるリハビリテーション評価·····························212
- ▶血液疾患患者に対するリハビリテーションの進め方·······················215
- ▶運動療法の内容··217
- ▶血液疾患患者に対してリハビリテーション介入を行う際に考慮すること····218

CHAPTER Ⅵ: 血液内科の栄養療法：概論 〈小林亜海　幣 憲一郎〉

- ▶貧血···220
- ▶悪性疾患··221

CHAPTER Ⅶ: 緩和ケア：概論 〈嶋田和貴〉

- ▶緩和ケアの背景··226
- ▶血液疾患の緩和ケア···228
- ▶痛みのマネジメント···229
- ▶精神症状のマネジメント···237

CHAPTER Ⅷ: 支持療法：概論

1 Oncology emergency 〈新井康之〉243

- ▶腫瘍崩壊症候群（TLS）···243
- ▶高カルシウム血症···244

2 化学療法時の G-CSF 投与 〈蝶名林和久〉246

- ▶予防投与··246
- ▶治療投与··248

3 感染予防 〈水本智咲〉250

- ▶化学療法の感染予防投与として使用する薬剤·····························250
- ▶疾患・化学療法による感染予防···250
- ▶同種造血幹細胞移植治療の感染予防投与として使用する薬剤·············251
- ▶B 型肝炎ウイルス···252

CHAPTER IX: チーム医療としての血液疾患治療：概論

1 Cardio-onco-hematology の現状と展望 〈加藤恵理〉253
- ▶がん治療関連心血管毒性（CTR-CVT） 253
- ▶がん治療関連心機能障害（CTRCD） 253
- ▶高血圧 254
- ▶不整脈 255
- ▶虚血性心疾患 255
- ▶静脈血栓塞栓症 255
- ▶肺高血圧症 256
- ▶腫瘍循環器アルゴリズム 257
- ▶長期生存者のモニタリングアルゴリズム 258

2 オンコネフロロジー（腫瘍腎臓病学） 〈松原　雄　柳田素子〉260
- ▶がん診療中にみられる腎障害 260
- ▶がん薬物療法時の腎障害診療ガイドラインの Update 262
- ▶血液内科領域における Onconephrology 267

3 レジメン登録と管理 〈山際岳朗〉270
- ▶レジメンの作成 270
- ▶レジメンの登録 273
- ▶レジメンの管理 274
- ▶薬剤師による抗がん薬処方の監査 275

4 未承認・禁忌・適応外薬における安全管理 〈山本　崇〉276
- ▶未承認・禁忌・適応外薬に関する法令上の取り扱い 276
- ▶未承認・禁忌・適応外薬使用の可否を決定する際のポイント 277
- ▶未承認薬の使用例（シドフォビル） 280

5 血液疾患に対する新規レジメン開発 〈島津　裕〉281
- ▶多剤併用化学療法開発の歴史 281
- ▶レジメン開発の法則を解明 282
- ▶今後の展開 284

結びの言葉 287

索引 289

本書記載の治療薬や治療法については，執筆時点での添付文書，適正使用ガイド等を
参考にしています．その使用にあたっては，最新の添付文書，適正使用ガイド等をご
参照ください．

CHAPTER I
血液疾患に対する治療の全体像

▶ ▶ ▶ ▶ ▶ ▶

　近年の分子生物学的研究によって血液疾患の病態解明が進み，血液悪性・非悪性疾患を対象とした分子標的治療薬の開発や臨床応用が著しい．さらに，がん治療の3本柱である手術・薬物・放射線治療に加え，同種移植を含めた免疫療法が進み，造血器腫瘍に対する治療成績が大きく向上している．ここでは造血器腫瘍に対する治療についてまとめる．

▶造血器腫瘍に対する薬物療法

抗がん薬
　造血器腫瘍に対する主な抗腫瘍薬とその分類を 表1 に示す[1]．いずれの薬剤も腫瘍細胞の増殖を抑制する．これら薬剤の使用法については，各論に委ねる．

分子標的治療薬
　CMLに対するチロシンキナーゼ阻害薬イマチニブやB細胞リンパ腫に対する抗CD20抗体リツキシマブが導入され，いずれの薬剤も極めて高い臨床効果を示したことから，その後多くの分子標的治療薬が開発され，単独または他の抗がん薬との併用で臨床応用されている．主な薬剤を 表2 に示す．具体的な使用法については，各論に委ねる．

腫瘍免疫療法
　悪性腫瘍に対する腫瘍免疫療法が開発され，造血器腫瘍はそのよい適応疾患として近年臨床応用が目覚ましい．その代表として，免疫チェックポイント阻害薬や二重特異性抗体などの薬物療法やCAR-T細胞療法が挙げられる 表3 ．

放射線療法
　放射線治療は，悪性リンパ腫などに対する根治的な治療や同種造血幹細胞移植の前処置として，単独ならびに抗がん薬などとの併用で行われている．さらに，白血病や多発性骨髄腫などの髄外病変に対して局所の制御や症状緩和を目的として行われる．

造血幹細胞移植
　造血幹細胞移植は，細胞の由来により自家または同種移植に分けられ，細胞の採取部位により骨髄，末梢血幹細胞，臍帯血移植に分けられる．自家末梢血幹細胞移植は，主に悪性リンパ腫や多発性骨髄腫に対して行われる．同種造血幹移植の概念

表1 **造血器腫瘍に用いる抗腫瘍薬の分類**

1. アルキル化薬
a. ナイトロジェンマスタード
 シクロホスファミド（CPA）
 イホスファミド（IFO）
 メルファラン（L-PAM）
b. トリアゼン-ヒドラジン
 プロカルバジン（PCZ）
 デカルバジン（DTIC）
c. ニトロソウレア類
 ラニムスチン（MCNU）
 ニムスチン（ACNU）
d. アルキルスルホン酸
 ブスルファン（BUS）
e. ベンダムスチン

2. 白金製剤
 シスプラチン（CDDP）
 カルボプラチン（CBDCA）

3. 代謝拮抗薬
a. 葉酸代謝拮抗薬
 メトトレキサート（MTX）
b. ピリミジン拮抗薬
 シタラビン（Ara-C）
 エノシタビン（BHAC）
 シタラビンオクホスファート（SPAC）
 ゲムシタビン（GEM）
 アザシチジン（AZA）
c. プリン拮抗薬
 6-メルカプトプリン（6-MP）
 フルダラビン（F-ara-AMP）
 クラドリビン（2-CdA）
 ペントスタチン（DCF）
 ネララビン（Ara-G）
 クロファラビン（Cl-F-Ara-A）
d. ヒドロキシカルバミド（ヒドロキシウレア：HU）

4. 自然界由来物質
a. ビンカアルカロイド
 ビンクリスチン（VCR）
 ビンブラスチン（VLB）
 ビンデシン（VDS）
b. トポイソメラーゼ I 阻害薬
 イリノテカン（CRT-11）
c. トポイソメラーゼ II 阻害薬
 エトポシド（VP-16）
 ダウノルビシン（DNR）
 ドキソルビシン（DXR）
 イダルビシン（IDR）
 ピラルビシン（THP）
 アクラルビシン（ACR）
 ミトキサントロン（MIT）
d. 糖ペプチド系
 ブレオマイシン（BLM）

5. その他の薬剤
 L-アスパラギナーゼ（L-asp）
 インターフェロン（IFN）
 プレドニゾロン（PSL）
 デキサメタゾン（DEX）

（日本血液学会，編．血液専門医テキスト改訂
第4版．南江堂；2023．p.102-7[1]）

と方法について 図1 に示す．

　GVHD の予防はカルシニューリン阻害薬が中心であるが，近年高い GVHD 抑制効果を示す移植後シクロホスファミドを用いた方法（PT-CY）が導入され，HLA 半合致移植が急速に普及している．GVHD の治療はステロイド薬が第一選択であるが，難治性の場合，種々の分子標的薬の使用や細胞治療などが行われている．

　移植後感染症に対する予防・治療法や，肝中心静脈閉塞症/肝類洞閉塞症候群（VOD/SOS）に対するデフィブロチドなど支持療法の進歩も目覚ましく，これらは移植成績の向上へ貢献している．

表2 造血器腫瘍に用いる主な抗体医薬・分子標的治療薬

a. 抗体医薬

標的分子	一般名	主な適応疾患
CD20	リツキシマブ	CD20 陽性 B 細胞性 NHL，CD20 陽性 CLL
	オビヌツズマブ	CD20 陽性 FL
	イブリツモマブ チウキセタン	r/r CD20 陽性低悪性度 NHL，r/r MCL
CD22	イノツズマブ	CD22 陽性 ALL
CD25	デニロイキン ジフチトクス	r/r PTCL/CTCL
CD30	ブレンツキシマブ	CD30 陽性 HL/ALCL，r/r CTCL
CD33	ゲムツズマブ	CD33 陽性 AML
CD38	ダラツムマブ	MM
CD52	アレムツズマブ	r/r CLL，同種移植前治療
CD79b	ポラツズマブ	DLBCL
CCR4	モガムリズマブ	CCR4 陽性 ATL，r/r CCR4 陽性 PTCL，CTCL
SLAMF7	エロツズマブ	MM

b. 分子標的治療薬（キナーゼ阻害薬）

阻害分子	一般名	主な適応疾患
BCR/ABL	イマチニブ	CML，Ph 陽性 ALL，*FIP1L1-PDGFRα* 陽性 HES，慢性好酸球性白血病
	ニロチニブ	慢性期または移行期の CML
	ダサチニブ	CML，r/r Ph 陽性 ALL
	ボスチニブ	CML
	ポナチニブ	前治療に抵抗または不耐容の CML，r/r Ph 陽性 ALL
	アシミニブ	前治療に抵抗または不耐容の CML
FLT3	ギルテリチニブ	r/r FLT3 遺伝子変異陽性 AML
	ギザルチニブ	r/r FLT3-ITD 変異陽性 AML
ALK	アレクチニブ	r/r ALCL
BTK	イブルチニブ	CLL，r/r MCL，ステロイド抵抗性慢性 GVHD
	アカラブルチニブ	r/r CLL
	ベレキシブル	r/r CNS リンパ腫，WM/LPL
JAK1/2	ルキソリチニブ	MF，既存治療に効果不十分または不適当な PV，ステロイド抵抗性慢性 GVHD

（次頁につづく）

表2 つづき

c. 分子標的治療薬（キナーゼ以外の阻害薬）

阻害分子	一般名	主な適応疾患
プロテアソーム	ボルテゾミブ	MM，MCL，WM/LPL，全身性 AL アミロイドーシス
	カルフィルゾミブ	r/r MM
	イキサゾミブ	r/r MM，MM における維持療法
HDAC	ボリノスタット	CTCL
	パノビノスタット	r/r MM
	ロミデプシン	r/r PTCL
	ツシジノスタット	r/r ATL，PTCL
DNA メチル化	アザシチジン	MDS，AML
EZH1/2	バレメトトスタット	r/r ATL
EZH2	タゼメトスタット	r/r *EZH2* 遺伝子変異陽性 FL
BCL-2	ベネトクラクス	r/r CLL，AML

d. その他の分子標的治療薬など

	一般名	主な適応疾患
免疫調整薬	サリドマイド	r/r MM
	レナリドミド	MM，5q- を伴う MDS，r/r ATL，r/r FL，MZL
	ポマリドミド	r/r MM
PML/RAR α	トレチノイン（ATRA）	APL
	タミバロテン	r/r APL
その他	三酸化ヒ素	r/r APL

NHL：非ホジキンリンパ腫，CLL：慢性リンパ性白血病，FL：濾胞性リンパ腫，r/r：再発または難治性，MCL：マントル細胞リンパ腫，ALL：急性リンパ芽球性白血病，PTCL：末梢性 T 細胞リンパ腫，CTCL：皮膚 T 細胞性リンパ腫，HL：ホジキンリンパ腫，ALCL：未分化大細胞リンパ腫，AML：急性骨髄性白血病，MM：多発性骨髄腫，DLBCL：びまん性大細胞型 B 細胞リンパ腫，ATL：成人 T 細胞白血病，CML：慢性骨髄性白血病，HES：好酸球増多症候群，GVHD：移植片対宿主病，CNS：中枢神経系，WM：原発性マクログロブリン血症，LPL：リンパ形質細胞性リンパ腫，MF：骨髄線維症，PV：真性多血症，MDS：骨髄異形成症候群，MZL：辺縁体リンパ腫，APL：急性前骨髄球性白血病

表3-1 腫瘍免疫療法に用いられる薬剤

機序/標的分子	一般名	適応疾患
免疫チェックポイント（PD-1）阻害薬	ニボルマブ	HL
	ペムブロリズマブ	HL
二重特異性抗体	ブリナツモマブ	r/r B-ALL
	エプコリタマブ	r/r DLBCL，r/r 高悪性度 BL，r/r PMBL，r/r FL

表3-2 日本で承認されている CAR-T 細胞療法製剤

製品名	一般名	製造・販売	承認年	適応疾患
キムリア®	チサゲンレクル ユーセル	ノバルティス	2019	r/r CD19 陽性 B-ALL（25 歳以下）, r/r DLBCL, r/r FL
イエスカルタ®	アキシカブタゲン シロルユーセル	ギリアド	2021	r/r DLBCL, r/r PMBL, r/r 形質転換 FL, r/r 高悪性度 BL
ブレヤンジ®	リソカブタゲン マラルユーセル	ブリストル	2021	r/r DLBCL, r/r PMBL, r/r 形質転換低悪性度 NHL, r/r 高悪性度 BL, r/r FL（grade 3B）
アベクマ®	イデカブタゲン ビクルユーセル	ブリストル	2022	r/r MM

BL: B 細胞リンパ腫，PMBL：縦隔原発大細胞型リンパ腫

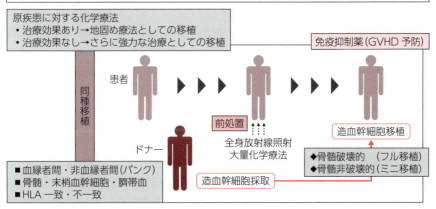

図1 同種造血幹細胞移植の概念と方法
骨髄非破壊的前処置の導入により，高齢者などへの移植適応が拡大した．また臍帯血や HLA 不適合ドナーからの移植が可能となり，移植治療は広く普及している．

◆ 文献

1) 日本血液学会，編．血液専門医テキスト改訂 第 4 版．南江堂；2023．p.102-7.

〈山下浩平〉

CHAPTER II
薬物治療　A　血液悪性疾患

慢性骨髄性白血病（CML）

▶ ▶ ▶ ▶ ▶

　CMLに対して保険承認されているBCR-ABL1チロシンキナーゼ阻害薬（TKI）は6種類あり，イマチニブ，ニロチニブ，ダサチニブ，ボスチニブは一次治療から，ポナチニブは二次治療から，アシミニブは三次治療から用いることができる．各TKIの特徴を理解し，各患者に最適なTKIを選択することが重要である．治療アルゴリズムは，日本血液学会の造血器腫瘍診療ガイドラインなどを参照していただきたい．

共通の注意点

- 第2世代および第3世代TKIで心血管イベントのリスク上昇が報告されている．適切なモニタリングを行うとともに，高血圧，脂質異常症，糖尿病，肥満，喫煙などがある場合は是正を行う．
- アシミニブを除き，CYP3A4の阻害薬および誘導薬と相互作用がある．イマチニブとアシミニブはCYP2C9の基質となる薬剤と相互作用がある．ニロチニブ，ダサチニブ，ボスチニブは胃内のpHを上昇させる薬剤により吸収が低下する 表1 ．
- ニロチニブ，ダサチニブ，ボスチニブ，アシミニブではQT間隔が延長することがあるので，適切な心電図モニタリングを行う．
- いずれのTKIでもB型肝炎ウイルスの再活性化が現れることがあるため，TKI治療中は継続して肝機能検査や肝炎ウイルスマーカーのモニタリングを行う．

表1 **併用に注意が必要な薬剤**　併用に注意が必要な薬剤を○で示す

	イマチニブ	ニロチニブ	ダサチニブ	ボスチニブ	ポナチニブ	アシミニブ
CYP3A4 阻害薬	○	○	○	○	○	
CYP3A4 誘導薬	○	○	○	○	○	
CYP3A4 の基質となる薬剤	○	○	○			
CYP3A4・P糖蛋白の基質および阻害する薬剤	○	○		○		
CYP2C9 の基質となる薬剤	○					○
抗不整脈薬		○	○			
QT 間隔延長を起こすことが知られている薬剤		○	○			○
胃内の pH を上昇させる薬剤		○	○	○		
その他	〈併用禁忌〉ロミタピド〈併用注意〉L-アスパラギナーゼ, アセトアミノフェンなど					イトラコナゾール内用液※イトラコナゾール内用液に含まれる添加剤の一部がアシミニブの吸収を低下させる可能性あり

CYP3A4 阻害薬	アゾール系抗真菌薬（イトラコナゾール, ボリコナゾール, ケトコナゾールなど）, マクロライド系抗菌薬（エリスロマイシン, クラリスロマイシン, テリスロマイシンなど）, HIV プロテアーゼ阻害薬（リトナビル, アタザナビル硫酸塩, ネルフィナビルメシル酸塩など）, エンシトレルビルフマル酸, グレープフルーツジュース
CYP3A4 誘導薬	デキサメタゾン, カルバマゼピン, フェニトイン, リファンピシン, フェノバルビタール, セイヨウオトギリソウ（セント・ジョーンズ・ワート）含有食品
CYP3A4 の基質となる薬剤	シンバスタチン, ジヒドロピリジン系カルシウム拮抗薬, シクロスポリン, タクロリムス水和物, トリアゾラム, ミダゾラム, ピモジド, キニジン硫酸塩水和物, エルゴタミン酒石酸塩, ジヒドロエルゴタミンメシル酸塩など
CYP3A4・P糖蛋白の基質および阻害する薬剤	イマチニブ, ニロチニブ
CYP2C9 の基質となる薬剤	ワルファリン, フェニトイン, セレコキシブなど
抗不整脈薬	アミオダロン, ジソピラミド, プロカインアミド, キニジン, ソタロールなど
QT 間隔延長を起こすことが知られている薬剤	クラリスロマイシン, モキシフロキサシン, ハロペリドール, ベプリジル, ピモジド, メサドンなど
胃内の pH を上昇させる薬剤	制酸剤（水酸化アルミニウム・水酸化マグネシウム含有製剤）, H₂受容体拮抗薬（ファモチジンなど）, プロトンポンプ阻害薬（オメプラゾールなど）

▶イマチニブ（第 1 世代 TKI）

投与スケジュールと投与方法

慢性期の CML

		day	1	2	3	4	5	...
Imatinib （グリベック®）	400mg/日　1日1回　経口		↓	↓	↓	↓	↓	連日

血液所見，年齢・症状により適宜増減するが，1日1回600mgまで増量できる．

移行期または急性期の CML

		day	1	2	3	4	5	...
Imatinib （グリベック®）	600mg/回　1日1回　経口		↓	↓	↓	↓	↓	連日

血液所見，年齢・症状により適宜増減するが，1日800mg（400mgを1日2回）まで増量できる．

副作用とその対策

- 嘔気・嘔吐：なるべく量の多い食事のあとに，多めの水分とともに内服すると症状が軽減することがある．
- 筋痙攣：芍薬甘草湯が有効なことがある．深い奏効が得られていれば，減量も検討する．
- 心血管イベントのリスク上昇はないといわれているが，長期毒性として慢性腎臓病への注意が必要である．

治療成績

- IRIS 試験における慢性期 CML に対するイマチニブの初回治療による CCyR の累積達成率は 12 カ月までに 69％，60 カ月までに 87％，MMR の累積達成率は 12 カ月までに 53％，48 カ月までに 80％であった[1]．

▶ニロチニブ（第 2 世代 TKI）

投与スケジュールと投与方法

慢性期または移行期の CML

		day	1	2	3	4	5	...
Nilotinib （タシグナ®）	400mg/回　1日2回　12時間毎　経口 食事1時間以上前 or 食後2時間以降		↓↓	↓↓	↓↓	↓↓	↓↓	連日

初発の慢性期 CML の場合，1回投与量は 300mg とする．なお，患者の状態により適宜減量する．

レジメン補足

- 内服のタイミングが重要であり，患者の生活時間をもとに患者と相談して決めるのがよい．
- 投与量を細かく調整したい場合は，朝300mg＋夕150mgなどの組み合わせも可能である．
- 1日2回の内服が基本であるが，1日1回の内服でも十分な治療効果が得られる患者もいる．

副作用とその対策

- 動脈閉塞性事象（心筋梗塞，狭心症，心不全，脳梗塞，一過性脳虚血発作など）：ニロチニブを中止し，必要な処置を行う．
- 末梢動脈閉塞性疾患（PAOD）：ABI 0.9以下でPAODと診断される．ニロチニブを中止する．
- 高血糖：血糖降下剤やインスリンで血糖コントロールを行う．必要に応じてニロチニブを休薬，減量または中止する．

治療成績

- ENESTnd試験における慢性期CMLに対するニロチニブ300mg，1日2回の初回治療によるMMRおよびMR$^{4.5}$の累積達成率は10年までにそれぞれ77.7%，61.0%であった[2]．

▶ダサチニブ（第2世代TKI）

投与スケジュールと投与方法

慢性期のCML

		day	1	2	3	4	5	…
Dasatinib（スプリセル®）	100mg/日　1日1回　経口		↓	↓	↓	↓	↓	連日

患者の状態により適宜増減するが，1日1回140mgまで増量できる．

移行期または急性期のCML

		day	1	2	3	4	5	…
Dasatinib（スプリセル®）	70mg/回　1日2回　経口		↓↓	↓↓	↓↓	↓↓	↓↓	連日

患者の状態により適宜増減するが，1回90mgを1日2回まで増量できる．

レジメン補足

- 食事のタイミングと関係なく内服できる.
- 初発症例にダサチニブ 50mg で治療を行い，十分な治療効果が得られるとともに胸水の頻度を 2% に減らせたという報告がある[3].
- 高齢者ではダサチニブ 20mg でも十分な治療効果が得られたという報告がある[4].

副作用とその対策

- 胸水：定期的な胸部 X 線検査を行う．胸水には利尿薬を用い，ダサチニブの減量や他の TKI への変更を検討する．1 日投与量を変えずに週 5 日投与とすることで治療効果を大きく低下させずに胸水が改善したという報告がある[5].
- 肺高血圧：息切れや胸痛などの症状の出現に注意し，肺高血圧が疑われる場合は心エコー検査などを行う.

治療成績

- DASISION 試験における慢性期 CML に対するダサチニブ 100mg の初回治療による MMR および MR[4.5]の累積達成率は 5 年までに，それぞれ 76%，42% であった[6].

▶ボスチニブ（第 2 世代 TKI）

投与スケジュールと投与方法

		day	1	2	3	4	5	⋯
Bosutinib （ボシュリフ®）	500mg/回　1 日 1 回　経口 （初発の慢性期の CML は 400mg/回）		↓	↓	↓	↓	↓	連日

患者の状態により適宜増減するが，1 日 1 回 600mg まで増量できる.

レジメン補足

- 1 日 100mg から開始し，2 週毎に 100mg ずつ漸増していくことにより，下痢や肝障害の頻度を減らし，6 カ月の累積投与量が 1 日 500mg で開始した場合と差がなかったとの報告がある[7].

減量または休薬が必要な場合

- 腎機能障害患者では減量を考慮する.

副作用とその対策

- 下痢：内服後数時間で始まることもあり，あらかじめ患者に説明し，ロペラミドなどの止痢薬を処方しておく.
- 肝障害：最初の 2 カ月は 2 週毎（あるいはそれ以上）に肝機能検査を行う．施設

正常値上限5倍超となる場合は休薬する．Possible Hy's law case※を満たす場合は投与を中止する．

※施設正常値上限の2倍超のビリルビン増加を伴う肝トランスアミナーゼが施設正常値上限の3倍以上の上昇があり，かつ ALP が施設正常値上限の2倍未満の場合

治療成績

- BFORE 試験における慢性期 CML に対するボスチニブ 400mg の初回治療による MMR，MR[4.0]および MR[4.5]の累積達成率は5年までに，それぞれ 73.9％，58.2％，47.4％であった[8]．

▶ポナチニブ（第3世代 TKI）

投与スケジュールと投与方法

前治療薬に抵抗性または不耐容の CML

				day	1	2	3	4	5	…
Ponatinib（アイクルシグ®）	45mg/日	1日1回	経口		↓	↓	↓	↓	↓	連日

患者の状態により適宜減量する．

レジメン補足

- 国内では T315I 変異に有効な唯一の TKI である．
- ポナチニブの投与量を 15mg 減らすごとに血管閉塞性事象の発生リスクが33％低下したという報告がある[9]．前治療での TKI に対する治療抵抗性や血管閉塞性事象の危険因子を考慮し，ポナチニブの投与量を検討する[10]．OPTIC 試験では 45mg，30mg で開始した患者が $BCR-ABL1^{IS}$ 1％以下を達成すれば，15mg に減量された[11]．

副作用とその対策

- 高血圧：ポナチニブの副作用として高血圧がある．血管閉塞性事象のリスク低下のためにも降圧薬を投与するなどして適切に管理する．
- 血管閉塞性事象：リスク低下のため高血圧，脂質異常症，糖尿病を厳格に管理するとともに，アスピリンやイコサペント酸エチルなどの併用も検討する．

治療成績

- PACE 試験では，ダサチニブまたはニロチニブに抵抗性/不耐容の慢性期 CML 患者に対してポナチニブの開始用量を 45mg として治療が行われ，MCyR，MMR，MR[4.5]の5年までの累積達成率は 60％，40％，24％であった[6]．

▶アシミニブ（STAMP 阻害薬）

投与スケジュールと投与方法

前治療薬に抵抗性または不耐容の CML

				day	1	2	3	4	5	…
Asciminib（セムブリックス®）	40mg/回	1日2回	空腹時	経口	↓↓	↓↓	↓↓	↓↓	↓↓	連日

患者の状態により適宜減量する.

レジメン補足

- 副作用が少なく，使いやすい印象がある.
- ニロチニブと同様，内服のタイミングが重要であり，患者の生活時間をもとに患者と相談して決めるのがよい.

併用に注意する薬剤 （ 表1 も参照）

- イトラコナゾール（内用液）に含まれるヒドロキシプロピル-β-シクロデキストリンは，アシミニブの吸収を低下させ，血中濃度を低下させる可能性がある．内用液以外のイトラコナゾール製剤への代替を考慮する.

治療成績

- ASCEMBL 試験では，2 種類以上の TKI 前治療歴のある慢性期 CML 患者に対してアシミニブ 40mg 1 日 2 回が投与され，96 週時点の MMR 達成率は 37.6％であった[12].

◈ 文献

1) Druker BJ, et al. Five-year follow-up of patients receiving imatinib for chronic myeloid leukemia. N Engl J Med. 2006; 355: 2408-17.
2) Kantarjian HM, et al. Long-term outcomes with frontline nilotinib versus imatinib in newly diagnosed chronic myeloid leukemia in chronic phase: ENESTnd 10-year analysis. Leukemia. 2021; 35: 440-53.
3) Gener-Ricos G, et al. Low-dose dasatinib（50 mg daily）frontline therapy in newly diagnosed chronic phase chronic myeloid leukemia: 5-year follow-up results. Clin Lymphoma Myeloma Leuk. 2023; 23: 742-8.
4) Murai K, et al. Low-dose dasatinib in older patients with chronic myeloid leukaemia in chronic phase（DAVLEC）: a single-arm, multicentre, phase 2 trial. Lancet Haematol. 2021; 8: e902-11.
5) Wang X, et al. Differential effects of dosing regimen on the safety and efficacy of dasatinib: retrospective exposure-response analysis of a Phase III study. Clin Pharmacol. 2013; 5: 85-97.

6) Cortes JE, et al. Ponatinib efficacy and safety in Philadelphia chromosome-positive leukemia: final 5-year results of the phase 2 PACE trial. Blood. 2018; 132: 393-404.

7) Mita A, et al. Correlation of plasma concentration and adverse effects of bosutinib: standard dose or dose-escalation regimens of bosutinib treatment for patients with chronic myeloid leukemia. Exp Hematol Oncol. 2018; 7: 9.

8) Brummendorf TH, et al. Bosutinib versus imatinib for newly diagnosed chronic phase chronic myeloid leukemia: final results from the BFORE trial. Leukemia. 2022; 36: 1825-33.

9) Dorer DJ, et al. Impact of dose intensity of ponatinib on selected adverse events: multivariate analyses from a pooled population of clinical trial patients. Leuk Res. 2016; 48: 84-91.

10) Castagnetti F, et al. Dosing strategies for improving the risk-benefit profile of ponatinib in patients with chronic myeloid leukemia in chronic phase. Front Oncol. 2021; 11: 642005.

11) Cortes J, et al. Ponatinib dose-ranging study in chronic-phase chronic myeloid leukemia: a randomized, open-label phase 2 clinical trial. Blood. 2021; 138: 2042-50.

12) Hochhaus A, et al. Asciminib vs bosutinib in chronic-phase chronic myeloid leukemia previously treated with at least two tyrosine kinase inhibitors: longer-term follow-up of ASCEMBL. Leukemia. 2023; 37: 617-26.

〈北脇年雄〉

CHAPTER II ● 薬物治療 ▶ A 血液悪性疾患

2 骨髄増殖性腫瘍（MPN）

▶ ▶ ▶ ▶ ▶ ▶

　真性多血症（PV）と本態性血小板血症（ET）では血栓症や出血を予防することが，骨髄線維症（MF）（原発性，続発性）では症状を緩和し，生命予後を改善することが治療目標になる．詳細については日本血液学会の造血器腫瘍診療ガイドラインなどを参照してほしい．

▶瀉血療法

- PV の血液過粘稠状態を改善する．鉄を枯渇させ，赤血球造血を抑制して多血症を改善する．
- すべてのリスクの PV に瀉血が有効である．

投与スケジュールと投与方法

- 1回 200〜400mL を月に 1〜2 回のペースで行う．
- 高齢者や心血管障害がある患者では，循環動態への負荷を軽減するため 1 回 100〜200mL で行う．

レジメン補足

- 瀉血により脱水状態になるのを緩和するため，補液したり，経口で水分を補給してもらったりする．

副作用とその対策

- 瀉血により鉄欠乏状態になるが，鉄は補充しない．

▶アスピリン

- 抗血小板作用により血栓症を予防する．PV では全てのリスクについてアスピリンが有効である．
- ET の低リスク群では推奨されないが，低リスク群でも心血管リスク因子や *JAK2* 変異のある症例や高リスク群ではアスピリン投与が推奨される．
- MF に対しては，血栓既往を有する場合や心血管リスク因子のある場合などで投与を考慮してもよい．

14

投与スケジュールと投与方法

		day	1	2	3	4	5	…
アスピリン （バイアスピリン®）	100mg/日　1日1回　経口		↓	↓	↓	↓	↓	連日

レジメン補足
- 消化性潰瘍の既往のある患者，出血傾向の素因のある患者，気管支喘息のある患者などは投与に注意が必要である．

副作用とその対策
- 血小板増多により vWF:RCo が低下している症例では，細胞減少療法により血小板数を減少させてからアスピリン投与を行う．

▶ヒドロキシカルバミド（HU）

- 細胞減少療法に用いる．
- PV の低リスク群では HU による細胞減少療法は推奨されないが，高リスク群では瀉血に加え，細胞減少療法を行うことが勧められる．
- ET の低リスク群では細胞減少療法は不要である．高リスク群では HU またはアナグレリドを用い，血小板数 40 万～60 万/μL を目標に細胞減少療法を行う．

投与スケジュールと投与方法

		day	1	2	3	4	5	…
HU（ハイドレア®）	500～2000mg/日　分1～3　経口		↓	↓	↓	↓	↓	連日

寛解後の維持には1日 500～1000mg を1～2回に分けて経口投与する．
血液所見，症状，年齢，体重により初回量，維持量を適宜増減する．

▶ロペグインターフェロン アルファ-2b

- PV での細胞減少療法に用いる

投与スケジュールと投与方法

		day	1	15	29	43	…
ロペグインターフェロン アルファ-2b （ベスレミ®）	皮下注 100μg/回で開始，50μg ずつ増量 （最大 500μg/回）		↓	↓	↓	↓	2週間に1回

他の細胞減少療法を施行中の場合は 50μg を開始用量とする．
患者の状態により適宜増減するが，増量は 50μg ずつ行い，1回 500μg を超えないこと．

副作用とその対策

● 抑うつ，意識障害，甲状腺機能障害などについて注意が必要である．

併用に注意する薬剤

● 小柴胡湯は併用禁忌である．

● 以下の薬剤は併用に注意を要する：CYP1A2 の基質(テオフィリン，チザニジン，イミプラミンなど)，CYP2D6 の基質（メトプロロール，アミトリプチリン，メトクロプラミドなど），アンチピリン，ワルファリン，ジドブジン，免疫抑制療法．

治療成績

● 低リスク PV を対象とした Low-PV 試験では，病勢の進行がなく，Ht＜45％を維持できた症例は，瀉血のみ群 60％に対して，ロペグインターフェロン アルファ-2b 群では 84％であった[1]．

▶アナグレリド

● ET の細胞減少療法に用いる

投与スケジュールと投与方法

ET

			day	1	2	3	4	5	…
アナグレリド（アグリリン®）	0.5mg/回	1日2回	経口	↓↓	↓↓	↓↓	↓↓	↓↓	連日

患者の状態により適宜増減するが，増量は 1 週間以上の間隔をあけて 1 日用量として 0.5mg ずつ行い，1 日 4 回を超えない範囲で分割して経口投与すること．ただし，1 回用量として 2.5mg かつ 1 日用量として 10mg を超えないこと．

副作用とその対策

● 頭痛の頻度が高く（43.4％），分割して 1 回用量を減らしたり，カフェイン摂取を控えると軽減することがある．動悸，不整脈，QT 間隔延長，出血などへの注意が必要である．

併用に注意する薬剤

● 抗血小板薬，抗凝固薬，血栓溶解薬，cAMP PDE Ⅲ阻害薬，QT 間隔延長を起こすことが知られている薬剤，抗不整脈薬．

治療成績

● 高リスク ET を対象とした前方視的観察研究では，100 人・年あたりの血栓症がアナグレリド群 1.62 件，他の細胞減少療法群（80％以上が HU）2.06 件，主要出血イベントがアナグレリド群 0.89 件，他の細胞療法群 0.43 件であった[2]．

▶ルキソリチニブ（RUXO）

- 高リスクPVにおける細胞減少療法でHUに対し不耐容または抵抗性の場合にRUXOへの変更が勧められる．
- 中間リスク-Ⅱ以上のMFに対する治療として脾腫や全身症状を伴う場合はRUXOが勧められる．

投与スケジュールと投与方法
PV

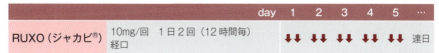

患者の状態により適宜増減するが，1回25mg 1日2回を超えないこと．

MF

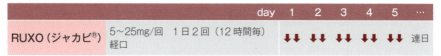

用量は1回5mg〜25mgの範囲とし，患者の状態により適宜増減する．

レジメン補足
- MFの全身症状に対しては少量から効果が認められるが，脾腫の縮小は用量に依存する．

副作用とその対策
- 帯状疱疹の発症抑制のため，アシクロビルを投与する．

併用に注意する薬剤
- CYP3A4阻害薬（イトラコナゾール，クラリスロマイシンなど），CYP3A4誘導薬（リファンピシンなど），CYP2C9阻害薬（フルコナゾールなど）

治療成績
- 脾腫があるHU不耐容または抵抗性のPV症例を対象にRUXOとbest available therapy（BAT）を比較したランダム化比較試験では，Ht＜45％はRUXO群の60％，BAT群の19.6％に，脾腫の35％以上の縮小はRUXO群の38.2％，BAT群の0.9％にみられた[3]．
- 脾腫がないHU不耐容または抵抗性のPVに対し，HtのコントロールがRUXO群の62％，BAT群の19％にみられた[4]．
- 中間リスク-Ⅱ以上，脾腫5cm以上，血小板数10万以上のMFを対象にしたラン

ダム化比較試験において，RUXO は，プラセボまたは既存治療に対し，有意に高い脾臓縮小率を示した[5,6]．

- OS の改善にも寄与することが示唆されている[7]．

▶モメロチニブ

- モメロチニブ（オムジャラ®）も，2024 年 8 月に使用可能となった．これは強力な JAK-1，-2，およびアクチビン A 受容体 1 型阻害薬であり，未治療または治療歴のある骨髄線維症に対して，全身症状，貧血，脾腫を改善させることが示され，治療薬として国内承認された．

◈ 文献

1) Barbui T, et al. Ropeginterferon alfa-2b versus phlebotomy in low-risk patients with poly-cythaemia vera (Low-PV study)：a multicentre, randomised phase 2 trial. Lancet Haematol. 2021; 8: e175-84.
2) Birgegard G, et al. Treatment of essential thrombocythemia in Europe: a prospective long-term observational study of 3649 high-risk patients in the Evaluation of Anagrelide Efficacy and Long-term Safety study. Haematologica. 2018; 103: 51-60.
3) Vannucchi AM, et al. Ruxolitinib versus standard therapy for the treatment of polycythemia vera. N Engl J Med. 2015; 372: 426-35.
4) Kiladjian JJ, et al. Long-term efficacy and safety of ruxolitinib versus best available therapy in polycythaemia vera (RESPONSE)：5-year follow up of a phase 3 study. Lancet Haematol. 2020; 7: e226-37.
5) Harrison C, et al. JAK inhibition with ruxolitinib versus best available therapy for myelofibrosis. N Engl J Med. 2012; 366: 787-98.
6) Verstovsek S, et al. A double-blind, placebo-controlled trial of ruxolitinib for myelofibrosis. N Engl J Med. 2012; 366: 799-807.
7) Vannucchi AM, et al. A pooled analysis of overall survival in COMFORT-Ⅰ and COMFORT-Ⅱ, 2 randomized phase Ⅲ trials of ruxolitinib for the treatment of myelofibrosis. Haematologica. 2015; 100: 1139-45.

〈北脇年雄〉

CHAPTER II ● 薬物治療 ▶ A 血液悪性疾患

3 骨髄異形成症候群・急性骨髄性白血病 （MDS/AML）

▶ ▶ ▶ ▶ ▶ ▶

　骨髄異形成症候群（myelodysplastic syndrome: MDS）は，異常な造血幹細胞に由来する後天性造血障害である．一方，急性骨髄性白血病（acute myeloid leukemia: AML）は分化・成熟が障害された幼弱骨髄系細胞のクローナルな増殖による血液腫瘍である．従来からの殺細胞性抗がん薬に加えて，分子標的薬剤やメチル化阻害薬など新規薬剤の登場で，治療の選択肢が広がった．

細胞障害性化学療法

- total cell kill を目標とした細胞障害性化学療法．
- 高度の骨髄抑制をきたす．適宜輸血など補助療法をする．
- 高度免疫不全状態となるので感染には最大限の注意が必要である．

▶IDA/AraC，DNR/AraC

- 急性骨髄性白血病の寛解導入療法として用いられることが多い．

投与スケジュールと投与方法

IDA/AraC（イダルビシン/シタラビン）

		day	1	2	3	4	5	6	7
IDA（イダマイシン®）	12mg/m² 30 分点滴		↓	↓	↓				
AraC（キロサイド®）	100mg/m² 24 時間点滴		↓	↓	↓	↓	↓	↓	↓

DNR/AraC（ダウノルビシン/シタラビン）

		day	1	2	3	4	5	6	7
DNR（ダウノマイシン®）	50mg/m² 30 分点滴		↓	↓	↓	↓	↓		
AraC（キロサイド®）	100mg/m² 24 時間点滴		↓	↓	↓	↓	↓	↓	↓

骨髄異形成症候群・急性骨髄性白血病（MDS／AML）

治療成績

IDA/AraC

- 5つのランダム化試験をまとめた報告によるとDNR/AraCよりも寛解率が高く再発率も低いが毒性も高く，disease free survival で有意差はつかなかった．5年生存率はわずかにIDA/AraCに軍配が上がる13% vs 9%[1]．これらの対象はMDS由来の患者や高齢者も含み，またDNRの投与量，投与日数は後述の$50mg/m^2$，5日間投与より少ない（例：$45mg/m^2$，3日間投与）症例が多く含まれることに留意されたい．

DNR/AraC

- DNR（$50mg/m^2$，5日間投与）/AraC と IDA/AraC の非劣性が示されている．本邦における65歳未満の de novo AML を対象とした多施設ランダム化試験の結果では5年後の全体生存率は，DNR/AraC群が48%，IDA/AraC群が48%と同等（p＝0.54），そして5年後の再発無病生存率はそれぞれ41%と41%で同等であった（p＝0.97）．

▶ダウノルビシン/シタラビン（CPX-351）

- 高リスク急性骨髄性白血病に使用．

投与スケジュールと投与方法

- 寛解導入療法として

CPX-351（ビキセオス®）	100ユニット/m^2　90分点滴	day	1	2	3	4	5
			↓		↓		↓

※100ユニット/m^2とは$100mg/m^2$ AraC＋$44mg/m^2$ DNR．

- day14で非寛解の症例に対し再寛解導入療法として

CPX-351（ビキセオス®）	100ユニット/m^2　90分点滴	day	1	2	3
			↓		↓

※100ユニット/m^2とは$100mg/m^2$ AraC＋$44mg/m^2$ DNR．

- 寛解後の地固め療法として

CPX-351（ビキセオス®）	65ユニット/m^2　90分点滴	day	1	2	3
			↓		↓

※65ユニット/m^2とは$65mg/m^2$ AraC＋$29mg/m^2$ DNR．

レジメン補足

- 2024年3月に保険収載となった．
- DNRとAraCを抗腫瘍効果の高い割合（モル比1：5）で組み合わせたリポソーム製剤．

治療成績

- 60〜75 歳の高リスク AML に対し上記レジメンと DNR 60mg/m^2 day1-3 ＋ AraC 100mg/m^2 day1-7 と通常地固め療法を比較する第Ⅲ相試験では生存率，非再発生存共に CPX-351 群が優れていた（CPX-351: 9.56 カ月，DNR ＋ AraC: 5.95 カ月，リスク比 0.69; 95％CI，0.52 to 0.90）であった[3]．移植に至った症例においても，CPX-351 治療群の方が予後良好であった．長期生存についてのデータが待たれるところだが，従来の化学療法に比し抗腫瘍効果が高く，またアントラサイクリン積算量が抑えられているので心毒性などの有害事象の減少/軽減が期待される．

▶HD（high dose）-AraC

- CBF 急性骨髄性白血病における地固め療法として用いられることが多い

投与スケジュールと投与方法

		day	1	2	3	4	5
AraC（キロサイド®）	3000mg/m^2/回 3時間点滴　1日2回		⬇⬇		⬇⬇		⬇⬇

レジメン補足

- フルメトロン® 点眼液 0.02％　day1-6　1 日 4 回．
- シタラビン症候群の予防としてプレドニゾロン 1mg/kg/回を 1 日 2 回，AraC の前に投与．

減量が必要な場合

- 60 歳以上では AraC 1000mg/m^2/回に減量する．

副作用とその対策

- 腎機能低下症例では，骨髄抑制，中枢神経毒性，腎毒性が現れやすいため，慎重に投与，必要であれば減量すること．

治療成績

- t(8;21)(q22;q22)変異を持つ AML では 3 コース以上の HD-AraC 治療により非再発生存期間が 35 カ月以上という良好な成績を示す[4]．
- inv(16)(p13q22)/t(16;16)(p13;q22) が認められる AML においても 3-4 コースの HD-AraC 治療を受けた群が 1 コースの群より良好な非再発生存を示す（5 年非再発生存率 70％ vs 43％，p ＝ 0.03）[5]．

▶MEC（ミトキサントロン MIT，エトポシド ETP，シタラビン AraC）

- 中，高リスクの AML や高リスク MDS においての地固め，再寛解導入として用いられることが多い．

投与スケジュールと投与方法

		day	1	2	3	4	5
MIT（ノバントロン®）	8mg/m² 30 分点滴		↓	↓	↓		
ETP（ベプシド®）	100mg/m² 2 時間点滴		↓	↓	↓	↓	↓
AraC（キロサイド®）	1000mg/m² 2 時間点滴		↓	↓	↓	↓	↓

レジメン補足

- フルメトロン® 点眼液 0.02％　day1-6　1 日 4 回．
- シタラビン症候群の予防としてプレドニゾロン 1mg/kg/回を AraC の前に投与．

減量が必要な場合

- 70 歳以上では MIT を 4mg/m²/回に減量し，ETP を day1-3 とする．

治療成績

- MEC には薬剤量，投与日数などバリエーションがある．再寛解導入レジメンとして使用した場合，26〜66％に寛解が得られたという報告がある[6,7]．

▶FLAG（フルダラビン Flu，シタラビン AraC，G-CSF）

- 中，高リスクの AML や高リスク MDS においての地固め，再寛解導入として用いられることが多い．

投与スケジュールと投与方法

		day	0	1	2	3	4	5
PSL（プレドニン®）	1mg/kg 1 時間点滴		↓	↓	↓	↓	↓	
Flu（フルダラ®）	25mg/m² 1 時間点滴		↓	↓	↓	↓	↓	
AraC（キロサイド®）	2000mg/m² 3 時間点滴		↓	↓	↓	↓	↓	
Filgrastim（グラン®）	300μg/m²		↓	↓	↓	↓	↓	

レジメン補足

- フルメトロン®点眼液0.02%　day1-6　1日4回.
- Flu は AraC 投与の4時間前に投与する.
- シタラビン症候群の予防としてプレドニゾロン 1mg/kg/回を AraC の前に投与.

治療成績

- FLAG に反応した患者の中央イベント無再発生存期間（EFS）は11カ月で，5年後の EFS は23％であった[8].

▶FLAG-IDA（FLAG＋イダルビシン IDA）

- 中，高リスクの AML や高リスク MDS においての地固め，再寛解導入として用いられることが多い.

投与スケジュールと投与方法

		day	0	1	2	3	4	5
PSL（プレドニン®）	1mg/kg　1時間点滴			↓	↓	↓	↓	↓
Flu（フルダラ®）	25mg/m² 　1時間点滴			↓	↓	↓	↓	↓
AraC（キロサイド®）	2000mg/m² 　3時間点滴			↓	↓	↓	↓	↓
Filgrastim（グラン®）	300μg/m²		↓	↓	↓	↓	↓	
IDA（イダマイシン®）	9mg/m² 　30分点滴			↓	↓	↓		

レジメン補足

- フルメトロン®点眼液0.02%　day1-6　1日4回.
- Flu は AraC 投与の4時間前に投与する.
- シタラビン症候群の予防としてプレドニゾロン 1mg/kg/回を AraC の前に投与.

治療成績

- 初発の AML への寛解導入療法としての成績は FLAG-IDA（2コース）および HD-AraC（2コース）による治療では，中等リスクの患者の8年生存率は63％であり，良好リスクの疾患を持つ患者では95％であった[9]．治療成績は FLAG と同等とするものもある[8].

▶ゲムツズマブ オゾガマイシン（GO）

		day	1	15
HDC（ソル・コーテフ®）	100mg　1時間点滴 GOの1時間前		↓	↓
GO（マイロターグ®）	9mg/m² 2時間点滴		↓	↓

レジメン補足

- マイロターグ® 投与1時間前に抗ヒスタミン薬（レスタミン®5Tなど），解熱鎮痛薬（アセトアミノフェン500mgなど）内服.

治療成績

- GOは，CD33抗体とカリケアマイシンが結合した抗体薬物複合体で，CD33からAML細胞内に取り込まれ，抗白血病効果を発揮する．再発難治AMLに対して，GO 9mg/m² 14日間の投与間隔をおいて2回投与することで保険承認された．第一再発期のAMLにおいて単剤で26％において寛解を得た．fit症例には強度化学療法と低用量GOの併用が欧米では推奨されている．副作用として，肝障害と類洞閉塞症候群/肝中心静脈閉塞症（SOS/VOD）が報告されており，注意が必要である[10].

少量シタラビンを含むレジメン

- 有害事象が従来の細胞障害性化学療法より軽微なため細胞障害性化学療法に不耐，不応の症例にも使用されていた.
- 近年は後述する脱メチル化薬，BCL2阻害薬を用いたレジメンの方が用いられる傾向にある.

▶CAG（少量シタラビン AraC，アクラルビシン ACR，G-CSF）

投与スケジュールと投与方法

		day	1	2	3	4	5	…	11	…	14
AraC（キロサイド®）	10mg/m²/回　皮下注 1日2回（12時間毎）		↓↓	↓↓	↓↓	↓↓	↓↓	↓↓	↓↓	↓↓	↓↓
						day1-14 連日					
ACR（アクラシノン®）	14mg/m²　30分点滴		↓	↓	↓	↓					
Lenograstim（ノイトロジン®）	250μg　皮下注		↓	↓	↓	↓	↓	↓	↓	↓	↓
						day1-14 連日					

レジメン補足

- WBC 10000/μL 以上で G-CSF 投与中止.
- AraC のみ上記量投与するレジメンもある（low-dose AraC）.

治療成績

- 高齢者未治療 AML，high risk MDS において 62％が CAG 両方で寛解を得たとされている[11]．毒性を抑え病勢コントロールを目的としたレジメンと言える.

脱メチル化剤，BCL2 阻害薬を用いたレジメン

- 有害事象が従来の細胞障害性化学療法より軽微なため細胞障害性化学療法に不耐，不応の症例にも使用される.
- 1st ラインとして用いられることも多い.
- 細胞障害性化学療法との優劣については症例によるため，各症例の疾患や変異プロファイル，全身状態などを鑑みて治療方針が定められる.

▶AZA（アザシチジン）

- MDS 由来と考えられる AML や高リスク MDS に対して用いられる.
- 同種造血幹細胞移植まで病勢を control するための bridging（橋渡し）として用いられることもある.

投与スケジュールと投与方法

		day	1	2	3	4	5	6	7
AZA（ビダーザ®）	75mg/m²　皮下注 or 点滴		↓	↓	↓	↓	↓	↓	↓

レジメン補足

- 静脈注射と皮下注射の2つの投与法がある.
- 制吐薬として 5-HT_3拮抗薬の使用を推奨（皮下注の場合は経口投与を考慮）.
- 1コース28日間（21日間の休薬を挟む）.

治療成績

- 高リスク MDS において生存中央値は AZA 群 24.5 カ月，従来の化学療法 15.0 カ月であり，従来の化学療法（強力化学療法含む）より予後改善が認められている[12].

▶VEN/AZA（ベネトクラクス/アザシチジン）

投与スケジュールと投与方法

	day	1	2	3	4	5	6	7	……	28
VEN（ベネクレクスタ®）	400mg/body 経口	↓ ※100mg	↓ ※200mg	↓	↓	↓	↓	↓	…… 連日	↓
AZA（ビダーザ®）	75mg/m^2 皮下注 or 点滴	↓	↓	↓	↓	↓	↓			

※VEN 初回時は 100mg→200mg→400mg と漸増する.

減量が必要な場合

- CYP3A 阻害薬との併用により VEN の濃度が上昇するので用いる CYP3A 阻害薬の強さに応じて VEN の減量が必要である．具体的な減量方法は以下参照.

● 中程度 CYP3A 阻害薬併用時

	day	1	2	3	4	5	6	7	……	28
VEN（ベネクレクスタ®）	200mg/body 経口	↓ ※50mg	↓ ※100mg	↓	↓	↓	↓	↓	…… 連日	↓
AZA（ビダーザ®）	75mg/m^2 皮下注 or 点滴	↓	↓	↓	↓	↓	↓			

※VEN 初回時は 50mg→100mg→200mg と漸増する.

● 強い CYP3A 阻害薬併用時

	day	1	2	3	4	5	6	7	……	28
VEN（ベネクレクスタ®）	50mg/body 経口	↓ ※10mg	↓ ※20mg	↓	↓	↓	↓	↓	…… 連日	↓
AZA（ビダーザ®）	75mg/m^2 皮下注 or 点滴	↓	↓	↓	↓	↓	↓			

※VEN 初回時は 10mg→20mg→50mg と漸増する.

副作用とその対策

- 血球減少が高度になることがあり，VEN の投与期間を短縮する必要がある．
- G-CSF を効率よく使用し，感染症のリスクを回避しつつ治療を継続することが重要である．

治療成績

- AML において AZA 単剤の生存中央値は 9.6 カ月，VEN/AZA では 14.7 カ月であり，VEN の上乗せ効果が示されている[13]．
- Mutation profile と治療効果については研究が進んでおり，*IDH* 変異を持つと奏効するといわれる．

▶VEN/AraC（ベネトクラクス/シタラビン）

投与スケジュールと投与方法

		day	1	2	3	4	……	10	11	……	28
VEN （ベネクレクスタ®）	600mg 経口		⬇ ※100mg	⬇ ※200mg	⬇ ※400mg	⬇ 連日	……	⬇	⬇ 連日	……	⬇
AraC （キロサイド®）	20mg/m² 皮下注		⬇	⬇	⬇	⬇ 連日	……	⬇			

※VEN 初回時は 100mg→200mg→400mg→600mg と漸増する．

減量が必要な場合

- CYP3A 阻害薬との併用により VEN の濃度が上昇するので用いる CYP3A 阻害薬の強さに応じて VEN の減量が必要である．具体的な減量方法は以下参照．

●中程度 CYP3A 阻害薬併用時

		day	1	2	3	4	……	10	11	……	28
VEN （ベネクレクスタ®）	300mg 経口		⬇ ※50mg	⬇ ※100mg	⬇ ※200mg	⬇ 連日	……	⬇	⬇ 連日	……	⬇
AraC （キロサイド®）	20mg/m² 皮下注		⬇	⬇	⬇	⬇ 連日	……	⬇			

※VEN 初回時は 50mg→100mg→200mg→300mg と漸増する．

●強い CYP3A 阻害薬併用時

		day	1	2	3	4	……	10	11	……	28
VEN （ベネクレクスタ®）	50mg 経口		⬇ ※10mg	⬇ ※20mg	⬇	⬇ 連日	……	⬇	⬇ 連日	……	⬇
AraC （キロサイド®）	20mg/m² 皮下注		⬇	⬇	⬇	⬇ 連日	……	⬇			

※VEN 初回時は 10mg→20mg→50mg と漸増する．

副作用とその対策

- 血球減少が高度になることがあり，VEN の投与期間を短縮する必要がある．
- G-CSF を効率よく使用し，感染症のリスクを回避しつつ治療を継続することが重要である．

治療成績

- 強力化学療法に不耐を判断された AML 症例において low-dose AraC（LDAC）へ VEN を上乗せすることで寛解率が LDAC では 13％，VEN 併用で 48％であり生存延長効果も期待される[14]．

▶レナリドミド

- del(5q)を有する低リスク MDS に対して，貧血の改善効果を認め，細胞遺伝学的効果も示す．

レナリドミド（レブラミド®）　10mg/回　1 日 1 回　21 日間連日経口投与した後．7 日間休薬

▶エリスロポエチン製剤

- 貧血を伴う低リスク MDS に対して，治療効果を示す．赤血球輸血の回避や，輸血量の減少が期待できる．

ダルベポエチンアルファ（ネスプ®）　240ug　週 1 回　皮下注

▶蛋白同化ステロイド

- 一部の MDS 症例や，再生不良性貧血との境界症例では，使用を検討する

メテノロン酢酸エステル（プリモボラン®）　10-20mg 1 日　2-3 回分割投与

FLT3 阻害薬

- FLT3 変異〔FLT3-ITD, FLT3-TKD（ギルテリチニブのみ）〕に対して用いられる．単剤で使用されることも他の殺細胞性化学療法と用いられる（キザルチニブのみ）こともある．
- 本邦では第二世代に分類される 2 剤に保険適応がある．

▶キザルチニブ

- FLT3-ITD 陽性 AML で使用される．

投与スケジュールと投与方法

未治療 AML において

- 寛解導入療法，地固め療法療法では治療終了後からギザルチニブ（ヴァンフリタ®）35.4mg を 14 日間経口投与．
- 維持療法期には，ギザルチニブ（ヴァンフリタ®）26.5mg を 1 日 1 回 2 週間経口投与し，投与開始 2 週間後に QTcF 値が 450msec 以下の場合，それ以降はギザルチニブ（ヴァンフリタ®）53mg を最大 36 コース経口投与する．

再発難治 AML において

- キザルチニブ（ヴァンフリタ®）1 日 1 回 26.5mg を 2 週間経口投与し，それ以降は 1 日 1 回 53mg を経口投与する．

レジメン補足

- 投与開始前，維持療法期開始から 2 週間前後において QTcF 値が 450msec を超えた場合には，本剤の増量は行わない．
- QTcF（Fridericia 補正 QT）：Fridericia の式を用いて補正された QT 間隔

減量が必要な場合

- 強い CYP3A 阻害薬との併用時，1 日 1 回 17.7mg から経口投与を開始する．
- 同種造血幹細胞移植後の血球が安定してから少量より開始する．

副作用とその対策

- QT 間隔延長の副作用があるため，電解質（カリウム，マグネシウムなど）濃度を定期的に測定し，電解質の施設基準値を維持する．

併用に注意する薬剤

- QT 間隔延長を起こすことが知られている薬剤．
- 強いまたは中程度の CYP3A 誘導剤．

治療成績

- 未治療 AML では，全生存期間はキザルチニブ群で 31.9 カ月，プラセボ群で 15.1 カ月であり（ハザード比，0.78［0.62，0.98］），生存延長効果を認めた（QuANTUM-F 試験）[15].
- 治療抵抗性または 6 カ月以内に再発した AML を対象とした臨床試験では救援化学療法群に対するキザルチニブ単剤療法群の生存中央値はキザルチニブ単剤療法群で 6.2［5.3，7.2］カ月，救援化学療法群で 4.7［4.0，5.5］カ月であり（ハザード比，0.78［0.62，0.98］），救援化学療法群と比較してキザルチニブ単剤療法群で統計学的に有意な延長が認められている（QuANTUM-R 試験）[16].

▶ギルテリチニブ

- FLT3 遺伝子変異〔FLT3-ITD および FLT3-TKD（D835Y）〕を有する症例に使用する．

投与スケジュールと投与方法

- 成人にはギルテリチニブ（ゾスパタ®）として 120mg を 1 日 1 回経口投与する（最大 200mg）．

減量が必要な場合

- 移植後維持療法として開始する場合は生着後骨髄抑制に気を付けつつ少量より開始する．

副作用とその対策

- QT 間隔延長：500msec を超える延長は 480msec 以下またはベースラインに回復するまで本剤を休薬する．回復後，1 段階減量して投与を再開できる

併用に注意する薬剤

- QT 間隔延長を起こすことが知られている薬剤.
- CYP3A 誘導作用および P-gp 誘導作用を有する薬剤.
- 強い CYP3A 阻害作用および P-gp 阻害作用を有する薬剤.

治療成績

- 再発難治 AML を対象とし従来の化学療法と比較し OS の中央値は，ギルテリチニブ群で 9.3 ヵ月，サルベージ化学療法群で 5.6 ヵ月であり，ギルテリチニブ群の OS の中央値はサルベージ化学療法群と比較し延長が認められた（ハザード比＝0.637，片側 p＝0.0004）[17,18].
- 移植後の維持療法については微小残存病変が認められる時にベネフィットがあるとされる．

急性前骨髄球性白血病（APL）に使用するレジメン

- APL に対しては ATO（経口亜ヒ酸），ATRA（トレチノイン）による分化促進効果により予後が劇的に改善した.
- 診断時の DIC や APL 分化症候群に注意する.

▶ATO/ATRA

- 低-中リスク APL で使用される.

投与スケジュールと投与方法

- ATO（三酸化二ヒ素）0.15mg/kg/日　週5投与（day1-5投与，day6,7休薬）を4週繰り返し，その後4週休薬を4コース繰り返す.
- ATRA（トレチノイン）45mg/m²/日　分2　14日間内服14日間休薬を7コース繰り返す.

	day	1-5	6-7	8-12	13-14	15-19	20-21	22-26	27-28
ATO （トリセノックス®）	0.15mg/kg/日 2時間点滴	↓ 連日		↓ 連日		↓ 連日		↓ 連日	
ATRA （ベサノイド®）	45mg/m²/日 分2　経口	↓↓　↓↓　↓↓　↓↓ day1-14連日							

レジメン補足

- 12誘導心電図を治療前および投与中は週2回実施.
- 心電図モニターによる監視を考慮.

副作用とその対策

- QTc 間隔が 500msec 以上で中止，460msec 以下となるまで休薬.
- カリウム 4mEq/L 以上，マグネシウム 1.8mg/dL 以上を維持.

治療成績

- 白血球数 10000/μL 以下の低-中リスク APL に対して行われた臨床研究では ATRA 単独（45mg/m²/日）で寛解導入し，その後本レジメンで地固め療法とすることと，ATRA と IDA を用いた寛解導入，以降も殺細胞性の化学療法併用の地固め療法と比較したところ2年生存率が前者99％，後者91％であり（p＝0.02），有意性を示した[19].

▶APL212

- Japan Study Group for Cell Therapy and Transplantation (JSCT) により JSCT APL2021 など特定臨床研究が進められており，それに使用されているレジメンである．

投与スケジュールと投与方法

- 初発未治療 APL に対して，WBC 数，APL 細胞数により治療を層別化している（図1）．リスク分類し寛解導入療法を行う．その後の地固め療法は single arm とし，DNR と AraC の併用療法 1 コースに加え，分子標的療法として，ATO 単剤 2 コース，GO 単剤 1 コースを行う．維持療法は ATRA 耐性 APL にも有用なタミバロテン（Am80）が用いられている．

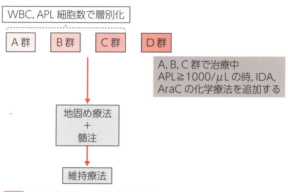

図1 APL212 のアウトライン

寛解導入療法

WBC＜3000/μL かつ APL 細胞（芽球＋前骨髄球）＜1000/μL の場合

- 寛解導入 A

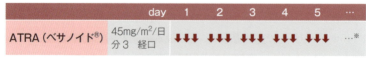

※地固め療法まで内服．

3000≦WBC＜10000/μL あるいは APL 細胞（芽球＋前骨髄球）≧1000/μL の場合

●寛解導入 B

	day	1	2	3	4	5	…
ATRA（ベサノイド®）	45mg/m²/日 分3 経口	↓↓↓	↓↓↓	↓↓↓	↓↓↓	↓↓↓	…※
AraC（キロサイド®）	100mg/m² 24 時間点滴	↓	↓	↓	↓	↓	
IDA（イダマイシン®）	12mg/m² 30 分点滴	↓	↓				

※地固め療法開始まで内服（最長 60 日）.

WBC≧10000/μL の場合

●寛解導入 C

	day	1	2	3	4	5	6	7	…
ATRA（ベサノイド®）	45mg/m²/日 分3 経口	↓↓↓	↓↓↓	↓↓↓	↓↓↓	↓↓↓	↓↓↓	↓↓↓	…
AraC（キロサイド®）	100mg/m² 24 時間点滴	↓	↓			↓	↓	↓	
IDA（イダマイシン®）	12mg/m² 30 分点滴	↓	↓	↓					

A，B，C 群において，途中 APL 細胞（芽球＋前骨髄球）≧1000/μL となった場合

●寛解導入 D（A）：A で治療中末梢血腫瘍増加時

	day	1	2	3	4	5	6	7	…
ATRA（ベサノイド®）	45mg/m²/日 分3 経口	↓↓↓	↓↓↓	↓↓↓	↓↓↓	↓↓↓	↓↓↓	↓↓↓	…
AraC（キロサイド®）	100mg/m² 24 時間点滴	↓	↓	↓	↓	↓	↓	↓	
IDA（イダマイシン®）	12mg/m² 30 分点滴	↓	↓	↓					

●寛解導入 D（B）：B で治療中末梢血腫瘍増加時

	day	1	2	…
ATRA（ベサノイド®）	45mg/m²/日 分3 経口	↓↓↓	↓↓↓	…
AraC（キロサイド®）	100mg/m² 24 時間点滴	↓	↓	
IDA（イダマイシン®）	12mg/m² 30 分点滴	↓		

3
骨髄異形成症候群・急性骨髄性白血病（MDS／AML）

●寛解導入 D（C）：C で治療中末梢血腫瘍増加時

		day	1	...
ATRA（ベサノイド®）	45mg/m²/日　分3　経口		↓↓↓	...
IDA（イダマイシン®）	12mg/m²　30分点滴		↓	

地固め療法

●地固め　1コース目，3コース目

		day	1	2	3	4	5	6	7
ATO（トリセノックス®）	0.15mg/kg　2時間点滴		↓	↓	↓	↓	↓		

●地固め　2コース目

		day	1	2	3	4	5
DNR（ダウノマイシン®）	50mg/m²　2時間点滴		↓	↓	↓		
AraC（キロサイド®）	200mg/m²　24時間点滴		↓	↓	↓	↓	↓

●髄腔内注射

		day	1
MTX（メソトレキセート®）	15mg		↓
AraC（キロサイド®）	40mg		↓
PSL（プレドニン®）	10mg		↓

地固め（3コース目）の ATO の終了後血小板が 10万/μL 以上に回復次第髄腔内注入を行う．

●地固め　4コース目

		day	1
HDC（ソル・コーテフ®）	100mg　1時間点滴		↓
GO（マイロターグ®）	4mg/m²　2時間点滴		↓

投与終了後4時間バイタルサイン監視必要．
マイロターグ® 投与1時間前に抗ヒスタミン薬（レスタミン®5T など），解熱鎮痛薬（アセトアミノフェン 500mg など）内服必要．

維持療法

●Am80（タミバロテン）　1コース：3カ月（計8コース）

		day	1	2	3	4	5	6	7	8	9	10	11	12	13	14	15	...	84
Am80（アムノレイク®）	6mg/m²		↓	↓	↓	↓	↓	↓	↓	↓	↓	↓	↓	↓	↓	↓			
												day1-14 連日							

治療成績

- ATRA の出現により寛解率は高いがその後の再発により OS 低下が懸念されるため寛解後療法による OS 改善を検討する研究のレジメン.
- APL に対して特異性が高く，毒性が低いと考えられる ATO，GO とタミバロテン（Am80）を使用し，再発率と化学療法関連有害事象を減らすことにより，予後を向上できるか否かを検討する.

◆ 文献

1) AML Collaborative Group. A systematic collaborative overview of randomized trials comparing idarubicin with daunorubicin (or other anthracyclines) as induction therapy for acute myeloid leukaemia. Br J Haematol. 1998; 103: 100-9.

2) Ohtake S, et al. Randomized study of induction therapy comparing standard-dose idarubicin with high-dose daunorubicin in adult patients with previously untreated acute myeloid leukemia: the JALSG AML201 Study. Blood. 2011; 117: 2358-65.

3) Lancet JE, et al. CPX-351 (cytarabine and daunorubicin) liposome for injection versus conventional cytarabine plus daunorubicin in older patients with newly diagnosed secondary acute myeloid leukemia. J Clin Oncol. 2018; 36: 2684-92.

4) Byrd JC, et al. Patients with t (8;21) (q22;q22) and acute myeloid leukemia have superior failure-free and overall survival when repetitive cycles of high-dose cytarabine are administered. J Clin Oncol. 1999; 17: 3767-75.

5) Byrd JC, et al. Repetitive cycles of high-dose cytarabine benefit patients with acute myeloid leukemia and inv (16) (p13q22) or t (16;16) (p13;q22) : results from CALGB 8461. J Clin Oncol. 2004; 22: 1087-94.

6) Kohrt HE, et al. Second-line mitoxantrone, etoposide, and cytarabine for acute myeloid leukemia: a single-center experience Am J Hematol. 2010; 85: 877-81.

7) Amadori S, et al. Mitoxantrone, etoposide, and intermediate-dose cytarabine: an effective and tolerable regimen for the treatment of refractory acute myeloid leukemia. J Clin Oncol. 1991; 9: 1210-4.

8) Virchis A, et al. Fludarabine, cytosine arabinoside, granulocyte-colony stimulating factor with or without idarubicin in the treatment of high risk acute leukaemia or myelodysplastic syndromes. Br J Haematol. 2004; 124: 26-32.

9) Burnett AK, et al. Optimization of chemotherapy for younger patients with acute myeloid leukemia: results of the medical research council AML15 trial. J Clin Oncol. 2013; 31: 3360-8.

10) Burnett AK, et al. Final report of the efficacy and safety of gemtuzumab ozogamicin (Mylotarg) in patients with CD33-positive acute myeloid leukemia in first recurrence. Cancer. 2005; 104: 1442-52.

11) Saito K, et al. Low-dose cytarabine and aclarubicin in combination with granulocyte colony-stimulating factor (CAG regimen) for previously treated patients with relapsed or primary resistant acute myelogenous leukemia (AML) and previously untreated elderly patients with AML, secondary AML, and refractory anemia with excess blasts in transformation. Int J Hematol. 2000; 71: 238-44.

12) Fenaux P, et al. Efficacy of azacitidine compared with that of conventional care regimens

in the treatment of higher-risk myelodysplastic syndromes: a randomised, open-label, phase Ⅲ study. Lancet Oncol. 2009; 10: 223-32.

13) DiNardo CD, et al. Azacitidine and venetoclax in previously untreated acute myeloid leukemia. N Engl J Med. 2020; 383: 617-29.

14) Wei AH, et al. Venetoclax plus LDAC for newly diagnosed AML ineligible for intensive chemotherapy: a phase 3 randomized placebo-controlled trial. Blood. 2020; 135: 2137-45.

15) Erba HP, et al. Quizartinib plus chemotherapy in newly diagnosed patients with FLT3-internal-tandem-duplication-positive acute myeloid leukaemia (QuANTUM-First) : a randomised, double-blind, placebo-controlled, phase 3 trial. Lancet. 2023; 401: 1571-83.

16) Cortes JE, et al. Quizartinib versus salvage chemotherapy in relapsed or refractory FLT3-ITD acute myeloid leukaemia (QuANTUM-R) : a multicentre, randomised, controlled, open-label, phase 3 trial. Lancet Oncol. 2019; 20: 984-97.

17) Perl AE, et al. Gilteritinib or chemotherapy for relapsed or refractory FLT3-mutated AML. N Engl J Med. 2019; 381: 1728-40.

18) Levis MJ, et al. Gilteritinib as post-transplant maintenance for acute myeloid leukemia with internal tandem duplication mutation of FLT3. J Clin Oncol. 2024; 42: 1766-75.

19) Lo-Coco F, et al. Retinoic acid and arsenic trioxide for acute promyelocytic leukemia. N Engl J Med. 2013; 369: 111-21.

〈竹田淳恵〉

CHAPTER II ● 薬物治療 ▶ A 血液悪性疾患

4 急性リンパ芽球性白血病（ALL）

▶ ▶ ▶ ▶ ▶ ▶

　急性リンパ芽球性白血病（acute lymphoblastic leukemia: ALL）の治療はPhiladelphia（Ph）染色体の有無で治療方針が異なり，①チロシンキナーゼ阻害薬の登場，②小児レジメンの拡大，③新規抗体医薬・免疫細胞療法の登場で大きな変化を遂げた 図1 .

　Ph陰性ALL治療のレジメン骨格は小児ALLレジメンを基本とし，ステロイド，VCR, L-Aspを高用量含む多剤併用化学療法と，シクロホスファミドの分割投与を含む4剤の投与と高用量メトトレキサート（MTX）とシタラビン（AraC）投与の交替療法であるMD Anderson cancer center（MDACC）のhyper-CVAD/MA療法の2つに大きく分けられる．Ph陽性ALLに関してはTKI＋ステロイドあるいは強度の弱い化学療法（non-intensive chemotherapy: non-IC）を併用した寛解導入療法が本邦では主流になりつつあり，可能な限り同種移植を行うことが勧められる．

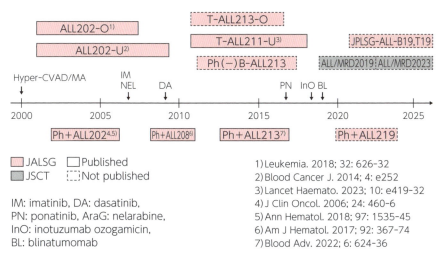

IM: imatinib, DA: dasatinib,
PN: ponatinib, AraG: nelarabine,
InO: inotuzumab ozogamicin,
BL: blinatumomab

1) Leukemia. 2018; 32: 626-32
2) Blood Cancer J. 2014; 4: e252
3) Lancet Haemato. 2023; 10: e419-32
4) J Clin Oncol. 2006; 24: 460-6
5) Ann Hematol. 2018; 97: 1535-45
6) Am J Hematol. 2017; 92: 367-74
7) Blood Adv. 2022; 6: 624-36

図1 2000年以降の主な本邦ALL studyの変遷と新規治療薬の登場

Ph 陰性 ALL に対する治療法

▶ALL/MRD 2023 プロトコール

PSL prephase（全年齢共通）

		day	1	2	3	4	5	6	7
MTX（メソトレキセート®）	15mg 髄腔内					1 回投与			
DEX（デカドロン®）	3.3mg				（day1-7 の間）				
PSL（プレドニン®）	60mg/m² （最大 100mg）静注/経口		↓	↓	↓	↓	↓	↓	↓

PSL prephase の間に，髄注を 1 回行う．この間にキメラ遺伝子スクリーニングおよび FISH による BCR-ABL の有無を確認する．

ステロイド投与により播種性血管内凝固（DIC）やその他，合併症を発症した場合は髄注は延期する．
初発時の中枢神経浸潤の有無の評価のため，寛解導入療法前に髄液検査と合わせて髄注を行うことが望ましい．

寛解導入療法（A-1）

		day 1 2 3 5 6 7 8 9 11 13 15 16 18 20 21 22
VCR（オンコビン®）	1.3mg/m² （最大 2mg）静注	↓（1）　　　↓（8）　　↓（15）　　　↓（22）
DNR（ダウノマイシン®）	50mg/m² 30 分点滴	↓ ↓ ↓
CY（エンドキサン®）	16-55歳 1000mg/m² 56-65歳 500mg/m² 点滴	↓
L-Asp（ロイナーゼ®）	16-35歳 6000U/m² 4時間 36-65歳 3000U/m² 点滴	↓ ↓ ↓　　↓ ↓ ↓
PSL（プレドニン®）	16-55 歳 60mg/m² （最大 100mg）経口 or 静注	↓·· ↓ T day1-21 連日
	56-65 歳 60mg/m² （最大 100mg）経口 or 静注	↓············· ↓ T day1-7 連日
Filgrastim（グラン®）	150μg/300μg 皮下注 or 点滴	↓····························· day5 以降連日，好中球≧5000 まで

L-Asp 投与 30 分前からヒドロコルチゾン 100mg を点滴投与．
T: tapering

地固め療法（B-1）AraC 大量療法

		day	1	2	3	4	5	6	…………
MTX（メソトレキセート®） DEX（デカドロン®）	15mg 3.3mg } 髄腔内		↓						
PSL（プレドニン®）	1mg/kg　30分点滴		↓	↓	↓	↓			
AraC（キロサイド®）	16-55歳 2000mg/m² } 3時間 56-65歳 1500mg/m² } 点滴		↓	↓	↓	↓			
MIT（ノバントロン®）	16-55歳 10mg/m² } 30分 56-65歳 7mg/m² } 点滴		↓	↓					
L-Asp（ロイナーゼ®）	16-35歳 10000U/m² } 4時間 36-65歳 6000U/m² } 点滴						↓		
Filgrastim（グラン®）	150μg/300μg 皮下注or点滴							↓	day6以降連日 好中球≧5000まで

L-Asp 投与 30 分前からヒドロコルチゾン 100mg を点滴投与.
AraC 投与時の結膜炎予防のため 0.02%フルオロメトロン点眼 1 日 4 回 day0-5 まで行う.

地固め療法（C-1）CNS 予防

		day	1	2	3	4	5	15	16	17	18	19	20
MTX（メソトレキセート®） DEX（デカドロン®）	15mg 3.3mg } 髄腔内		↓					↓					
VCR（オンコビン®）	1.3mg/m²（最大2mg）　静注		↓					↓					
MTX（メソトレキセート®）	16-35歳　2000mg/m² } 24時間 36-55歳　1500mg/m² } 点滴 56-65歳　1000mg/m² }		↓					↓					
CF（ロイコボリン®）	15mg/m²（初回45mg/m²）　静注			↓	↓	↓			↓	↓	↓		
L-Asp（ロイナーゼ®）	16-35歳　10000U/m² } 4時間 36-65歳　6000U/m² } 点滴		↓					↓					

MTX 200mg/m²を最初の 30 分で投与し, 1800mg/m²を 23.5 時間で投与する.
L-Asp 投与 30 分前からヒドロコルチゾン 100mg を点滴投与.
MTX 髄注は MTX 点滴中に行う.
MTX 投与開始 36 時間後（MTX 投与終了 12 時間後）から, CF 15mg/m² q6hr で MTX 血中濃度＜0.1 μmol/L まで継続.

地固め療法（A-2）

- A-1 と同様.

地固め療法（B-2）AraC 大量療法

- B-1 と同様.

地固め療法（C-2）CNS 予防

- C-1 と同様.

維持療法 （M-1）

- 1 コース：28 日間（計 4 コース）
  髄注のタイミングは各コースの day−7 から各コース開始日までに行う

	day	1	2	3	4	5	8	15	22	28
MTX（メソトレキセート®）15mg 髄腔内 DEX（デカドロン®）3.3mg day-7から開始日までに1回		↓								
6-MP（ロイケリン®）16-35 歳 50mg/m²　36-55 歳 40mg/m²　56-65 歳 30mg/m²　1 日 1 回 眠前 経口		↓						day1-28 連日		↓
MTX（メソトレキセート®）20mg/m²/週　週 1 回　眠前　経口		↓					↓	↓	↓	
VCR（オンコビン®）1.3mg/m²（最大 2mg）　静注		↓								
L-Asp（ロイナーゼ®）16-35 歳 10000U/m²　36-65 歳 6000U/m²　筋注		↓								
PSL（プレドニン®）60mg/m²（最大 100mg）day1：30 分点滴　day2-5：経口		↓	↓	↓	↓	↓				

維持療法 （M-2）

- 1 コース：28 日間（計 6 コース）

	day	1	2	3	4	5	8	15	22	28
6-MP（ロイケリン®）16-35 歳 50mg/m²　36-55 歳 40mg/m²　56-65 歳 30mg/m²　1 日 1 回 眠前 経口		↓						day1-28 連日		↓
MTX（メソトレキセート®）20mg/m²/週　週 1 回　眠前　経口		↓					↓	↓	↓	
VCR（オンコビン®）1.3mg/m²（最大 2mg）　静注		↓								
L-Asp（ロイナーゼ®）16-35 歳 10000U/m²　36-65 歳 6000U/m²　筋注		↓								
PSL（プレドニン®）60mg/m²（最大 100mg）day1：30 分点滴　day2-5：経口		↓	↓	↓	↓	↓				

L-Asp 投与は筋注で行う.

維持療法 （M-3）

- 1 コース：28 日間（計 10 コース）

	day	1	2	3	4	5	8	15	22	28
6-MP（ロイケリン®）16-35 歳 50mg/m²　36-55 歳 40mg/m²　56-65 歳 30mg/m²　1 日 1 回 眠前 経口		↓						day1-28 連日		↓
MTX（メソトレキセート®）20mg/m²/週　週 1 回　眠前　経口		↓						↓	↓	↓

▶Hyper-CVAD/MA プロトコール

Hyper-CVAD 療法（第 1, 3, 5, 7 コース）

		day	1	2	3	4	11	12	13	14
MTX（メソトレキセート®）	15mg	髄腔内		↓						
PSL （プレドニン®）	20mg									
AraC（キロサイド®）	40mg									
CY （エンドキサン®）	300mg/m² 3時間点滴 1日2回		↓↓	↓↓	↓↓					
VCR （オンコビン®）	2mg/body 静注						↓	↓		
ADR （アドリアシン®）	50mg/m² 1時間点滴						↓			
DEX （デカドロン®）	33mg/body 1時間点滴		↓	↓	↓	↓	↓	↓	↓	↓

G-CSF 150μg 皮下注/300μg 点滴　day12 以降（好中球≧1000 まで）.

大量 MTX＋AraC 療法（第 2, 4, 6, 8 コース）

		day	1	2	3	4	5
MTX （メソトレキセート®）	15mg	髄腔内			↓		
PSL （プレドニン®）	20mg						
AraC （キロサイド®）	40mg						
mPSL（ソル・メドロール®）	50mg/body 1時間点滴 12時間毎		↓↓		↓↓	↓↓	
MTX （デカドロン®）	1000mg/m² 24時間点滴		↓				
CF （ロイコボリン®）	15mg/body（初回51mg/body）静注				↓	↓	↓
AraC （キロサイド®）	3000mg/m² 3時間点滴 12時間毎				↓↓	↓↓	

MTX 200mg/m² を最初の 2 時間で投与し，800mg/m² を 22 時間で投与する.
AraC 投与時の結膜炎予防のため 0.02%フルオロメトロン点眼 1 日 4 回 day3-5 まで行う.
MTX 投与開始 48 時間後（MTX 投与終了 24 時間後）から，CF15mg（初回 51mg）q6hr で<0.1μmol/L まで継続.

Ph 陽性 ALL に対する治療法

▶JALSG Ph＋ALL213 プロトコール

PSL prephase＋寛解導入療法

		day	1	2	3	5	6	7	8	…	21	22	…	35
Dasatinib（スプリセル®）	140mg/日 1日1回　経口									↓ ·············				↓
										day8-35 連日				
PSL（プレドニン®）	60mg/m² （最大 100mg） 静注 or 経口		↓ ·············							day1-21 連日		↓	T	
MTX（メソトレキセート®） DEX（デカドロン®）	15mg 3.3mg ┃ 髄腔内											↓		

T: tapering

強化地固め療法

		day	1	2	3	4	…	8	…	15	…	21	22	…	31
Dasatinib（スプリセル®）	100mg/日 1日1回　経口					↓ ·············							↓		↓
						day4-31 連日									
VCR（オンコビン®）	1.3mg/m² （最大2mg）　静注		↓					↓		↓			↓		
DNR（ダウノマイシン®）	16-59 歳　45mg/m²　┃1時間 ≧60 歳　30mg/m²　┃点滴		↓	↓	↓										
CY（エンドキサン®）	16-59 歳　1200mg/m²　┃3時間 ≧60 歳　900mg/m²　┃点滴		↓												
PSL（プレドニン®）	16-59 歳　60mg/m²　┃静注 （最大 100mg）　┃or ≧60 歳　45mg/m²　┃経口		↓ ·············										↓	T	
										day1-21 連日					
MTX（メソトレキセート®） DEX（デカドロン®）	15mg 3.3mg ┃ 髄腔内		↓												

T: tapering

地固め療法（C-1）

		day	1	2	3	4	5	…	24
Dasatinib（スプリセル®）	100mg/日　1日1回　経口					↓…………↓ day4-24 連日			
MTX（メソトレキセート®） DEX（デカドロン®）	15mg 3.3mg ｝髄腔内		↓						
mPSL（ソル・メドロール®）	50mg/body　1時間点滴　12時間毎		↓↓ ↓↓ ↓↓						
MTX（メソトレキセート®）	1000mg/m²　24時間点滴		↓						
CF（ロイコボリン®）	15mg　36時間後静注		23：00 ↓	↓	↓	↓			
AraC（キロサイド®）	16-59歳 2000mg/m² ｝3時間点滴 ≧60歳 1000mg/m² ｝12時間毎		↓↓ ↓↓						

MTX 200mg/m²を最初の2時間で投与し，800mg/m²を22時間で投与する.
AraC 投与時の結膜炎予防のため 0.02％フルオロメトロン点眼 day2-5 1日6回，day6-12 1日4回行う.
MTX 投与開始 36時間後（MTX 投与終了 12時間後）から，CF15mg/body（初回 51mg）q6hr で＜0.1μmol/L まで継続.
体重増加時は利尿薬ダイアモックスを併用する.

地固め療法（C-2）

		1	2	3	…	7	8	…	22
Dasatinib（スプリセル®）	100mg/日　1日1回　経口	↓……………………………↓ day2-22 連日							
VCR（オンコビン®）	1.3mg/m²（最大 2mg） 全開点滴	↓							
DNR（ダウノマイシン®）	45mg/m²　1時間点滴	↓							
CY（エンドキサン®）	1200mg/m²　3時間点滴	↓							
PSL（プレドニン®）	60mg/m²（最大 100mg） 静注 or 経口	↓…………………↓ T day1-7 連日							
MTX（メソトレキセート®） DEX（デカドロン®）	15mg 3.3mg ｝髄腔内	↓							

T: tapering
その後は，同種移植の準備が整うまでは，2種類の地固め療法（C1，C2）を最大4コース繰り返す.

維持療法

		day	1	…	7	8	…	28
Dasatinib（スプリセル®）	100mg/日　1日1回　経口		↓………………………↓ day1-28 連日					
PSL（プレドニン®）	60mg/m²（最大 100mg） 静注 or 経口		↓…………↓ T day1-7 連日					
VCR（オンコビン®）	1.3mg/m²（最大 2mg）　静注		↓					

T: tapering
非移植群では地固め療法終了後，上記の維持療法のように DA 投与を4週間毎に合計12コース行う.

4 急性リンパ芽球性白血病（ALL）

再発・治療抵抗性 B-ALL に対する治療法

Inotuzumab（InO）単独療法

● 1 コース目：28 日間

		day	1	…	8	…	15
HDC（ソル・コーテフ®）	100mg　1 時間点滴		↓		↓		↓
InO（ベスポンサ®）	0.8mg/m² 1 時間点滴		↓				
	0.5mg/m² 1 時間点滴				↓		↓

前投与として，抗ヒスタミン薬（エピナスチン 20mg），解熱鎮痛薬（アセトアミノフェン 500mg）を経口．

● 寛解時の 2 コース目以降：28 日間（最大 6 コース）

		day	1	…	8	…	15
HDC（ソル・コーテフ®）	100mg　1 時間点滴		↓		↓		↓
InO（ベスポンサ®）	0.5mg/m² 1 時間点滴		↓		↓		↓

第 2 コース以降は非寛解であれば，1 コース目と同量で投与する．
前投与として，抗ヒスタミン薬（エピナスチン 20mg），解熱鎮痛薬（アセトアミノフェン 500mg）を経口．

Blinatumomab 単独療法

● 1 コース目：42 日間

		day	1	……	7	8	……	28
DEX（デカドロン®）	20mg/body　1 時間点滴		↓			↓		
Blinatumomab（ビーリンサイト®）	9μg（45kg 未満が 5μg/m²）24 時間点滴		↓	……	↓			
				day1-7 連日				
	28μg（45kg 未満が 15μg/m²）24 時間点滴					↓	……	↓
						day8-28 連日		

● 2 コース目以降：42 日間
　6〜9 コース目：28 日間の持続点滴の後，56 日間の休薬

		day	1	………………	28
DEX（デカドロン®）	20mg/body　1 時間点滴		↓		
Blinatumomab（ビーリンサイト®）	28μg（45kg 未満が 15μg/m²）24 時間点滴		↓	………………	↓
				day1-28 連日	

再発難治 T-ALL/LBL に対するプロトコール

AraG 単独療法

● 1 コース：21 日間

		1	2	3	4	5
AraG（アラノンジー®）	1500mg/m² 2 時間点滴	↓		↓		↓

神経毒性は本剤の用量規制因子である.
本剤による治療中に CTCAE grade 2 以上の神経系障害の徴候が認められた場合は，中止する.

レジメン補足

- 主な ALL プロトコールの寛解導入療法中の L-Asp 総投与量は有効性，耐容性を考え，AYA 世代では 40000〜48000U/m²，30 歳以上では 18000〜40000U/m² と設定されている．年齢に対して用量が多いと肝障害や膵炎は一定の割合で出現するリスクがあり，注意を要する．L-Asp はペグアスパルガーゼ製剤への変更が可能である.

- Burkitt リンパ腫などで Hyper-CVAD/MA や CODOX-M/IVAC へリツキシマブ併用する場合，1 コース目終わりにリツキシマブ初回投与を行う．以後は，各コースの day0 と CODOX-M の場合は day9 にも組み入れてもよい.

- NEL 投与前から神経障害が存在している症例では NEL 投与後の神経障害発症リスクが高いことが報告されており，NEL 投与時は末梢および中枢神経障害の発症に注意を要する[1].

- InO は 1 コース目の後に非寛解であれば，2 コース目以降も 1 コース目と同様に「0.8mg/m²-0.5mg/m²-0.5mg/m²」で継続する.

- BL の薬物動態の研究では小児例では体表面積に応じて投与量の調節が必要であるものの，成人例ではクリアランスは体表面積，年齢，人種，治療サイクル，疾患で大きな差はなく投与量の補正は必要ないとされる[2].

副作用とその対策

L-Asp

- 過敏反応予防のために L-Asp 投与（点滴・筋注）の 30 分前にヒドロコルチゾン 100mg もしくは PSL 60mg/m²の静脈内投与もしくは点滴を行う.
- アゾール系抗真菌薬（特にイトラコナゾール，ボリコナゾール，ポサコナゾール）は L-Asp の肝障害の増悪因子であり，さらに，VCR の副作用も増強する可能性がある. そのため，抗真菌薬はこれらのアゾール系抗真菌薬は使用せずに，キャンディン系抗真菌薬を使用する.
- L-Asp 投与後は，凝固因子，膵炎，肝機能，血糖の検査を頻回に行う. アンチトロンビン（AT）が 70%以下に低下した時は，AT 製剤の投与を行う. フィブリノゲン ≧50mg/dL を保つように新鮮凍結血漿（FFP）の投与を行う. FFP の投与を行う場合は，AT 製剤の先行投与を行う.
- L-Asp 投与中はウルソデオキシコール酸予防投与を積極的に考慮する.
- 肝障害出現時はカルニチン静注，ビタミン B 投与を積極的に考慮する.

MTX

- 用量調節の明確な基準はないが，年齢に応じて 50〜70%に用量調節する（55 歳以上は 70%，65 歳以上は 50%を目安にしている）.
- 腎機能障害のある患者には投与しない.
- 1 日尿量＞3000mL，尿 pH＞7.0 を保つ. 尿の pH が低くなることで MTX が析出しやすくなるため，尿のアルカリ化が推奨される. 500mL の補液あたり 17〜34mEq の炭酸水素ナトリウム（7%メイロン 20mL 1〜2 管/補液 500mL）を MTX 投与前日から投与してもよい.
- MTX の血中濃度は経時的に測定し，48 時間値＞1 μmol/L，72 時間値＞0.1 μmol/L の時は，ロイコボリン 50mg に増量して投与. 血中 MTX 濃度＜0.1 μmol/L まで 6 時間毎の投与を継続する.
- 尿量確保のための利尿薬は利尿作用と尿のアルカリ化作用を持つアセタゾラミドの使用が推奨される. 尿を酸性化するフロセミドやチアジド系利尿薬の使用は避ける.

AraC

- シタラビン投与時の結膜炎予防のため 0.02%フルオロメトロン点眼 1 日 4 回投与日から投与翌日まで行う.

6-MP

- 6-MP を維持療法に用いる前に *NUDT15* 遺伝子多型検査を行う（2019 年 2 月から保険適応）．6-MP 高感受性の *NUDT15* 遺伝子のホモ多型患者（Cys/Cys）では，6-MP を $10mg/m^2$ に減量する．

- アロプリノール併用時は，6-MP を 50％減量する．フェブキソスタットは併用禁忌とする．

- 維持療法中の MTX，6-MP は白血球数 2500～3000/mm³ のレベルに保つように調整し，白血球数 1500/mm³ 以下もしくは好中球数 750/mm³，AST/ALT が正常値の 3 倍以上のいずれかが出現した場合，MTX，6-MP の内服を中止．回復したら前回投与の 50％より再開する．可能であれば規定量まで増量する．

AraG

- AraG 投与時は，CTCAE G2 以上に該当する神経系障害の徴候が認められた場合は直ちに投与を中止すること．

Dasatinib

- PSL でコントロール可能な胸水貯留などの副作用に対しては，PSL tapering 期間中も必要量の PSL 内服を継続し，Dasatinib 内服終了後に胸部 X 線などで follow しながら PSL tapering を行う．

◈ 文献

1) Zwaan CM, et al. Safety and efficacy of nelarabine in children and young adults with relapsed or refractory T-lineage acute lymphoblastic leukaemia or T-lineage lymphoblastic lymphoma: results of a phase 4 study. Br J Haematol. 2017; 179: 284-93.
2) Clements JD, et al. Population pharmacokinetics of blinatumomab in pediatric and adult patients with hematological malignancies. Clin Pharmacokinet. 2020; 59: 463-74.

〈石山賢一〉

CHAPTER II ● 薬物治療 ▶ A 血液悪性疾患

5 慢性リンパ性白血病（CLL）

▶ ▶ ▶ ▶ ▶ ▶ ▶

　慢性リンパ性白血病（chronic lymphocytic leukemia: CLL）は，CD5 と CD23 が共に陽性の小型成熟 B リンパ球の腫瘍である．治療適応の症例においては，従来からの殺細胞性抗がん薬に加えて，BTK 阻害薬や BCL2 阻害薬などの新規薬剤が使用可能となり，特に高齢者での治療選択肢が広がった．

▶イブルチニブ単剤

投与スケジュールと投与方法

		day	1	2	3	4	5	…
イブルチニブ（イムブルビカ®）	420mg/日　1日1回　経口		↓	↓	↓	↓	↓	連日

レジメン補足

- CYP3A 阻害薬など併用禁忌薬が多い．添付文書を要確認．ボリコナゾール併用時のイブルチニブ投与量は添付文書を参照．
- Grade 3（CTCAE v5.0 に準じる）の副作用が出現した場合には，Grade 1 以下に回復するまで休薬する．再開する場合の投与量は，副作用発現 1 回目の場合 420mg/日，2 回目の場合 280mg/日，3 回目の場合 140mg/日．4 回目の場合は中止．

▶アカラブルチニブ単剤

投与スケジュールと投与方法

		day	1	2	3	4	5	…
アカラブルチニブ（カルケンス®）	100mg/回　1日2回　経口		↓↓	↓↓	↓↓	↓↓	↓↓	連日

レジメン補足

- アカラブルチニブは CYP3A 阻害薬など併用注意薬が多い．併用注意薬の服用方法については適正使用ガイドを参照．

▶アカラブルチニブ＋オビヌツズマブ

投与スケジュールと投与方法

●1 コース目：28 日間

		day	1	....	28
アカラブルチニブ（カルケンス®）	100mg/回 1日2回 経口	⬇⬇	.... day1-28 連日		⬇⬇

●2 コース目：28 日間

		1	2	8	15	....	28
アカラブルチニブ（カルケンス®）	100mg/回 1日2回 経口	⬇⬇	.... day1-28 連日				⬇⬇
PSL（プレドニン®）	100mg 点滴	⇩	⇩	(⇩)	(⇩)		
オビヌツズマブ（ガザイバ®）	100-1000mg 点滴	⬇ 100mg	⬇ 900mg	⬇ 1000mg	⬇ 1000mg		

●3～7 コース目：28 日間

		day	1	....	28
アカラブチニブ（カルケンス®）	100mg/回 1日2回 経口	⬇⬇	.... day1-28 連日		⬇⬇
PSL（プレドニン®）	100mg 点滴	(⇩)			
オビヌツズマブ（ガザイバ®）	1000mg 点滴	⬇			

プレドニゾロンはオビヌツズマブ投与 1 時間前までに投与完了．
エピナスチン・アセトアミノフェンはオビヌツズマブ投与 30 分以上前に内服．

レジメン補足

- オビヌツズマブのインフュージョンリアクション予防投与（白矢印）は，2 コース目 day1，2 は 3 剤投与とし，2 コース目 day8 以降は，前回投与時のインフュージョンリアクションの程度により，プレドニゾロンもしくは，プレドニゾロン・エピナスチンを省略可能．
- オビヌツズマブの投与速度は，2 コース目 day1 は 25mg/時で開始し速度を上げない．2 コース目 day2 以降は，前回投与時のインフュージョンリアクションの程度に応じて投与速度を上げる（適正使用ガイド参照）．
- 高腫瘍量，腎機能障害のある患者は腫瘍崩壊症候群のリスクが高いため，十分な水分補給，高尿酸血症治療薬を使用する．
- アカラブルチニブは CYP3A 阻害薬など併用注意薬が多い．添付文書を要確認．

- アカラブルチニブ，オビヌツズマブいずれも血液毒性により休薬，中止をする（各適正使用ガイド参照）．

▶ベネトクラクス＋リツキシマブ

投与スケジュールと投与方法

●ベネトクラクス用量漸増期（1～5週目）

		1週目	2週目	3週目	4週目	5週目
ベネトクラクス （ベネクレクスタ®）	1日1回　経口 連日	↓ 20mg 連日	↓ 50mg 連日	↓ 100mg 連日	↓ 200mg 連日	↓ 400mg 連日

●ベネトクラクス維持投与期（6週目以降）

		1コース目 （28日間）	2～6コース目 （各28日間）
ベネトクラクス （ベネクレクスタ®）	400mg 1日1回　経口 連日	連日	連日
リツキシマブ （リツキサン®）	点滴 各コースday1	day1 ↓ 375mg/m²	各コース day1 ↓ 500mg/m²

レジメン補足

- CYP3A阻害薬との併用時，ベネトクラクスの用量調整が必要である．中程度のCYP3A阻害薬併用時は，半量以下に減量する．強いCYP3A阻害薬併用時は，用量漸増期は本剤を投与せず維持投与期は100mg以下に減量する．
- 腫瘍崩壊症候群の対応：

  中腫瘍量でCrCl<80mL/分の患者および高腫瘍量の患者は，初回用量の20mgと50mgの投与は入院して行い，以降の増量は外来で管理する．経口尿酸降下薬の投与を本剤投与開始72時間前から，1日1.5～2Lの経口補水を本剤投与開始48時間前から開始し，投与後24時間以上継続．高腫瘍量または中腫瘍量の患者には，さらに追加で静脈内輸液を実施．高腫瘍量の患者，特にベースラインの尿酸値が高い患者には，ラスブリカーゼの投与を推奨．腫瘍崩壊症候群発現時は本剤を休薬する．
- Grade 4の血液毒性，Grade 3または4の好中球減少，血小板減少が認められた場合は，本剤の休薬，減量などを行う．
- Grade 3または4の非血液毒性が認められた場合は，本剤の休薬，減量などを行う．

- 血液毒性・非血液毒性により2週間以上休薬した後に再開する場合には，本剤投与開始前および用量漸増期と同様の TLS リスクの再評価および予防措置を行う．

▶FCR 療法

投与スケジュールと投与方法

- 28日間×6 コース

		day	1	2	3	4
Flu（フルダラ®）	25mg/m² 30分点滴			↓	↓	↓
CY（エンドキサン®）	250mg/m² 1時間点滴			↓	↓	↓
RTX（リツキサン®）	375mg/m² 3-6時間点滴		↓			

▶BR 療法

投与スケジュールと投与方法

- 28日間×6 コース

		day	1	2	3
Benda（トレアキシン®）	90mg/m² 10分点滴			↓	↓
RTX（リツキサン®）	375mg/m² 3-6時間点滴		↓		

Benda は1コース目は 70mg/m²とし，問題なければ2コース目から 90mg/m²とする．

◈ 文献

1) Byrd JC, et al. Targeting BTK with ibrutinib in relapsed chronic lymphocytic leukemia. N Engl J Med. 2013; 369: 32-42.
2) Burger JA, et al. Ibrutinib as initial therapy for patients with chronic lymphocytic leukemia. N Engl J Med. 2015; 373: 2425-37.
3) Barr PM, et al. Up to 8-year follow-up from RESONATE-2: first-line ibrutinib treatment for patients with chronic lymphocytic leukemia. Blood Adv. 2022; 6: 3440-50.
4) Sharman JP, et al. Acalabrutinib with or without obinutuzumab versus chlorambucil and obinutuzmab for treatment-naive chronic lymphocytic leukaemia（ELEVATE TN）: a randomised, controlled, phase 3 trial. Lancet. 2020; 395: 1278-91.
5) Seymour JF, et al. Venetoclax-rituximab in relapsed or refractory chronic lymphocytic leukemia. N Engl J Med. 2018; 378: 1107-20.
6) Fischer K, et al. Long-term remissions after FCR chemoimmunotherapy in previously untreated patients with CLL: updated results of the CLL8 trial. Blood. 2016; 127: 208-15.
7) Eichhorst B, et al. First-line chemoimmunotherapy with bendamustine and rituximab versus fludarabine, cyclophosphamide, and rituximab in patients with advanced chronic lymphocytic leukemia (CLL10): an international, open-label, randomized, phase 3, non-inferiority trial. Lancet Oncol. 2017; 17: 928-42.

〈水本智咲〉

CHAPTER II ● 薬物治療 ▶ A 血液悪性疾患

6 ホジキンリンパ腫（HL）

▶ ▶ ▶ ▶ ▶ ▶

　ホジキンリンパ腫は本邦ではリンパ腫の約5％を占め，比較的稀である．古典的ホジキンリンパ腫と結節性リンパ球優位型ホジキンリンパ腫に大別される．化学療法や放射線療法により進行期においても7割以上の治癒が期待できる．化学療法では，ブレンツキシマブ ベドチンやPD-1抗体が使用可能となり，治療選択肢が広がった．

▶ABVD 療法

● 初発ホジキンリンパ腫に対する治療レジメンの一つである．限局期の場合は放射線治療と組み合わせて用いられる．

投与スケジュールと投与方法

● 1 コース：28 日間

		day	1	15
ADR（アドリアシン®）	25mg/m² 30 分点滴		↓	↓
BLM（ブレオ®）	10mg/m² 1 時間点滴		↓	↓
VBL（エクザール®）	6mg/m² 静注		↓	↓
DTIC（ダカルバジン）	375mg/m² 1 時間点滴		↓	↓

限局期予後良好群：ABVD 2 コース＋ISRT 20Gy
限局期予後不良群：ABVD 4 コース＋ISRT 30Gy
進行期：ABVD 6〜8 コース
※ISRT（involved-site radiation therapy）：病変部位放射線療法

副作用とその対策

● DTIC は高催吐性抗がん薬であり，若年者では予期性悪心・嘔吐をきたす場合も多い．パロノセトロンやアプレピタント，オランザピンなどを積極的に用いてコントロールすることが勧められる．

● BLM は薬剤熱を伴いやすく，プレドニゾロン 0.5〜1mg/kg を併用する．

● BLM により薬剤性肺障害を生じることがあるため，SpO_2をフォローし，自覚症

状の出現に注意する．リスクに応じ，胸部 X 線などでも評価を行う．

- VBL による末梢神経障害が起こりうる．便秘に対しては適宜下剤を使用する．
- DTIC は光に不安定で，分解物は血管痛を生じやすいため，遮光して投与する．
- 静脈炎を生じやすいレジメンであるため，毎回血管を変えて点滴を行い，血管を温めて血流を増やしながら投与するなどの工夫を行う．血管痛を生じた場合はステロイド外用薬（デルモベート® など）の塗布を行う．埋め込み型カテーテルの造設も積極的に検討する．

併用に注意する薬剤

- G-CSF：好中球減少を生じやすいレジメンであるが，G-CSF を使用するとブレオマイシンによる薬剤性肺障害のリスクが上昇する．特に高齢者や腎機能低下症例で注意が必要である．
- CYP3A 阻害作用を持つ薬剤：VBL は CYP3A の代謝を受けるため，CYP3A 阻害作用を持つ薬剤の併用に注意する．

▶A(BV)-AVD 療法

- 初発進行期ホジキンリンパ腫に対する治療レジメンの一つである．ABVD のうちブレオマイシンがブレンツキシマブ ベドチンに置き換えられている．

投与スケジュールと投与方法

● 1 コース：28 日間（計 6 コース）

		day	1	15
BV （アドセトリス®）	1.2mg/kg　30 分点滴		↓	↓
ADR （アドリアシン®）	25mg/m² 　30 分点滴		↓	↓
VBL （エクザール®）	6mg/m²　静注		↓	↓
DTIC （ダカルバジン）	375mg/m²　1 時間点滴		↓	↓

副作用とその対策

- DTIC の悪心，静脈炎の対策については ABVD の項（p.52）を参照．
- BV の MMAE（モノメチルアウリスタチン E）と VBL の 2 剤の微小管阻害薬を使用するため，末梢神経障害は ABVD よりも生じやすく，遷延する傾向が示されている．

併用に注意する薬剤

- G-CSF: ABVD よりも好中球減少を生じやすく，G-CSF を積極的に使用すること

6 ホジキンリンパ腫（HL）

が勧められている．ペグフィルグラスチム（ジーラスタ®）も RDI（relative dose intensity）を保つ上で有用性が高いが，症例によっては過剰な好中球増多をきたす場合もあることに留意する．

- **CYP3A 阻害作用を持つ薬剤**：イトラコナゾールやクラリスロマイシンなどの CYP3A 阻害作用を持つ薬剤を併用すると，CYP3A の代謝を受ける BV, VBL の代謝が阻害され，末梢神経障害や消化管運動障害の副作用が増強する可能性がある．

治療成績

- 進行期ホジキンリンパ腫を対象とした国際第Ⅲ相比較試験（ECHELON-1）において，A-AVD と ABVD の比較が行われ，2 年 modified PFS は A-AVD 82.1%，ABVD 77.2% と A-AVD で有意に優れることが示された（p = 0.04）[1]．同試験の長期フォローアップ解析では，6 年 OS 93.9% vs 89.4% と，OS も A-AVD で ABVD よりも有意に優れる結果が示されている（p = 0.009）[2]．

▶ BV（ブレンツキシマブ ベドチン）療法

- 再発・難治性ホジキンリンパ腫に対する治療レジメンの一つである．

投与スケジュールと投与方法

● 1 コース：21 日間

			day	1
BV（アドセトリス®）	1.8mg/kg	30 分点滴		↓

治療成績

- 救援化学療法としての BV 単剤の治療効果は限定的であるが，欧米でのランダム化二重盲検第Ⅲ相比較試験（AETHERA 試験）により，ハイリスク症例の自家移植後の地固め療法としての BV 単剤療法の意義が報告されている[3,4]．初回治療抵抗性あるいは予後不良因子（12 カ月以内の再発，節外性病変）を持つ再発性ホジキンリンパ腫症例において，自家移植の 30〜45 日後より BV 単剤もしくはプラセボ 16 コースを投与し，5 年 PFS は BV 群で 59%，プラセボ群で 41% であったことが示された．公表されている限り両群の OS には差を認めないが，BV による地固め療法群では造血幹細胞移植などの後治療を要した割合が低かったことが報告されている（造血幹細胞移植実施 12% vs 21%）．

▶抗 PD-1 抗体療法

- 再発・難治性ホジキンリンパ腫に対する治療レジメンの一つである.

投与スケジュールと投与方法

①ニボルマブ

- 240mg を 2 週間毎，もしくは 480mg を 4 週間毎に点滴静注

			day	1
ニボルマブ（オプジーボ®）	240mg/body or 480mg/body	30 分点滴		↓

②ペムブロリズマブ

- 200mg を 3 週間毎，もしくは 400mg を 6 週間毎に点滴静注

			day	1
ペムブロリズマブ（キイトルーダ®）	200mg/body or 400mg/body	30 分点滴		↓

副作用とその対策

- 抗 PD-1 抗体の副作用は基本的に倦怠感や下痢などの軽微なものが多いが，全身の様々な臓器・器官に発症する免疫関連有害事象（irAE）が特徴的なものとして知られる[5]．代表的なものとしては，間質性肺炎，大腸炎，肝機能障害・肝炎，甲状腺機能障害，1 型糖尿病などが挙げられる．これらは発症時期が様々で，急速に進行したり，稀に致命的となることもあることに注意を要し，抗 PD-1 抗体中は定期的な血液検査や身体診察により irAE の早期発見に努め，irAE を生じた場合は各専門科と連携して適切に対応を行うことが重要である.
- 通常は特段の前投薬を必要としないが，輸注反応が出現した場合は，抗ヒスタミン薬（クロルフェニラミンなど）の前投薬を行い，点滴時間を半分の速度で（1 時間かけて）投与を行っている.

治療成績

- 再発・難治性ホジキンリンパ腫に対するペムブロリズマブの第Ⅱ相試験（Key-note 087）およびニボルマブの第Ⅱ相試験（CheckMate 205）において，いずれの薬剤も濃厚な治療歴を有する症例に対し 7 割前後の高い ORR が示されている[6,7].

レジメン補足

- 免疫チェックポイント阻害薬使用下における治療判定基準として提案された Lymphoma Response to Immunomodulatory Therapy Criteria（LYRIC）では，治療開始後の画像上の増悪や，一部の病変のみに認められる限定的な腫瘍径の増大，

増大を伴わない FDG 集積増強などは経時的変化をみなければ疾患の増悪とは即断できず，判断の困難な病変については可能な限り生検を行うことが推奨されている．

- 改善病変と増悪病変が混在する状況では，治療の継続により臨床的有益性が得られる場合もあることが知られている（treatment beyond initial progression）[7]．

◆ 文献

1) Connors JM, et al. Brentuximab vedotin with chemotherapy for Stage Ⅲ or Ⅳ Hodgkin's Lymphoma. N Engl J Med. 2018; 378: 331-44.
2) Ansell SM, et al. Overall survival with brentuximab vedotin in stage Ⅲ or Ⅳ Hodgkin's lymphoma. N Engl J Med. 2022; 387: 310-20.
3) Moskowitz CH, et al. Brentuximab vedotin as consolidation therapy after autologous stem-cell transplantation in patients with Hodgkin's lymphoma at risk of relapse or progression (AETHERA): a randomised, double-blind, placebo-controlled, phase 3 trial. Lancet. 2015; 385: 1853-62.
4) Moskowitz CH, et al. Five-year PFS from the AETHERA trial of brentuximab vedotin for Hodgkin lymphoma at high risk of progression or relapse. Blood. 2018; 132: 2639-42.
5) Suijkerbuijk KPM, et al. Clinical and translational attributes of immune-related adverse events. Nat Cancer. 2024; 5: 557-71.
6) Chen R, et al. Phase Ⅱ study of the efficacy and safety of pembrolizumab for relapsed/refractory classic Hodgkin lymphoma. J Clin Oncol. 2017; 35: 2125-32.
7) Armand P, et al. Nivolumab for relapsed/refractory classic Hodgkin lymphoma after failure of autologous hematopoietic cell transplantation: extended follow-up of the multicohort single-arm phase Ⅱ CheckMate 205 trial. J Clin Oncol. 2018; 36: 1428-39.

〈錦織桃子〉

CHAPTER II ● 薬物治療 ▶ A 血液悪性疾患

7 非ホジキンリンパ腫（NHL）

▶ ▶ ▶ ▶ ▶ ▶ ▶

　非ホジキンリンパ腫は，造血器腫瘍の中でも頻度が高く，悪性度，進行度，病理組織像も多彩である．従来の殺細胞性抗がん薬から分子標的薬剤や二重特異性抗体まで，治療法もバラエティに富む．腫瘍の性質と，臓器機能を適切に評価し，各症例に適した治療方針を数手先まで用意しておくことが重要である．

びまん性大細胞型 B 細胞リンパ腫（DLBCL）

- リツキシマブの登場以来，長らく初発未治療 DLBCL に対する化学療法は R-CHOP 療法が行われていたが，2022 年にポラツズマブ ベドチンが保険収載されて以降，ポラツズマブ ベドチン併用 R-CHP（Pola-R-CHP）療法も標準治療として行われるようになりつつある．
- 再発・難治例に対しては，CAR-T 細胞療法や二重特異性抗体であるエプコリタマブが使用されるようになり，全体的な治療戦略が変化しつつある．
- 限局期症例に対しては，R-CHOP + Involved Site Radiation Therapy（ISRT）の Combined Modality Therapy（CMT）または R-CHOP 療法 6 コースが行われる．
- 初発未治療の進行期症例に対しては，R-CHOP 療法 6〜8 コース，国際予後指標（IPI）2 以上の症例では Pola-R-CHP 療法 6 コース（+R 2 コース）も選択肢となる．
- 再発難治症例に対しては，自家移植の適応症例では救援化学療法を行い，奏効が得られた場合は大量化学療法併用自家造血幹細胞移植が行われる．奏効が得られなかった場合は CAR-T 細胞療法や救援化学療法を行う．
- 自家移植が困難な症例では，CAR-T 細胞療法や救援化学療法が選択肢となる．2 次治療での CAR-T 細胞療法は，アキシカブタゲンシロルユーセル（Axi-cel）とリソカブタゲンマラルユーセル（Liso-cel）のみが使用可能である．3 次治療以降での CAR-T 細胞療法は，チサゲンレクルユーセル（Tisa-cel）を含めた 3 種全ての CAR-T 細胞療法が使用される．

▶未治療例に対する治療

R-CHOP

投与スケジュールと投与方法

● 1コース：21日間（最大6〜8コース）

		day	1	2	3	4	5	6
RTX（リツキサン®）	375mg/m² 3-6時間点滴		↓					
CY（エンドキサン®）	750mg/m² 1-2時間点滴			↓				
ADR（アドリアシン®）	50mg/m² 30分点滴			↓				
VCR（オンコビン®）	1.4mg/m²（最大2mg/body） 静注			↓				
PSL（プレドニン®）	100mg/body 経口			↓	↓	↓	↓	↓

レジメン補足

● リツキシマブ（RTX）の初回投与時は25mL/時で投与を開始し，インフュージョンリアクションを認めなければ1時間毎に25→50→100mL/時と投与速度を段階的に上げる．

● 初回投与でインフュージョンリアクションを認めなければ，2回目以降の投与時は100mL/時で投与を開始し，1時間後に200mL/時へ投与速度を変更．

副作用とその対策

● インフュージョンリアクションへの対策として，RTXの投与開始30分前に抗ヒスタミン薬（エピナスタチン）とアセトアミノフェンの内服をしている．

● インフュージョンリアクションを認めた場合は，直ちに投与を中止するともに，症状に応じてヒドロコルチゾン等の投与を適宜行う．

Pola-R-CHP

投与スケジュールと投与方法

● 1コース：21日間（最大6〜8コース）

		day	1	2	3	4	5
Pola（ポライビー®）	1.8mg/kg 90分点滴			↓			
RTX（リツキサン®）	375mg/m² 3-6時間点滴				↓		
CY（エンドキサン®）	750mg/m² 2時間点滴		↓				
ADR（アドリアシン®）	50mg/m² 30分点滴		↓				
PSL（プレドニン®）	100mg/body 経口		↓	↓	↓	↓	↓

レジメン補足

- ポラツズマブ ベドチン（Pola）は，CD79b に対する特異的抗体と微小管重合阻害薬であるモノメチルアウリスタチン E（MMAE）を結合した抗体薬物複合体（antibody-drug conjugate: ADC）であり，2022 年 8 月に未治療の DLBCL に対して適応が追加された．
- Pola の初回投与時は 90 分かけて投与し，インフュージョンリアクションを認めなければ，2 回目以降の投与は 30 分まで短縮できる．

副作用とその対策

- インフュージョンリアクションへの対策として，Pola，RTX の投与開始 30 分前に抗ヒスタミン薬（エピナスタチン）とアセトアミノフェンの内服をしている．

▶再発・難治例に対する治療

R-ICE

投与スケジュールと投与方法

● 1 コース：21 日間

		day	1	2	3	4	5
RTX（リツキサン®）	375mg/m² 3-6 時間点滴		↓				
IFM（イホマイド®）	5000mg/m² 24 時間持続点滴				↓		
CBDCA（パラプラチン®）	AUC 5 2 時間点滴				↓		
ETP（ベプシド®）	100mg/m² 2 時間点滴			↓	↓	↓	

レジメン補足

- カルボプラチン（CBDCA）の投与量は目標 AUC に基づくため，以下の式を用いて計算．

  男性用：$AUC \times [(140 - 年齢) \times 体重 / \{72 \times (Cre + 0.2)\} + 25]$

  女性用：$AUC \times [(140 - 年齢) \times 体重 \times 0.85 / \{72 \times (Cre + 0.2)\} + 25]$

副作用とその対策

- イホスファミド（IFM）による出血性膀胱炎を予防するため，十分な輸液により尿量を確保するとともにメスナを併用する．

R-CHASE

投与スケジュールと投与方法

● 1 コース：21 日間

		day	1	2	3	4
RTX（リツキサン®）	375mg/m² 3-6 時間点滴		↓			
CY（エンドキサン®）	1200mg/m² 2 時間点滴			↓		
AraC（キロサイド®）	2000mg/m² 3 時間点滴				↓	↓
DEX（デカドロン®）	33mg/body 1 時間点滴			↓	↓	↓
ETP（ベプシド®）	100mg/m² 2 時間点滴			↓	↓	↓

副作用とその対策

● シタラビン（AraC）による結膜炎予防に，ステロイドの点眼（0.02％フルメトロン® 点眼液等）を day3-5 まで 1 日 4 回行う.

R-Dose adjusted（DA）-EPOCH

投与スケジュールと投与方法

● 1 コース：21 日間

		day	1	2	3	4	5	6
RTX（リツキサン®）	375mg/m² 3-6 時間		↓					
ETP（ベプシド®）	50mg/m² 24 時間持続点滴			↓	↓	↓	↓	
PSL（プレドニン®）	60mg/m² 経口 or 点滴			↓	↓	↓	↓	↓
VCR（オンコビン®）	0.4mg/m² 24 時間持続点滴			↓	↓	↓	↓	
CY（エンドキサン®）	750mg/m² 2 時間							↓
ADR（アドリアシン®）	10mg/m² 24 時間持続点滴			↓	↓	↓	↓	

レジメン補足

● G-CSF 製剤を day7 より開始し，週 2 回の血液検査で骨髄抑制の程度をモニタリングする. 以下の，条件に基づき，次コースの用量を調整.

　・好中球数 500/μL 以上……………1 dose level*増量

　・好中球数 500/μL 以下 1-2 回……同じ dose level で継続

　・好中球数 500/μL 以下 3 回以上…1 dose level 減量

　・血小板数 25,000/μL 以下 ………1 dose level 減量

　　　*1 dose level：CY，ETP，ADR に関して 20％増減（level－1 以下は CY のみ 20％増減）

副作用とその対策

- ドキソルビシン（ADR）は起壊死性抗がん薬であり，持続点滴に際しては中心静脈ルート（CVカテーテルまたはPICC）を確保して投与.

R-DeVIC

投与スケジュールと投与方法

● 1コース：21日間

			day	1	2	3	4
RTX（リツキサン®）	375mg/m^2	3-6時間点滴		↓			
DEX（デカドロン®）	33mg/body	1時間点滴			↓	↓	↓
ETP（ベプシド®）	100mg/m^2	2時間点滴			↓	↓	↓
IFM（イホマイド®）	1500mg/m^2	2時間点滴			↓	↓	↓
CBDCA（パラプラチン®）	300mg/m^2	2時間点滴			↓		

副作用とその対策

- イホスファミド（IFM）による出血性膀胱炎の予防のため，十分な輸液とメスナの投与を行う.
- メスナはIFM投与開始時，投与開始後4時間，8時間の計3回投与，1回あたりの投与量はIFM投与量×0.4.

R-GDP

投与スケジュールと投与方法

● 1コース：21日間

			day	1	2	3	4	5	…	9
RTX（リツキサン®）	375mg/m^2	3-6時間点滴		↓						
GEM（ジェムザール®）	1000mg/m^2	30分点滴			↓					↓
DEX（デカドロン®）	33mg/body	1時間点滴			↓	↓	↓	↓		
CDDP（ランダ®）	75mg/m^2	2時間点滴			↓					

副作用とその対策

- シスプラチン（CDDP）による腎障害を予防するため，十分な輸液を行う．外来で投与する場合は，CDDPの前後に500mLずつの輸液を行うことで対応している.
- CDDPは高度催吐性リスクに分類される薬剤であり，NK1受容体阻害薬の併用を行う.

BR

投与スケジュールと投与方法

● 1コース：28日間

		day	1	2	3
Benda（トレアキシン®）	90mg/m^2　10分点滴			↓	↓
RTX（リツキサン®）	375mg/m^2　3-6時間点滴		↓		

レジメン補足

● ベンダムスチン（Benda）はリンパ球減少をきたしやすく，Bendaの投与歴はCAR-T製造失敗のリスクとなることが報告されており[5]，CAR-T適応例では慎重な検討が必要である．

副作用とその対策

● Bendaは高頻度にリンパ球減少をきたし，日和見感染症に注意が必要である．特に帯状疱疹の発症予防のため，アシクロビル200mgを1日1回内服する．

Pola-BR

投与スケジュールと投与方法

● 1コース：21日間

		day	1	2	3
Pola（ポライビー®）	1.8mg/kg　90分点滴			↓	
Benda（トレアキシン®）	90mg/m^2　10分点滴			↓	↓
RTX（リツキサン®）	375mg/m^2　3-6時間点滴		↓		

副作用とその対策

● ポラツズマブ ベドチン（Pola）の投与法，インフュージョンリアクション対策はPola-R-CHPの項（p.58）を参照．

エプコリタマブ

投与スケジュールと投与方法

● 1 コース目：28 日間

	day	1	8	15	22
エプコリタマブ （エプキンリ®）	皮下注	↓ 0.16mg	↓ 0.8mg	↓ 48mg	↓ 48mg

● 2，3 コース目：28 日間

		day	1	8	15	22
エプコリタマブ （エプキンリ®）	48mg	皮下注	↓	↓	↓	↓

● 4～9 コース目：28 日間

		day	1	15
エプコリタマブ （エプキンリ®）	48mg	皮下注	↓	↓

● 10 コース目以降：28 日間

		day	1
エプコリタマブ （エプキンリ®）	48mg	皮下注	↓

レジメン補足

● CD3 と CD20 に対する二重特異性抗体（bispecific T cell engagers: BiTE）であり，T 細胞表面に発現する CD3 と B 細胞腫瘍表面に発現する CD20 の両者に結合することで，T 細胞の増殖および活性化を誘導し，腫瘍細胞を傷害する．2023 年 11 月より保険収載された．

副作用とその対策

● 投与時にはインフュージョンリアクションの予防のため，抗ヒスタミン薬とアセトアミノフェンの投与を行う．また，サイトカイン放出症候群（cytokine release syndrome: CRS）の予防のため十分な輸液を行うとともに，副腎皮質ステロイド（プレドニゾロン 100mg/body またはデキサメタゾン 15mg/body）の投与を day1-4 に行う．Grade 2 以上の CRS が発現した場合は，以降のコースでも Grade 2 以上の CRS が現れなくなるまで，副腎皮質ステロイドの投与を行う．

7 非ホジキンリンパ腫（NHL）

中枢神経原発リンパ腫（PCNSL）

- PCNSL に対しては，多くの抗がん薬は脳血管関門を通過せず効果不十分であるため，脳血管関門を通過する大量 MTX を中心としたレジメンが用いられる．
- 再発・難治例に対しては確立された治療法は存在しないが，2020 年 6 月に BTK 阻害薬であるチラブルチニブが保険収載され，新たな治療選択肢が加わった．

HD-MTX

投与スケジュールと投与方法

● 1 コース：21 日間

		day	1
MTX（メソトレキセート®）	3500mg/m² 3 時間点滴		↓

副作用とその対策

- MTX による副作用軽減のため，1 日 2000-2500mL の輸液を行う．加えてロイコボリンの投与を MTX 投与 24 時間後より 6 時間毎に，72 時間，MTX 排泄が遅延した場合は MTX 血中濃度が 0.1 μM 以下になるまで継続する．
- 輸液にはメイロン®を混注し，利尿薬はダイアモックス®を使用することで，尿 pH 7.0 以上になるように保つ．

R-MPV

投与スケジュールと投与方法

● 1 コース：21 日間

		day	1	2	3	4	5	6	7	8
RTX （リツキサン®）	375mg/m² 3-6 時間点滴		↓							
MTX（メソトレキセート®）	3500mg/m² 2 時間点滴			↓						
PCZ （プロカルバジン）	100mg/m² 経口			↓	↓	↓	↓	↓	↓	↓
VCR （オンコビン®）	1.4mg/m² 静注			↓						

レジメン補足

- プロカルバジンは，奇数コースのみ内服．

副作用とその対策

- MTX の副作用対策は HD-MTX の項（上記）を参照．

HD-MTX/AraC

投与スケジュールと投与方法

● 1コース：21日間

		day	1	2	3	4
MTX（メソトレキセート®）	500mg/m² 15分点滴		↓			
	3000mg/m² 3時間点滴		↓			
AraC（キロサイド®）	2000mg/m²/回 1時間点滴 1日2回			↓↓	↓↓	

レジメン補足

● シタラビン（AraC）は，12時間毎に投与．60歳以上の高齢者では，AraCを1g/m²へ減量．

副作用とその対策

● MTXの副作用対策はHD-MTXの項（p.64）を参照．

● 結膜炎予防に，0.02％フルメトロン®点眼液を1日4回点眼．

● シタラビン症候群の予防に，プレドニゾロン0.5～1mg/kgまたはメチルプレドニゾロン50mg 1日2回をAraC投与前に投与．

チラブルチニブ

投与スケジュールと投与方法

		day	1	2	3	4	5	…
チラブルチニブ（ベレキシブル®）	480mg/日 経口 1日1回（空腹時）		↓	↓	↓	↓	↓	連日

レジメン補足

● 日本で開発された経口の選択的BTK阻害薬で，脳血管関門（blood brain barrier: BBB）を通過し，再発・難治性のPCNSLで適応となる．

副作用とその対策

● 皮疹が起こることがあり，投与継続により重症化することがあるため，皮疹の出現時は休薬し，重症度に応じて副腎皮質ステロイドの投与を検討する．

バーキットリンパ腫（BL）/高悪性度 B 細胞性リンパ腫（HGBL）

- バーキットリンパ腫は，化学療法への感受性が比較的よい腫瘍ではあるが，R-CHOP 療法では治療成績が不十分であることが知られている．このため，多剤併用の強力化学療法が行われる．

R-Hyper-CVAD/MA 交替療法

投与スケジュールと投与方法

R-Hyper-CVAD

		day	1	2	3	4	5	12	13	14	15
RTX（リツキサン®）	375mg/m²　3-6 時間点滴		↓								
CY（エンドキサン®）	300mg/m²/回　2 時間点滴		↓↓	↓↓	↓↓						
VCR（オンコビン®）	2mg/body　静注						↓	↓			
ADR（アドリアシン®）	50mg/m²　1 時間点滴						↓				
DEX（デカドロン®）	33mg/body　1 時間点滴		↓	↓	↓	↓	↓	↓	↓	↓	

［副作用とその対策］

- CY による出血性膀胱炎予防のため，メスナを投与．

R-MA（High-dose MTX/AraC）

		day	1	2	3	4	5
RTX（リツキサン®）	375mg/m²　3-6 時間点滴		↓				
MTX（メソトレキセート®）	200mg/m²　2 時間点滴			↓			
	800mg/m²　22 時間点滴			↓			
AraC（キロサイド®）	3000mg/m²　3 時間点滴					↓↓	↓↓

［副作用とその対策］

- MTX の副作用対策は HD-MTX の項（p.64）を参照．
- 結膜炎予防に，0.02％フルメトロン® 点眼液を 1 日 4 回点眼．
- シタラビン症候群の予防に，メチルプレドニゾロン 50mg を AraC 投与前に投与．

R-DA-EPOCH

- DLBCL の項（p.60）を参照．

濾胞性リンパ腫（FL）

- 限局期濾胞性リンパ腫に対しては，放射線治療が行われるが，低腫瘍量進行期症例に準じた無治療経過観察も選択肢となる．
- 低腫瘍量の進行期症例では無治療経過観察を行い，病勢の進行がみられた際に治療を開始する戦略が取られる．
- リツキシマブ単剤による治療が行われることもある．
- 高腫瘍量の進行期症例では抗 CD20 抗体併用化学療法が行われ，奏効が得られた症例ではリツキシマブ維持療法が考慮される．
- 一方で，再発・難治症例に対しては，無治療経過観察，抗 CD20 抗体併用化学療法等の初発未治療例に対する治療に加えて，EZH2 阻害薬（タゼメトスタット）やCAR-T 細胞療法も選択肢となる．

▶未治療例に対する治療

BR

- DLBCL の項（p.62）を参照．

R-CVP

投与スケジュールと投与方法

- 1 コース：21 日間

		day	1	2	3	4	5	6
RTX（リツキサン®）	375mg/m² 3-6 時間点滴		↓					
CY（エンドキサン®）	750mg/m² 1-2 時間点滴			↓				
VCR（オンコビン®）	1.4mg/m²（最大 2mg/body） 静注		↓					
PSL（プレドニン®）	100mg/body 経口 or 点滴		↓	↓	↓	↓	↓	

レジメン補足

- R-CHOP から ADR を省略したレジメンで血液毒性の軽減を図ることを目的としている．R-CHOP との比較において，8 年 OS に差がないことが示されている[2]．

G-CVP

投与スケジュールと投与方法

● 1コース目：21日間

		day	1	2	3	4	5	8	15
Obinutuzumab（ガザイバ®）	1000mg/body 4.5時間点滴		↓					↓	↓
CY（エンドキサン®）	750mg/m^2 2時間点滴			↓					
VCR（オンコビン®）	1.4mg/m^2（最大2mg/body） 静注			↓					
PSL（プレドニン®）	100mg/body 経口		↓	↓	↓	↓	↓		

● 2〜8コース目：21日間

		day	1	2	3	4	5
Obinutuzumab（ガザイバ®）	1000mg/body 1.5時間点滴		↓				
CY（エンドキサン®）	750mg/m^2 2時間点滴			↓			
VCR（オンコビン®）	1.4mg/m^2（最大2mg/body） 静注			↓			
PSL（プレドニン®）	100mg/body 経口		↓	↓	↓	↓	↓

● 維持療法：2カ月毎に投与，最長2年間

		day	1
Obinutuzumab（ガザイバ®）	1000mg/body 1.5時間		↓

レジメン補足

- 1コース目と2コース目以降でオビヌツズマブの投与スケジュールが異なるので注意.
- 未治療FLに対して，リツキシマブ併用化学療法との比較でオビヌツズマブ併用化学療法の方が無増悪再発期間で優れていた.
- インフュージョンリアクション，好中球減少，感染症といった有害事象の頻度はオビヌツズマブ群で高かった[3].

副作用とその対策

- オビヌツズマブのインフュージョンリアクション予防として，副腎皮質ステロイ

ド（プレドニゾロン 100mg，デキサメタゾン 20mg またはメチルプレドニゾロン 80mg），抗ヒスタミン薬，アセトアミノフェンを投与.

- 初回投与時は，12mL/時で投与開始し，インフュージョンリアクションを認めなければ，30分毎に速度を変更（12→25→37→50→62→75→87→100mL/時）.
- 1コース2回目以降の投与時は，前回インフュージョンリアクションを認めなければ，25mL/時で開始し，30分毎に最大100mL/時まで速度変更.
- 2コース以降は，1コース目でGrade 3以上のインフュージョンリアクションを認めなければ，25mL/時で開始し30分後に最大225mL/時まで速度変更可能.

▶再発・難治例に対する治療

R-Lenalidomide

投与スケジュールと投与方法

● 1コース目：28日間

		day	1	…	8	…	15	…	21	22
RTX（リツキサン®）	375mg/m² 3-6時間点滴		↓		↓		↓			↓
LEN（レブラミド®）	20mg/日　経口		↓	…	↓	…	↓	…	↓	
					day1-21 連日					

● 2～5コース目：28日間

		day	1	…	21	22
RTX（リツキサン®）	375mg/m² 3-6時間点滴		↓			
LEN（レブラミド®）	20mg/日　経口		↓	…	↓	
			day1-21 連日			

レジメン補足

- 1コース目と2～5コース目でRTXの投与間隔が異なるので注意. リツキシマブの投与は最大5コースまで，6コース以降はLENの経口のみを継続.

副作用とその対策

- LENは催奇形性を有するサリドマイドの誘導体であり，サリドマイドに準じて厳格な薬剤管理と，内服中，内服後一定期間の避妊の徹底が必要である. 詳細はRevMateの適正管理手順を参照.
- 骨髄抑制は，RTX単剤より高度であり感染症に注意が必要.
- 血栓塞栓症予防に抗血小板薬や抗凝固薬の予防投与を考慮.

G-Benda

投与スケジュールと投与方法

● 1 コース目：28 日間

			day	1	2	3	8	15
Obinutuzumab（ガザイバ®）	1000mg/body	点滴		↓			↓	↓
Benda（トレアキシン®）	90mg/m²	1 時間点滴			↓	↓		

● 2〜6 コース目：28 日間

			day	1	2	3
Obinutuzumab（ガザイバ®）	1000mg/body	点滴		↓		
Benda（トレアキシン®）	90mg/m²	1 時間点滴			↓	↓

レジメン補足

● オビヌツズマブは，ベンダムスチン（Benda）との併用時は最大 6 コース（CHOP/CVP との併用時は最大 8 コース）であるので注意.

タゼメトスタット

投与スケジュールと投与方法

			day	1	2	3	4	5	…
タゼメトスタット（タズベリク®）	800mg/回	1日2回	経口	↓↓	↓↓	↓↓	↓↓	↓↓	連日

レジメン補足

● 新規の EZH2 阻害薬で EZII2 変異陽性の再発・難治性濾胞性リンパ腫で適応となる．使用に際しては，コンパニオン診断薬を用いた EZH2 変異解析が必要．2021 年 8 月に保険収載.

マントル細胞リンパ腫（MCL）

● 限局期症例に対しては，放射線治療単独または放射線治療と化学療法の併用が行われる.

● マントル細胞リンパ腫の大部分の症例は進行期で診断されるが，進行期症例に対してはリツキシマブ併用化学療法の治療成績は十分ではなく，自家移植適応のある若年症例（65 歳以下）に対してはリツキシマブと大量 AraC を含む強化型化学療法（CHASE 等）で寛解導入を行った後に自家移植を行う.

● 自家移植の適応とならない症例（65 歳以上）では，R-CHOP，BR，VR-CAP 療法が行われる.

- 再発・難治例では，BR，VR-CAP 療法に加えて，BTK 阻害薬であるイブルチニブが使用される．

▶未治療例に対する治療

BR

- DLBCL の項（p.62）を参照．

R-CHOP

- DLBCL の項（p.58）を参照．

VR-CAP

投与スケジュールと投与方法

- 1 コース：21 日間

		day	1	2	3	4	5	6	9	12
Bor（ベルケイド®）	1.3mg/m² 皮下注			↓			↓		↓	↓
RTX（リツキサン®）	375mg/m² 3-6 時間点滴		↓							
CY（エンドキサン®）	750mg/m² 2 時間点滴		↓							
PSL（プレドニン®）	100mg/body 経口		↓	↓	↓	↓	↓			

副作用とその対策

- ボルテゾミブ（Bor）を含むレジメンであり，帯状疱疹の発症予防にアシクロビル 200mg の内服を検討．
- 末梢神経障害の有害事象に注意し，末梢神経障害を発症した際は Bor を休薬・減量する．

▶再発・難治例に対する治療

イブルチニブ（IBT）

投与スケジュールと投与方法

		day	1	2	3	4	5	…
IBT（イムブルビカ®）	560mg/回 1 日 1 回 経口		↓	↓	↓	↓	↓	連日

レジメン補足

- B 細胞の生存・増殖に関わる B 細胞受容体経路のブルトン型チロシンキナーゼ（Bruton's tyrosine kinase: BTK）を阻害する．
- 2023 年に初発未治療例に対する適応が追加され，リツキシマブとベンダムスチンとの併用においてイブルチニブを未治療例に使用することが可能となった．

リンパ形質細胞性リンパ腫/ワルデンシュトレームマクログロブリン血症（LPL/WM）

- 緩徐進行性の腫瘍であり，無症候の症例では経過観察が行われる．
- 全身症状（発熱，盗汗，体重減少，全身倦怠感），血球減少，進行性リンパ節腫脹や肝脾腫が出現した場合は，症候性として治療を開始する．
- 治療としては，チラブルチニブ内服，R-CHOP，BR，リツキシマブとイブルチニブの併用療法が行われるが，レジメン間のランダム化比較試験は乏しく，至適なレジメンは決まっていない．
- 化学療法に加えて，症候性過粘稠症候群の症例では，血漿交換を行う．
- リツキシマブ投与後にIgM flareが起こることが知られており，リツキシマブ治療予定でIgM 4000mg/dL以上の症例では血漿交換を行うとともに，1コース目はリツキシマブの投与を控えることが推奨されている．

▶未治療例に対する治療

チラブルチニブ

- PCNSLの項（p.65）を参照．

R-CHOP

- DLBCLの項（p.58）を参照．

BR

- DLBCLの項（p.62）を参照．

イブルチニブ＋RTX

投与スケジュールと投与方法

● 1，5コース目：28日間

		day	1	…	8	…	15	…	22	…	28
IBT（イムブルビカ®）	420mg/日　経口　連日		↓	…	↓	…	↓	…	↓	…	↓
						day1-28 連日					
RTX（リツキサン®）	375mg/m^2　3-6時間点滴		↓			↓		↓		↓	

● 2～4コース目，6コース目以降：28日間

		day	1	…	28
IBT（イムブルビカ®）	420mg/日　経口　連日		↓	…	↓
			day1-28 連日		

レジメン補足

- イブルチニブ（IBT）は 420mg/日を連日継続.
- マントル細胞リンパ腫に対する投与量とは用量が異なるので注意.
- リツキシマブ（RTX）は，1 コース目と 5 コース目に投与.

副作用とその対策

- IBT 投与により出血性事象の増加が報告されている.
- 出血リスクを有する症例には投与前に PT，APTT，第Ⅷ凝固因子活性，vWF 活性を測定する.

末梢性 T 細胞リンパ腫（PTCL）

- PTCL は多数の病型からなるが，ALK 陽性 ALCL，ALK 陰性 ALCL，AITL，PTCL-NOS が主要な 4 病型である.
- ブレンツキシマブ ベドチン（BV）の登場以来，CD30 陽性症例には，病型を問わず BV の併用が推奨される.しかし，上記の根拠となった CD30 陽性 PTCL に対する CHOP 療法と A＋CHP 療法の第Ⅲ相試験（ECHELON-2）の病型別サブグループ解析では，AITL と PTCL-NOS では BV 併用の有効性が認められず，従来通りの CHOP 療法も選択肢となる[4].
- CD30 陰性症例に対しては，CHOP/CHOP 類似療法が行われる.
- 再発・難治例に対しては確立された治療法はなく，DLBCL に準じた多剤併用療法が行われてきたが，最近，HDAC 阻害薬や葉酸代謝拮抗薬が再発・難治 PTCL に対して承認されており，治療の選択肢が広がりつつある.

▶CD30 陽性未治療例に対する治療

A＋CHP（BV-CHP）

投与スケジュールと投与方法

- 1 コース：21 日間

		day	1	2	3	4	5
BV（アドセトリス®）	1.8mg/kg　30 分点滴		↓				
CY（エンドキサン®）	750mg/m²　2 時間点滴		↓				
ADR（アドリアシン®）	50mg/m²　30 分点滴		↓				
PSL（プレドニン®）	100mg/body　経口		↓	↓	↓	↓	↓

レジメン補足

- BV は，抗 CD30 抗体と微小管重合阻害薬であるモノメチルアウリスタチン E（MMAE）を結合した抗体薬物複合体（antibody-drug conjugate: ADC）である．

副作用とその対策

- MMAE は微小管重合阻害薬であり，末梢神経障害の有害事象に注意が必要であり，末梢神経障害が出現した際は，減量・中止が必要．

▶CD30 陰性未治療例に対する治療

CHOP

投与スケジュールと投与方法

- 1 コース：28 日間

		day	1	2	3	4	5
CY（エンドキサン®）	750mg/m² 1-2 時間点滴		↓				
ADR（アドリアシン®）	50mg/m² 30 分点滴		↓				
VCR（オンコビン®）	1.4mg/m²（最大 2mg/body）静注		↓				
PSL（プレドニン®）	100mg/body 経口		↓	↓	↓	↓	↓

▶再発・難治例に対する治療

プララトレキサート

投与スケジュールと投与方法

- 1 コース：49 日間

		day	1	8	15	22	29	36
PDX（ジフォルタ®）	30mg/m² 静注		↓	↓	↓	↓	↓	↓

レジメン補足

- MTX に類似した葉酸代謝拮抗薬であり，葉酸を活性型葉酸に変換するジヒドロ葉酸還元酵素（DHFR）阻害活性を持ち，腫瘍細胞の DNA 合成を阻害し抗腫瘍効果を発揮する．

副作用とその対策

- 有害事象軽減のため，PDX 開始 10 日以上前から葉酸，ビタミン B_{12} 投与を行う．
- 葉酸は 1 日 1 回 1〜1.25mg を経口で連日摂取，ビタミン B_{12} は 1 回 1mg を 8〜10 週毎に筋注にて投与する．
- 特徴的な有害事象としては，粘膜障害があり，特に口内炎をきたすことが多い．

ロミデプシン（ROM）

投与スケジュールと投与方法

● 1 コース：28 日間

		day	1	8	15
ROM（イストダックス®）	14mg/m² 4 時間点滴		↓	↓	↓

レジメン補足

● ヒストン脱アセチル化酵素（HDAC）阻害薬.

副作用とその対策

● 血小板減少，リンパ球減少をきたす.

● ヘルペスウイルス感染症の予防にアシクロビル 200mg の内服を行う.

● QT 間隔延長等の心電図異常が現れることがあり，投与に際しては電解質異常の確認とともに心電図の確認が推奨される.

ツシジノスタット

投与スケジュールと投与方法

		day	1	4 or 5
ツシジノスタット（ハイヤスタ®）	40mg/回　経口 週2回		↓	↓

レジメン補足

● 経口のヒストン脱アセチル化酵素（HDAC）阻害薬，再発または難治性の ATL，PTCL が適応となる.

副作用とその対策

● 血小板減少や好中球減少を認めた時は休薬し，回復後に減量して再開.

● QT 間隔延長をきたすことがあり注意が必要.

● CYP3A4 で代謝されるため，強い CYP3A4 阻害薬（イトラコナゾール，ボリコナゾール）と併用すると，血中濃度が上昇し，重篤な有害事象が発現する恐れがあり注意が必要.

7 非ホジキンリンパ腫（NHL）

節外性 NK/T 細胞リンパ腫 (ENKL)

ENKL では多剤耐性に関わる P 糖蛋白が発現しており CHOP 療法の有効性は乏しい. 限局期, 特に鼻腔周囲を原発とし病変が頸部リンパ節までに留まっている症例では, RT + 2/3 DeVIC 療法が推奨される. 一方で, 進行期症例や再発・難治性の ENKL では SMILE 療法が標準治療となる.

▶限局期未治療例に対する治療

RT+2/3 DeVIC

- 2/3 DeVIC は, DeVIC のデキサメタゾン以外が 2/3 の用量のレジメン.
- DeVIC については DLBCL の項 (p.61) を参照.

▶進行期未治療例または再発・難治例に対する治療

SMILE

投与スケジュールと投与方法

● 1 コース: 28 日間

	day	1	2	3	4	8	10	12	14	16	18	20
DEX (デカドロン®)	33mg/body 1 時間点滴		↓	↓	↓							
MTX(メソトレキセート®)	2000mg/m^2 5 時間点滴	↓										
IFM (イホマイド®)	1500mg/m^2 2 時間点滴		↓	↓	↓							
L-ASP (ロイナーゼ®)	6000U/m^2 4 時間点滴					↓	↓	↓	↓	↓	↓	↓
ETP (ベプシド®)	100mg/m^2 2 時間点滴		↓	↓	↓							

副作用とその対策

- MTX の副作用対策は HD-MTX の項 (p.64) を参照.
- 出血性膀胱炎の予防にメスナを併用.
- L-アスパラギナーゼ (L-ASP) 投与前に, ヒドロコルチゾン 100mg を投与.
- L-ASP は, フィブリノーゲンやアンチトロンビンの低下といった凝固異常, 急性膵炎, 高血糖, 高アンモニア血症をきたすことがあるので, 投与後は凝固系, 膵酵素 (アミラーゼ, リパーゼ), 血糖値, 血中アンモニアをモニターすることが必要.

◆ 文献

1) Buske C, et al. Ibrutinib plus rituximab versus placebo plus rituximab for Waldenstrom's macroglobulinemia: final analysis from the randomized phase Ⅲ iNNOVATE study. J Clin Oncol. 2022; 40: 52-62.
2) Federico M, et al. R-CVP versus R-CHOP versus R-FM for the initial treatment of patients with advanced-stage follicular lymphoma: results of the FOLL05 trial conducted by the Fondazione Italiana Linfomi. J Clin Oncol. 2013; 31: 1506-13.
3) Hiddemann W, et al. Immunochemotherapy with obinutuzumab or rituximab for previously untreated follicular lymphoma in the GALLIUM study: influence of chemotherapy on efficacy and safety. J Clin Oncol. 2018; 36: 2395-404.
4) Horwitz S, et al. Brentuximab vedotin with chemotherapy for CD30-positive peripheral T-cell lymphoma (ECHELON-2): a global, double-blind, randomised, phase 3 trial. Lancet. 2019; 393: 229-40.
5) Jo T, et al. Risk factors for CAR-T cell manufacturing failure among DLBCL patients: a nationwide survey in Japan. Br J Haematol. 2023; 202: 256-66.

〈松井宏行〉

CHAPTER II ● 薬物治療 ▶ A 血液悪性疾患

8 成人 T 細胞白血病（ATL）

▶ ▶ ▶ ▶ ▶ ▶

　成人 T 細胞白血病(adult T-cell leukemia: ATL)の臨床分類は下山分類に従う[1]．治療の対象は急性型，リンパ腫型，および予後不良因子（LDH 高値，アルブミン低値，BUN 高値のいずれか 1 つ以上が異常値）を持つ慢性型である．初回治療は Modified LSG（VCAP-AMP-VECP）を用いて行い，移植可能な症例では同種造血幹細胞移植を行う．

▶Modified LSG15（VCAP-AMP-VECP）

投与スケジュールと投与方法

- 第 1 週 VCAP→第 2 週 AMP→第 3 週 VECP として，各週の間に G-CSF を用いて白血球を回復させる．
- 全体を 1 コースとして 28 日間隔で 6 回繰り返す．
- 1 コース：28 日間

			day	1	8	15	16	17
VCAP （第 1 週）	VCR （オンコビン®）	1mg/m² （最大 2mg）点滴		↓				
	CY （エンドキサン®）	350mg/m²　点滴		↓				
	ADR （アドリアシン®）	40mg/m²　点滴		↓				
	PSL （プレドニン®）	40mg/m²　経口 or 点滴		↓				
AMP （第 2 週）	ADR （アドリアシン®）	30mg/m²　点滴			↓			
	MCNU （サイメリン®）	60mg/m²　点滴			↓			
	PSL （プレドニン®）	40mg/m²　経口 or 点滴			↓			
VECP （第 3 週）	VDS （フィルデシン®）	2.4mg/m²　点滴				↓		
	ETP （ベプシド®）	100mg/m²　点滴				↓	↓	↓
	CBDCA （パラプラチン®）	250mg/m²　点滴				↓		
	PSL （プレドニン®）	40mg/m²　経口 or 点滴				↓	↓	↓

第 1，3，5 コースの VECP 後の回復期（PLT 7 万/μL），次コースの VCAP の 1～2 日前に，MTX 15mg，AraC 40mg，PSL 10mg の髄注を行う．
Severe neutropenia の際に重篤な感染症を起こした場合は，以降は以下の薬剤を 75%に減量する．
CY，ADR，MCNU，VDS，ETP，CBDCA．

治療成績

- 急性型，リンパ腫型，あるいは予後不良因子を持つ慢性型 ATL を対象とした比較試験で，modified LSG15 療法が，biweekly CHOP 療法よりも，完全奏効（CR）割合と全生存割合（OS）が優れていることが示され，標準治療として行われている[2]．ただ，上記臨床試験は 70 歳未満を対象としたため，高齢者での優位性は証明されていない．

▶モガムリズマブ

- CCR4 陽性 ATL に対して初発例にも適応拡大された．

投与スケジュールと投与方法

				day	1	8	15	22	29	36	43	50
モガムリズマブ（ポテリジオ®）	1mg/kg	週1回（計8回）	点滴		↓	↓	↓	↓	↓	↓	↓	↓

【前投薬】抗ヒスタミン薬（例：エピナスチン® 20mg），解熱鎮痛薬（例：アセトアミノフェン 500mg），ヒドロコルチゾン 100mg

レジメン補足

- モガムリズマブは CCR4 陽性の ATL 細胞だけでなく，正常の制御性 T 細胞も標的とするため，同種造血幹細胞移植前に実施した場合，移植片対宿主病（GVHD）に伴う移植関連死亡を増加させることが報告されている．同種移植の実施の可能性がある場合は，モガムリズマブ投与について十分に注意する必要がある[3]．

治療成績

- モガムリズマブの化学療法との併用については，mLSG15 への上乗せ効果が検証されたが，寛解率は優れるものの有害事象が増え，生存には差が認められず，上乗せ効果の結論は出ていない[4,5]．しかるに，高齢者など同種移植の適応とならない症例に対する初回標準治療レジメンは定まっていないが，化学療法のみでの長期予後は厳しいことから，実臨床ではモガムリズマブと CHOP（あるいは CHOP-like regimen）の併用が行われている．化学療法と併用の際には，添付文書には，上記 mLSG15 との併用治験において検証された経緯から，2 週間隔で投与すると記載されている．

▶ブレンツキシマブ ベドチン（BV）

- 未治療 CD30 陽性 PTCL に対する BV-CHP が保険承認され，ATL でも CD30 陽性例では使用可能であり，初回治療レジメンの候補となり得る.

投与スケジュールと投与方法

処方例 1：BV 単独

		day	1	22	43	64	85	106	127	148
BV（アドセトリス®）	1.8mg/kg 点滴 3 週間間隔（計 8 回）		↓	↓	↓	↓	↓	↓	↓	↓

処方例 2：BV-CHP

● 1 コース目：21 日間

		day	1	2	3	4	5
BV（アドセトリス®）	1.8mg/kg 30 分点滴			↓			
CY（エンドキサン®）	750mg/m^2 2 時間点滴		↓				
ADR（アドリアシン®）	50mg/m^2 30 分点滴		↓				
PSL（プレドニン®）	100mg 経口		↓	↓	↓	↓	↓

● 2 コース目以降：21 日間

		day	1	2	3	4	5
BV（アドセトリス®）	1.8mg/kg 30 分点滴		↓				
CY（エンドキサン®）	750mg/m^2 2 時間点滴		↓				
ADR（アドリアシン®）	50mg/m^2 30 分点滴		↓				
PSL（プレドニン®）	100mg 経口		↓	↓	↓	↓	↓

治療成績

- 保険承認の元となった臨床試験で PTCL のうち ATL の症例数は少数登録されているのみ（452 症例中 7 症例のみ）であり[6]，今後の評価が必要である.

▶その他の保険承認薬

- 再発・再燃・難治例に対する治療として，近年様々な分子標的薬 レナリドミド（レブラミド®），ヒストン脱アセチル化酵素阻害薬 ツシジノスタット（ハイヤスタ®），EZH1/2 阻害薬 バレメトスタット（エザルミア®）が，ATL に対して保険収載され，使用可能となっている．このような薬剤をどのように使い分けてゆくべきか，今後の経験と知見の蓄積が期待される.

レナリドミド

処方例

		day	1	2	3	4	5	…
レナリドミド （レブラミド®）	25mg/回　1日1回　経口		↓	↓	↓	↓	↓	連日

治療成績

- 再発・再燃 ATL 患者 26 例を対象とした第 II 相臨床試験において，42％の ORR，20.3 カ月の OS 中央値を認めた[7].

ツシジノスタット

- ヒストン脱アセチル化酵素阻害薬である．

処方例

		day	1	2	3	4	5	6	7	…
ツシジノスタット （ハイヤスタ®）	40mg/回　週2回 （3 or 4 日毎）　経口		↓			（or 5 日目）				

治療成績

- 再発・難治性 ATL を対象とした第 II 相臨床試験において，30.4％の ORR，7.9 カ月の OS 中央値であった[8].

バレメトスタット

- ヒストンメチル化酵素である EZH1/2 の阻害薬である．

処方例

		day	1	2	3	4	5	6	7	…
バレメトスタット （エザルミア®）	200mg/回　1日1回 空腹時　経口		↓	↓	↓	↓	↓	↓	↓	連日

治療成績

- 再発・難治性 ATL を対象とした第 II 相臨床試験において，48％の ORR，16.4 カ月の OS 中央値であった[9].

◆ 文献

1) Shimoyama M. Diagnostic criteria and classification of clinical subtypes of adult T-cell leukaemia-lymphoma. A report from the Lymphoma Study Group （1984-87）. Br J Haematol 1991; 79: 428-37.
2) Tsukasaki K, et al. VCAP-AMP-VECP compared with biweekly CHOP for adult T-cell leukemia-lymphoma: Japan Clinical Oncology Group Study JCOG9801. J Clin Oncol.

2007; 25: 5458-64.

3) Fuji S, et al. Pretransplantation anti-CCR4 antibody mogamulizumab against adult T-cell leukemia/lymphoma is associated with significantly increased risks of severe and corticosteroid-refractory graft-versus-host disease, nonrelapse mortality, and overall mortality. J Clin Oncol. 2016; 34: 3426-33.

4) Ishida T, et al. Dose-intensified chemotherapy alone or in combination with mogamulizumab in newly diagnosed aggressive adult T-cell leukaemia-lymphoma: a randomized phase II study. Br J Haematol. 2015; 169: 672-82.

5) Ishida T, et al. Follow-up of a randomised phase II study of chemotherapy alone or in combination with mogamulizumab in newly diagnosed aggressive adult T-cell leukaemia-lymphoma: impact on allogeneic haematopoietic stem cell transplantation. Br J Haematol. 2019; 184: 479-83.

6) Horwitz S, et al. Brentuximab vedotin with chemotherapy for CD30-positive peripheral T-cell lymphoma (ECHELON-2) : a global, double-blind, randomised, phase 3 trial. Lancet. 2019; 393: 229-40.

7) Ishida T, et al. Multicenter phase II study of lenalidomide in relapsed or recurrent adult T-cell leukemia/lymphoma: ATLL-002. J Clin Oncol. 2016; 34: 4086-93.

8) Utsunomiya A, et al. Oral histone deacetylase inhibitor tucidinostat (HBI-8000) in patients with relapsed or refractory adult T-cell leukemia/lymphoma: phase IIb results. Cancer Sci. 2022; 113: 2778-87.

9) Izutsu K, et al. An open-label, single-arm phase 2 trial of valemetostat for relapsed or refractory adult T-cell leukemia/lymphoma. Blood. 2023; 141: 1159-68.

〈阪本貴士〉

CHAPTER II ● 薬物治療 ▶ A 血液悪性疾患

9 多発性骨髄腫（MM）

▶ ▶ ▶ ▶ ▶ ▶

　骨髄腫に対する化学療法は，ボルテゾミブやサリドマイド，レナリドミドなどの新規薬剤の登場により劇的に進歩し，新規薬剤を化学療法に積極的に含めることが造血器腫瘍ガイドラインで推奨されている．自家移植の適応のある患者においては，自家末梢血幹細胞採取に影響のない，新規薬剤を含む2～3剤の化学療法で寛解導入を行い，末梢血幹細胞採取の後，自家末梢血幹細胞移植を行う．移植後維持療法を行うことが推奨されるが，有用性と長期の有害事象を考慮した上で決定する．自家移植非適応患者に対してはDara-Ld療法もしくはDara-MPB療法が推奨されている．それぞれ18コース，9コースまでの有効性は明らかであるが，その後の維持療法については患者ごとに決定すべきであると思われる．

　自家移植の有無に関わらず根治は難しく，再発時には化学療法が必要となる．救援化学療法の選択には，再発までの期間などによりレジメンを選択する．移植適応患者で化学療法感受性であれば，2度目の自家移植も十分に治療の選択肢となる．同種造血幹細胞移植に関しては移植後早期死亡の確率も高いため，臨床試験として行うべきである．

自家造血細胞移植適応患者の第一選択化学療法

▶VRD 療法

● 1 コース：21 日間

		day	1	2-7	8	9-14	15
Bor（ベルケイド®）	1.3mg/m² 皮下注		↓		↓		↓
LEN（レブラミド®）	25mg 経口		↓	↓ day1-14 連日	↓	↓	
DEX（レナデックス®）	40mg 経口		↓		↓		↓

3～4 コース施行後に自家末梢血幹細胞採取を行う．
LEN は腎機能による用量調整を要する（p.97 参照）．

JCOPY 498-22550

▶CyBorD

● 1 コース：28 日間

day		1	2	3	8	9	10	15	16	17	22	23	24
CY（エンドキサン®）	300mg/m² 経口	↓			↓			↓			↓		
Bor（ベルケイド®）	1.3mg/m² 皮下注	↓			↓			↓			↓		
DEX（レナデックス®）	40mg 経口	↓	↓	↓	↓	↓	↓	↓	↓	↓	↓	↓	↓

腎障害などのため LEN 使用が困難な場合などに選択する.
DEX: 3 コース以降は day1，8，15，22 に投与，高齢者は減量.

▶Ld 療法

● 1 コース：28 日間

day		1	2-7	8	9-14	15	16-21	22
LEN（レブラミド®）	25mg 経口	↓	↓	↓	↓	↓	↓	
				day1-21 連日				
DEX（レナデックス®）	40mg 経口	↓		↓		↓		↓

間質性肺炎や末梢神経障害のため Bor 使用困難な場合の選択肢となりうる.
LEN は腎機能による用量調整を要する（p.97 参照）.

▶Bd 療法

● 1～8 コース目：21 日間

day		1	2	4	5	8	9	11	12
Bor（ベルケイド®）	1.3mg/m² 皮下注	↓		↓		↓		↓	
DEX（レナデックス®）	20mg 経口	↓	↓	↓	↓	↓	↓	↓	↓

● 9 コース目以降：35 日間

day		1	2	8	9	15	16	22	23
Bor（ベルケイド®）	1.3mg/m² 皮下注	↓		↓		↓		↓	
DEX（レナデックス®）	20mg 経口	↓	↓	↓	↓	↓	↓	↓	↓

移植非適応患者の第一選択化学療法

▶DLd 療法

● 1〜2 コース目：28 日間

	day	1	2-7	8	9-14	15	16-21	22
Dara （ダラキューロ®）	1800mg　皮下注 3-5 分かけて	↓		↓		↓		↓
LEN （レブラミド®）	25mg　経口	↓	↓	↓	↓	↓	↓	
				day1-21 連日				
DEX （レナデックス®）	40mg　経口	↓		↓		↓		↓

● 3〜6 コース目：28 日間

	day	1	2-7	8	9-14	15	16-21	22
Dara （ダラキューロ®）	1800mg　皮下注 3-5 分かけて	↓				↓		
LEN （レブラミド®）	25mg　経口	↓	↓	↓	↓	↓	↓	
				day1-21 連日				
DEX （レナデックス®）	40mg　経口	↓		↓		↓		↓

● 7 コース目以降：28 日間

	day	1	2-7	8	9-14	15	16-21	22
Dara （ダラキューロ®）	1800mg　皮下注 3-5 分かけて	↓						
LEN （レブラミド®）	25mg　経口	↓	↓	↓	↓	↓	↓	
				day1-21 連日				
DEX （レナデックス®）	40mg　経口	↓		↓		↓		↓

LEN は腎機能による用量調整を要する（p.97 参照）．
高齢者または過小体重の患者には DEX 20mg/週に減量．

▶DMPB 療法

● 1 コース目：42 日間

	day	1	2	3	4	8	11	15	22	25	29	32	36
DEX (レナデックス®)	20mg　経口	↓				↓		↓	↓		↓		↓
Dara (ダラキューロ®)	1800mg　皮下注 3〜5 分かけて	↓				↓		↓	↓		↓		↓
MEL (アルケラン®)	9mg/m² 　経口	↓	↓	↓	↓								
PSL (プレドニン®)	60mg/m² 　経口		↓	↓	↓								
Bor (ベルケイド®)	1.3mg/m² 　皮下注	↓				↓	↓	↓	↓	↓	↓	↓	

● 2〜9 コース目：42 日間

	day	1	2	3	4	8	22	29
DEX (レナデックス®)	20mg　経口	↓					↓	
Dara (ダラキューロ®)	1800mg　皮下注 3-5 分かけて	↓					↓	
MEL (アルケラン®)	9mg/m² 　経口	↓	↓	↓	↓			
PSL (プレドニン®)	60mg/m² 　経口		↓	↓	↓			
Bor (ベルケイド®)	1.3mg/m² 　皮下注	↓				↓	↓	↓

▶Ld 療法

• 前項（p.84）を参照.

▶Bd 療法

• 前項（p.84）を参照.

再発・難治性患者の化学療法

▶DBd 療法

● 1〜3 コース目：21 日間

	day	1	2	4	5	8	9	11	12	15
Dara (ダラキューロ®)	1800mg 皮下注	↓				↓				↓
Bor (ベルケイド®)	1.3mg/m² 皮下注	↓		↓		↓		↓		
DEX (レナデックス®)	20mg 経口	↓	↓	↓	↓	↓	↓	↓	↓	↓

● 4〜8 コース目：21 日間

	day	1	2	4	5	8	9	11	12
Dara (ダラキューロ®)	1800mg 皮下注 3-5 分かけて	↓							
Bor (ベルケイド®)	1.3mg/m² 皮下注	↓		↓		↓		↓	
DEX (レナデックス®)	20mg 経口	↓	↓	↓	↓	↓	↓	↓	↓

● 9 コース目以降：28 日間

	day	1
Dara (ダラキューロ®)	1800mg 皮下注 3-5 分かけて	↓
DEX (レナデックス®)	20mg 経口	↓

DEX：75 歳を超える，過小体重（BMI＜18.5kg/m²），コントロール不良の糖尿病またはステロイドに対する不耐容もしくは有害事象を経験した患者には 20mg/週に減量する．

▶PBd 療法

● 1〜8 コース目：21 日間

day	1	2	3	4	5	6	7	8	9	10	11	12	13	14
POM （ポマリスト®）	4mg 経口	↓	↓	↓	↓	↓	↓	↓	↓	↓	↓	↓	↓	↓	↓
Bor （ベルケイド®）	1.3mg/m² 皮下注	↓			↓				↓			↓			
DEX （レナデックス®）	20mg 経口	↓	↓		↓	↓			↓	↓		↓	↓		

（POM 欄：day1-14 連日）

● 9 コース目以降：21 日間毎

day	1	2	3-7	8	9	10-14
POM （ポマリスト®）	4mg 経口	↓	↓	↓	↓	↓	↓
Bor （ベルケイド®）	1.3mg/m² 皮下注	↓			↓		
DEX （レナデックス®）	20mg 経口	↓	↓		↓	↓	

（POM 欄：day1-14 連日）

DEX：75 歳を超える，過小体重（BMI＜18.5kg/m²），コントロール不良の糖尿病またはステロイドに対する不耐用もしくは有害事象を経験した患者には 10mg に減量する．

▶Kd 療法

● 1 コース目：28 日間

day	1	8	15	22
Cfz （カイプロリス®）	20mg/m²　30分点滴	↓			
	70mg/m²　30分点滴		↓	↓	
DEX （レナデックス®）	40mg　経口	↓	↓	↓	↓

Cfz：腎機能障害，肝機能障害により用量調節を要する（p.97 参照）．

▶DLd 療法（再発）

● 1～2 コース目：28 日間

		day	1	2	3-7	8	9	10-14	15	16	17-21	22	23
Dara（ダラキューロ®）	1800mg　皮下注 3-5 分かけて		↓			↓			↓			↓	
LEN（レブラミド®）	25mg　経口		↓	↓	↓	↓	↓	↓	↓	↓	↓		
						day1-21 連日							
DEX（レナデックス®）	20mg　経口		↓	↓		↓	↓		↓	↓		↓	↓

● 3～6 コース目：28 日間

		day	1	2	3-7	8	9	10-14	15	16	17-21	22	23
Dara（ダラキューロ®）	1800mg　皮下注 3-5 分かけて		↓						↓				
LEN（レブラミド®）	25mg　経口		↓	↓	↓	↓	↓	↓	↓	↓	↓		
						day1-21 連日							
DEX（レナデックス®）	20mg　経口		↓	↓		↓	↓		↓	↓		↓	↓

● 7 コース目以降：28 日間

		day	1	2	3-7	8	9	10-14	15	16	17-21	22	23
Dara（ダラキューロ®）	1800mg　皮下注 3-5 分かけて		↓										
LEN（レブラミド®）	25mg　経口		↓	↓	↓	↓	↓	↓	↓	↓	↓		
						day1-21 連日							
DEX（レナデックス®）	20mg　経口		↓	↓		↓	↓		↓	↓		↓	↓

初発時とはデキサメタゾンの投与スケジュールが異なる.
LEN は腎機能による用量調整を要する（p.97 参照）.

▶Eld 療法

● 1～2 コース目：28 日間

		day	1	2-7	8	9-14	15	16-21	22
Elo（エムプリシティ®）	10mg/kg 点滴※		↓		↓		↓		↓
LEN（レブラミド®）	25mg 経口		↓	↓	↓	↓	↓	↓	
						day1-21 連日			
DEX（レナデックス®）	28mg 経口		↓		↓		↓		↓
DEX（デカドロン®）	6.6mg 点滴		↓		↓		↓		

● 3 コース目以降：28 日間

		day	1	2-7	8	9-14	15	16-21	22
Elo（エムプリシティ®）	10mg/kg 点滴※		↓			↓			
LEN（レブラミド®）	25mg 経口		↓	↓	↓	↓	↓	↓	
						day1-21 連日			
DEX（レナデックス®）	28mg 経口		↓			↓			
	40mg 経口				↓				↓
DEX（デカドロン®）	6.6mg 点滴		↓			↓			

※ Elo 投与速度は添付文書を参照．
LEN は腎機能による用量調整を要する（p.97 参照）．

▶EPd 療法

75 歳以下

● 1～2 コース目：28 日間

		day	1	2-7	8	9-14	15	16-21	22
Elo（エムプリシティ®）	10mg/kg 点滴※		↓		↓		↓		↓
POM（ポマリスト®）	4mg 経口		↓	↓	↓	↓	↓	↓	
						day1-21 連日			
DEX（レナデックス®）	28mg 経口		↓		↓		↓		↓
DEX（デカドロン®）	6.6mg 点滴		↓		↓		↓		↓

●3コース目以降：28日間

	day	1	2-7	8	9-14	15	16-21	22
Elo（エムプリシティ®）	20mg/kg　点滴※	↓						
POM（ポマリスト®）	4mg　経口	↓	↓	↓	↓	↓	↓	
				day1-21 連日				
DEX（レナデックス®）	28mg　経口	↓						
	40mg　経口			↓		↓		↓
DEX（デカドロン®）	6.6mg　点滴	↓						

※ Elo 投与速度は添付文書を参照.

76 歳以上

●1~2コース目：28日間

	day	1	2-7	8	9-14	15	16-21	22
Elo（エムプリシティ®）	10mg/kg　点滴※	↓		↓		↓		↓
POM（ポマリスト®）	4mg　経口	↓	↓	↓	↓	↓	↓	
				day1-21 連日				
DEX（レナデックス®）	8mg　経口	↓		↓		↓		↓
DEX（デカドロン®）	6.6mg　点滴	↓		↓		↓		↓

●3コース目以降：28日間

	day	1	2-7	8	9-14	15	16-21	22
Elo（エムプリシティ®）	20mg/kg　点滴※	↓						
POM（ポマリスト®）	4mg　経口	↓	↓	↓	↓	↓	↓	
				day1-21 連日				
DEX（レナデックス®）	8mg　経口	↓						
	20mg　経口			↓		↓		↓
DEX（デカドロン®）	6.6mg　点滴	↓						

※ Elo 投与速度は添付文書を参照.

▶KLd 療法

● 1 コース目：28 日間

day	1	2	3-7	8	9	10-14	15	16	17-21	22
Cfz（カイプロリス®）20mg/m² 10分以上かけて投与	⬇	⬇								
27mg/m² 10分以上かけて投与				⬇	⬇		⬇	⬇		
LEN（レブラミド®）25mg 経口	⬇	⬇	⬇	⬇	⬇	⬇	⬇	⬇	⬇	
					day1-21 連日					
DEX（レナデックス®）40mg 経口	⬇			⬇			⬇			⬇
4mg 経口		⬇			⬇			⬇		

Cfz：腎機能障害，肝機能障害により用量調節を要する（p.97 参照）.
LEN は腎機能による用量調整を要する（p.97 参照）.

▶Ld 療法（再発）

● 1 コース目：28 日間

day	1-4	5-8	9-12	13-16	17-20	21
LEN（レブラミド®） 25mg 経口	⬇	⬇	⬇	⬇	⬇	⬇
			day1-21 連日			
DEX（レナデックス®） 40mg 経口	⬇		⬇		⬇	

初発の際と DEX の投与スケジュールが異なるので注意.

▶DKd 療法

● 1 コース目：28 日間

day	1	2	3	8	9	15	16	22
Dara（ダラキューロ®） 1800mg 皮下注 3-5 分かけて	⬇			⬇		⬇		⬇
Cfz（カイプロリス®） 20mg/m² 30分点滴	⬇	⬇						
56mg/m² 30分点滴				⬇	⬇	⬇	⬇	
DEX（レナデックス®） 20mg 経口	⬇	⬇		⬇	⬇	⬇	⬇	
40mg 経口								⬇

DEX：75 歳を超える場合，day1，2，8，15 に 20mg，day9，16 に 8mg に減量する.

●2 コース目：28 日間

		day	1	2	8	9	15	16	22
Dara（ダラキューロ®）	1800mg　皮下注 3-5 分かけて		↓		↓		↓		↓
Cfz（カイプロリス®）	56mg/m² 　30 分点滴		↓	↓	↓	↓	↓	↓	
DEX（レナデックス®）	20mg　経口		↓	↓	↓	↓	↓	↓	
	40mg　経口								↓

DEX：75 歳を超える場合，day1，8，15，22 に 20mg に減量する．

●3〜6 コース目：28 日間

		day	1	2	8	9	15	16	22
Dara（ダラキューロ®）	1800mg　皮下注 3-5 分かけて		↓				↓		
Cfz（カイプロリス®）	56mg/m² 　30 分点滴		↓	↓	↓	↓	↓	↓	
DEX（レナデックス®）	20mg　経口		↓	↓	↓	↓	↓	↓	
	40mg　経口								↓

DEX：75 歳を超える場合，day1，15，22 に 20mg，day8 に 12mg，day9 に 8mg に減量する．

●7 コース目以降：28 日間

		day	1	2	8	9	15	16	22
Dara（ダラキューロ®）	1800mg　皮下注 3-5 分かけて		↓						
Cfz（カイプロリス®）	56mg/m² 　30 分点滴		↓	↓	↓	↓	↓	↓	
DEX（レナデックス®）	20mg　経口		↓	↓	↓	↓	↓	↓	
	40mg　経口								↓

DEX：75 歳を超える場合，day1，22 に 20mg，day8，15 に 12mg，day9，16 に 8mg に減量する．
Cfz：慢性肝障害（T-Bil ULN×1-3，ビリルビン上昇を伴わない AST または ALT もしくはその両方の増加）を有する場合，用量を 25％減量する．腎機能障害，肝機能障害により用量調節を要する（p.97 参照）．

▶DPd 療法

● 1〜2 コース目：28 日間

		day	1	2	3-7	8	9	10-14	15	16	17-21	22	23
Dara（ダラキューロ®）	1800mg　皮下注 3-5 分かけて		↓			↓			↓			↓	
POM（ポマリスト®）	4mg　経口		↓	↓	↓	↓	↓	↓	↓	↓	↓		
							day1-21 連日						
DEX（レナデックス®）	20mg　経口		↓	↓		↓			↓	↓		↓	↓

● 3〜6 コース目：28 日間

		day	1	2	3-7	8	9	10-14	15	16	17-21	22
Dara（ダラキューロ®）	1800mg　皮下注 3-5 分かけて		↓						↓			
POM（ポマリスト®）	4mg　経口		↓	↓	↓	↓	↓	↓	↓	↓	↓	
							day1-21 連日					
DEX（レナデックス®）	20mg　経口		↓	↓					↓	↓		
	40mg　経口					↓						↓

● 7 コース目：28 日間

		day	1	2	3-7	8	9	10-14	15	16	17-21	22
Dara（ダラキューロ®）	1800mg　皮下注 3-5 分かけて		↓									
POM（ポマリスト®）	4mg　経口		↓	↓	↓	↓	↓	↓	↓	↓	↓	
							day1-21 連日					
DEX（レナデックス®）	20mg　経口		↓	↓								
	40mg　経口					↓			↓			↓

▶Isa-d 療法

● 1 コース目：28 日間

	day	1	8	15	22
Isa（サークリサ®）	20mg/kg　点滴※	↓	↓	↓	↓
DEX（デカドロン®）	33mg　点滴	↓	↓	↓	↓

● 2 コース目以降：28 日間

	day	1	8	15	22
Isa（サークリサ®）	20mg/kg　点滴※	↓	↓		
DEX（デカドロン®）	33mg　点滴	↓	↓		
DEX（レナデックス®）	40mg　経口			↓	↓

※イサツキシブの投与速度は添付文書を参照.
DEX：75 歳を超える場合は半量に減量する.

▶Isa-Kd 療法

● 1 コース目：28 日間

		day	1	2	8	9	15	16	22	23
Isa（サークリサ®）	10mg/kg　点滴※		↓		↓		↓		↓	
Cfz（カイプロリス®）	20mg/m^2　30 分点滴		↓	↓						
	56mg/m^2　30 分点滴				↓	↓	↓	↓		
DEX（デカドロン®）	16.5mg　点滴		↓		↓		↓		↓	
DEX（レナデックス®）	20mg　経口			↓		↓		↓		↓

● 2 コース目以降：28 日間

		day	1	2	8	9	15	16	22	23
Isa（サークリサ®）	10mg/kg　点滴※		↓				↓			
Cfz（カイプロリス®）	56mg/m^2　30 分点滴		↓	↓	↓	↓	↓	↓		
DEX（デカドロン®）	16.5mg　点滴		↓				↓			
DEX（レナデックス®）	20mg　経口			↓	↓	↓		↓	↓	↓

※イサツキシブの投与速度は添付文書を参照.
Cfz：腎機能障害，肝機能障害により用量調節を要する（p.97 参照）.

▶Isa-Pd 療法

● 1 コース目：28 日間

		day	1	2-7	8	9-14	15	16-21	22
Isa（サークリサ®）	10mg/kg 点滴		↓		↓		↓		↓
POM（ポマリスト®）	4mg 経口		↓	↓	↓	↓	↓	↓	
					day1-21 連日				
DEX（デカドロン®）	33mg 点滴		↓		↓		↓		

● 2 コース目以降：28 日間

		day	1	2-7	8	9-14	15	16-21	22
Isa（サークリサ®）	10mg/kg 点滴※		↓				↓		
POM（ポマリスト®）	4mg 経口		↓	↓	↓	↓	↓	↓	
					day1-21 連日				
DEX（デカドロン®）	33mg 点滴		↓				↓		
DEX（レナデックス®）	40mg 経口				↓				↓

※イサツキシブの投与速度は添付文書を参照.
DEX：75 歳を超える場合では半量に減量する.

副作用とその対応

- 各レジメンの有害事象は，使用する薬剤の個別の有害事象のプロファイルとなるため，こちらで薬剤毎に記載する.
- 全ての薬剤において腫瘍崩壊症候群のリスクがあるため，腫瘍崩壊症候群の予防，対策を適宜行う. また全ての薬剤において B 型肝炎ウイルスの再活性化には注意すべきであり，「B 型肝炎治療ガイドライン（第 2 版）における免疫抑制・化学療法により発症する B 型肝炎対象ガイドライン」に従う.

▶プロテアソーム阻害薬

ボルテゾミブ

- 注意すべき重篤な有害事象として，肺障害（急性肺障害，間質性肺炎），末梢神経障害，イレウス，骨髄抑制，帯状疱疹などがある.
- 帯状疱疹予防のため抗ウイルス薬の予防を考慮することが推奨されている.
- 間質性肺炎や肺線維症のある患者，肝障害のある患者，末梢神経障害がある患者

などには適応を慎重に判断すべきである.

カルフィルゾミブ

- 注意すべき重篤な有害事象として，心障害（心不全，心筋梗塞，QT 延長，心膜炎，心嚢液貯留），間質性肺炎，肺高血圧症，肝不全・肝機能障害，インフュージョンリアクション，血栓性微小血管症，可逆性後白質脳症候群，高血圧，静脈血栓塞栓症，などがある
- Ccr 15mL/分未満で休薬，Grade 4 の血液毒性，Grade 3 以上の好中球減少，もしくは非血液毒性がみられた際には減量する.
- 多くの臨床試験で抗ヘルペスウイルス薬の予防投与（バラシクロビル，アシクロビル，ファムシクロビルなど）が行われていた.

イキサゾミブ

- 注意すべき重篤な有害事象として，血小板減少症，重度の胃腸障害，皮膚障害，末梢神経障害，感染症，可逆性後白質脳症候群などがある.
- 血液毒性，非血液毒性の程度により休薬もしくは用量調整（減量）（4mg→3mg→2.3mg→投与中止）を，基準を参考に行う.
- 帯状疱疹予防として抗ヘルペスウイルス薬（アシクロビル）の予防投与が推奨されている.

▶免疫調節薬（IMiDs）

レナリドミド

- 注意すべき重篤な有害事象として，血栓塞栓症，骨髄抑制，感染症，過敏症，末梢性ニューロパチー，虚血性心疾患，心不全，不整脈，腎不全，間質性肺疾患，肝障害，甲状腺機能低下症，消化管穿孔，起立性低血圧，痙攣，傾眠，二次発がん，白内障などがある.
- 深部静脈血栓症のリスクを有する患者に使用する場合は抗凝固薬や抗血小板薬を併用するように臨床試験では規定されていた.
- 腎機能により減量が必要である.

投与時期	腎機能正常	Ccr（mL/分）		
		30～60	～30（非透析）	透析
1 コース目	25mg	10mg	15mg/2 日間	5mg（透析日は透析後に投与）
2 コース目以降		15mg		

- 催奇形性があるため，生殖能を有する患者には注意事項を遵守していただく．妊婦には決して投与しない．
- ジギタリスとの相互作用あり．

ポマリドミド

- 注意すべき重篤な有害事象として，血栓塞栓症，骨髄抑制，感染症，進行性多発性白質脳症，心不全，不整脈，急性腎障害，過敏症，末梢性ニューロパチー，間質性肺疾患，傾眠，肝機能障害・黄疸，二次発がんなどがある．
- レナリドミド同様，血栓症のリスク評価を行った上で，抗血小板薬もしくは抗凝固薬の予防投与を考慮する．

▶抗体薬

ダラツムマブ

- CD38 に対するヒト型モノクローナル抗体製剤である．
- 注意すべき重篤な有害事象として，インフュージョンリアクション，間接抗グロブリン（間接クームス）試験への干渉，骨髄抑制，感染症，間質性肺疾患，溶血がある．
- インフュージョンリアクション予防の前投薬として，当院ではデキサメタゾン 20mg，エピナスチン 20mg，アセトアミノフェン 700mg を投与開始 1〜3 時間前に投与している．COPD や喘息を有する患者には気管支拡張薬や吸入ステロイド薬の併用を考慮する．
- 投与中もしくは最終投与 6 カ月後まで，赤血球表面上の CD38 と結合し，間接クームス試験を偽陽性（汎反応性）とすることがある．本剤投与前に不規則抗体スクリーニング検査を含めた一般的な輸血前検査を実施し，その結果を記載したカードを携帯するように患者に指導する．輸血の際には事前に輸血検査の専門機関や検査部門へ周知する．間接クームス試験への干渉を回避するには DTT 処理が考慮される．

イサツキシマブ

- CD38 に対するキメラ型モノクローナル抗体製剤である．
- 注意すべき重篤な有害事象として，インフュージョンリアクション，間接抗グロブリン（間接クームス）試験への干渉，感染症，溶血，抗腫瘍効果判定への干渉がある．
- インフュージョンリアクション予防の前投薬として，当院ではデキサメタゾン

33mg，d-クロルフェニラミンマレイン酸 5mg，ファモチジン 20mg，アセトアミノフェン 700mg を投与開始 15〜60 分前に投与している．

- 投与中もしくは最終投与 6 カ月後まで，赤血球表面上の CD38 と結合し，間接クームス試験を偽陽性（汎反応性）とすることがある．本剤投与前に不規則抗体スクリーニング検査を含めた一般的な輸血前検査を実施し，その結果を記載したカードを携帯するように患者に指導する．輸血の際には事前に輸血検査の専門機関や検査部門へ周知する．間接クームス試験への干渉を回避するには DTT 処理が考慮される．
- IgG1 モノクローナル抗体であり，IMWG 基準に基づく CR の評価に干渉する可能性がある．

エロツズマブ

- ヒト化抗ヒト SLAMF7 モノクローナル IgGκ 抗体製剤である．
- 注意すべき重篤な有害事象として，インフュージョンリアクション，感染症，二次発がん，リンパ球減少，白内障，間質性肺疾患，抗腫瘍効果判定への干渉などがある．
- インフュージョンリアクション予防のため，当院では投与開始 24 時間から 3 時間前までにデキサメタゾンを 28mg（内服），投与 45〜90 分前にデキサメタゾン 6.6mg（注射），d-クロルフェニラミンマレイン酸 5mg，ファモチジン 20mg，アセトアミノフェン 500mg を投薬している．

治療成績

自家移植適応患者における治療成績

- 自家移植適応症例における初期治療として，Bor や LEN などの新規薬剤を用いた寛解導入療法が推奨される．65 歳以下を対象とした，VRd による寛解導入後に自家末梢血幹細胞移植(ASCT)を行う群と VRd を継続する群を比較した IFM2009 試験では，移植群で PFS 50 カ月，CR 以上の奏効割合 59％，4 年 OS 81％であった．
- 早期の ASCT は再発時の ASCT に比べ，PFS を延長させるが，OS は延長しない報告が多い．しかし，高リスク染色体を有する患者など一部の患者で OS の延長が期待できるため，造血器腫瘍ガイドライン 2023 年版では依然，早期の ASCT が推奨されている．

自家移植非適応患者における治療成績

- D–MPB 療法は MPB 療法とのランダム化比較試験の結果，PFS（36.4 カ月 vs 19.3 カ月，p＜0.0001），3 年 OS（78.0％ vs 67.9％，p＝0.0003）と D–MPB 療法の優位性が示された．同様に DLd 療法は Ld 療法とのランダム化比較試験で，PFS（未到達 vs 34.4 カ月，p＜0.001），5 年 OS（66.3％ vs 53.1％，p＝0.0013）と有益性が示された．これらから移植非適応患者においてはこれらの化学療法が第一選択となっている．

再発，難治性症例における治療成績

- 再発，難治性症例においては，キードラッグである免疫修飾薬やプロテアソーム阻害薬，抗 CD38 抗体への感受性を検討しながら，新規薬剤を組み合わせた 2〜3 剤併用の化学療法レジメンを選択することが推奨されている．
- ASCT 後の再発では 18 カ月以上期間が空いている場合，2 度目の自家移植により PFS（19 カ月 vs 11 カ月，p＜0.0001），OS（67 カ月 vs 52 カ月，p＝0.022）と共に延長していた（NCRI Myeloma X Relapse 試験）．同種移植に関しては高い非再発性死亡のため，現時点では生存期間延長の効果は明らかでない．

◆ 文献

1) 日本血液学会，編．造血器腫瘍ガイドライン 2023 年版．東京：金原出版；2023．p.380-456.
2) 日本骨髄腫学会，編．多発性骨髄腫の診療指針 第 5 版．東京：文光堂；2021.
3) Dimopoulos M, et al. Carfilzomib, dexamethasone, and daratumumab versus carfilzomib and dexamethasone for patients with relapsed or refractory multiple myeloma (CANDOR)：results from a randomised, multicentre, open-label, phase 3 study. Lancet. 2020；396：186-97.

〈松本忠彦〉

CHAPTER II ● 薬物治療 ▶ A 血液悪性疾患

10 有毛細胞白血病（HCL）

▶ ▶ ▶ ▶ ▶ ▶ ▶

　有毛細胞白血病（hairy cell leukemia: HCL）は，細胞表面に不整な細胞突起を有する小型から中型のB細胞が主に骨髄と脾臓で増殖する疾患である．欧米に比較的多く，日本では稀である．classical HCL（cHCL）の他に，HCV variant（HCVv）が病型として区別される．Japanese variant という概念の報告もある[1,2]．cHCL のほぼ全例に *BRAF* V600E 変異が認められる[3]．各 variant は症例数も少なく，治療法のエビデンスがあるのは cHCL が中心であり，ここでは cHCL に対する標準的治療について述べる．

　進行は緩徐であることから，巨脾による圧迫，腹部膨満などの症状，血球減少，繰り返す感染，体重減少や倦怠感などの全身症状，進行性のリンパ球増多やリンパ節腫脹が，治療開始の指標となる．

▶プリンアナログ±リツキシマブ

- 現在考えられている 1st line の標準的レジメンは，プリンアナログ±リツキシマブである[4]．古くからプリンアナログが 1st line 治療の中心的存在となっており，クラドリビンやペントスタチンなどが用いられる．これに近年はリツキシマブを様々な形で加えることで治療効果が上がっている．

クラドリビンの処方例

●処方例①

		day	1	2	3	4	5
クラドリビン（ロイスタチン®）	0.12mg/kg*　2時間点滴		↓	↓	↓	↓	↓

*0.15mg/kgや 5.6mg/m² など報告によりバリエーションあり[4,5]．

●処方例②[6]

		day	1	2	3	4	5	6	7
クラドリビン（ロイスタチン®）	0.09mg/kg　24時間持続点滴		↓	↓	↓	↓	↓	↓	↓

▶インターフェロン-α

　1980〜90年代に報告があり，保険収載されている．限定的な効果にとどまり，また副作用の点からも，現在使用されることは少なく，プリンアナログが使用できない例や再発難治例などに使用機会は限定されると思われる．近年開発のペグ化インターフェロンが既存製剤の代替になってくる可能性はあるかもしれない[7]．

▶新規分子標的薬

- 近年，*BRAF* V600E 変異を有する症例に対する BRAF 阻害薬に対する知見が蓄積され，今後その立ち位置が高まってくると思われる．また BRAF のシグナル伝達下流にある MEK に対する阻害薬や，BTK 阻害薬などが試みられているが，今後のエビデンスの蓄積が必要である[8,9]．

◈ 文献

1) Machii T, et al. Predominance of a distinct subtype of hairy cell leukemia in Japan. Leukemia. 1993; 7: 181-6.
2) Ito M, et al. Hairy cell leukemia-Japanese variant: report of a patient and literature review. Int J Surg Pathol. 2022; 30: 828-38.
3) Tiacci E, et al. BRAF mutations in hairy-cell leukemia. N Engl J Med. 2011; 364: 2305-15.
4) Chihara D, et al. Randomized phase Ⅱ study of first-line cladribine with concurrent or delayed rituximab in patients with hairy cell leukemia. J Clin Oncol. 2020; 38: 1527-38.
5) Chihara D, et al. Long-term durable remission by cladribine followed by rituximab In patients with hairy cell leukaemia: update of a phase Ⅱ trial. Br J Haematol. 2016; 174: 760-6.
6) Else M, et al. Long remissions in hairy cell leukemia with purine analogs: a report of 219 patients with a median follow-up of 12.5 years. Cancer. 2005; 104: 2442-8.
7) Thompson PA, et al. How I manage patients with hairy cell leukaemia. Br J of Haematol. 2017; 177: 543-56.
8) Paillassa J, et al. Hairy cell leukemia (HCL) and HCL variant: updates and spotlights on therapeutic advances. Cur Oncol Rep. 2022; 24: 1133-43.
9) Mendez-Hernandez A, et al. Hairy cell leukemia: where are we in 2023? Cur Oncol Rep. 2023; 25: 833-40.

〈阪本貴士〉

CHAPTER II

薬物治療 B 血液非悪性疾患

1 赤血球系 鉄欠乏性貧血

▶ ▶ ▶ ▶ ▶ ▶

　鉄欠乏性貧血には必ず原因があり，特に男性や月経のない年代の女性では消化器癌など重大な疾患がないか，原疾患の検索を行う．原疾患が治療可能なものであればその治療を行い，同時に鉄を補う[1]．

　鉄の補充には，原則として，経口鉄剤を使用し，経口鉄剤に不応性，不耐容，もしくは迅速な鉄の補充を要する場合に限り，静注鉄剤の使用を考慮する．明らかな心不全症状をきたしている場合は，赤血球輸血を考慮する（若年者ではできるだけ避ける）．

▶経口鉄剤による治療

投与スケジュールと投与方法

● 下記の3剤のうちいずれかを1日1回

		day	1	2	3	4	5	…
クエン酸第一鉄（フェロミア®）	50mg錠　1回2錠		↓	↓	↓	↓	↓	連日

		day	1	2	3	4	5	…
硫酸鉄水和物 （フェロ・グラデュメット®）	105mg錠　1回1錠		↓	↓	↓	↓	↓	連日

		day	1	2	3	4	5	…
クエン酸第二鉄水和物（リオナ®）	250mg錠　1回2錠		↓	↓	↓	↓	↓	連日

副作用とその対策

● 経口鉄剤には，悪心，胸焼け，腹痛，下痢などの消化器症状がしばしばみられる．その場合は内服時間を夕食後に変更したり，薬剤を変更したりしてみる．どうしても経口鉄剤による治療が困難な場合は静注鉄剤による治療を検討する．

併用に注意する薬剤

- ビタミンCを併用すると鉄の吸収が良くなるが，消化器系の副作用も出やすくなる．
- 甲状腺ホルモン薬，テトラサイクリン系やニューキノロン系の抗菌薬は，吸収が阻害されるため時間をずらして内服する．

▶静注鉄剤による治療

- 静注鉄剤を用いる場合は，内田の式[2]もしくは添付文書内の簡易表を用いて，あらかじめ必要な鉄の総投与量を計算して計画的に投与する．

> **内田の式[2]**
> 必要な鉄の総投与量（mg）＝[2.2×(16−ヘモグロビン (g/dL))＋10]×体重 (kg)

投与スケジュールと投与方法

①含糖酸化鉄

フェジン®注	40-120mg/回　1日1回　静注	週に1〜3回　必要な総鉄投与量に達するまで繰り返す

- ヘモグロビン値が8g/dL未満で頻回の通院が困難な外来患者や，手術前，分娩に伴う大量出血などで高用量の鉄補充が必要な場合は，②または③を用いる（ヘモグロビン値が8.0g/dL以上の場合は診療報酬明細書に症状詳記が必要）．

②カルボキシマルトース第二鉄

フェインジェクト®注	500mg/回　1日1回 5分以上で緩徐に静注 or 生食で希釈し6分以上で点滴	1週間隔で最大3回投与

③デルイソマルトース第二鉄

モノヴァー®注	1000mg/回　1日1回 生食で希釈し15分以上で点滴 単回投与 or 翌週に500〜1000mgを追加投与	1週間隔で最大2回投与

- 妊婦に対する高用量静注鉄剤投与の安全性は確認されていない．

副作用とその対策

- 静注鉄剤は，皮疹や発熱などの過敏症状を引き起こすことがある．ほとんどが軽症で，抗ヒスタミン薬やヒドロコルチゾンの静注，アセトアミノフェンの内服などで対処できる．
- 薬剤の血管外漏出は長期にわたる色素沈着をきたし，美容上も重大な有害事象となりうるので，漏れないように十分に注意する．

- 長期にわたり静注鉄剤を用いる場合には，鉄過剰症や，低リン血症による骨軟化症の発症リスクを念頭に，血清フェリチン値や血清リン値のモニタリングを行う.

治療効果の判定と再治療について

- 高用量静注鉄剤による治療では，ヘモグロビン値は6週間ほど上昇を続ける[3].
- 再治療の必要性は，フェインジェクト® の場合は投与終了後4週以降，モノヴァー® では8週以降における，ヘモグロビン値，血清フェリチン値，患者の状態などから判断する.

◆ 文献

1) 日本鉄バイオサイエンス学会, 編. 鉄欠乏性貧血の診療指針. フジメディカル出版；2024.
2) 内田立身, 他. 鉄欠乏性貧血の静注療法における鉄投与量の再検討. 臨床血液. 1996; 37: 123-8.
3) Kawabata H, et al. Intravenous ferric derisomaltose versus saccharated ferric oxide for iron deficiency anemia associated with menorrhagia: a randomized, open-label, active-controlled, noninferiority study. Int J Hematol. 2022; 116: 647-58.

〈川端　浩〉

CHAPTER II ● 薬物治療 ▶ B 血液非悪性疾患

2 赤血球系
巨赤芽球性貧血

▶ ▶ ▶ ▶ ▶ ▶ ▶

巨赤芽球の出現を特徴とする貧血で，ビタミン B_{12} や葉酸の欠乏に起因する DNA 合成障害が原因となる．主な原因としては，悪性貧血（抗胃壁細胞抗体，抗内因子抗体陽性）や胃切除後によるビタミン B_{12} 吸収障害，妊娠・成長に伴う葉酸需要量の増大，アルコールの多飲が知られる．

▶主な治療プロトコール

投与スケジュールと投与方法

• ビタミン B_{12} 欠乏に対して，注射薬メコバラミン（メチコバール®）を投与する．吸収不良が原因であるため，経口投与では安定しない．

メチコバール®	500μg 筋注 or 静注	週3回を約2カ月投与 →維持療法として，1〜3カ月程度に1回の投与を継続

貧血が軽度の場合，初期投与の間隔は月2回程度まで伸ばしてもよい．
維持療法を中止すると，数年後に貧血が再燃することが多い．

• 葉酸は，吸収障害が多いが，5mg/日程度の少量経口投与である．

フォリアミン®錠	5mg 1錠	連日

▶治療にあたっての注意点

• いずれの薬剤も，重篤な副作用は少ない．
• 治療開始後は，貧血の改善を経時的に確認し，治療効果が乏しい場合には，骨髄異形成症候群など別の疾患の可能性も十分に考慮する．
• いずれも貧血の改善に伴い，相対的に鉄が欠乏状態になることが多い．必要に応じて補充が必要である．

〈新井康之〉

CHAPTER II ● 薬物治療 ▶ B 血液非悪性疾患

3 赤血球系
自己免疫性溶血性貧血（温式 AIHA/CAD）

▶▶▶▶▶▶

　後天的に赤血球膜上蛋白に対しての自己抗体が産生されることで，免疫的に溶血が生じる．免疫抑制療法により抗体産生を止めることが治療の基本であるが，膠原病やリンパ系腫瘍などの基礎疾患に伴う続発性の除外も重要である．

▶温式抗体による AIHA の治療 図1

- 温式 AIHA（autoimmune hemolytic anemia）の治療適応は，貧血症状がある場合である．貧血が軽い場合，慎重な経過観察をしてもよい．

補足
- 国内外のガイドラインは，一次治療として副腎皮質ステロイドのプレドニゾロンを推奨している[1,2]．重症例または副腎皮質ステロイドの長期投与を避ける必要がある症例にはリツキシマブ併用を検討してもよい（適応外）[1-3]．
- ステロイド不応な場合や維持療法に15mg以上を要する場合，再燃再発を繰り返す場合は，二次治療としてリツキシマブや免疫抑制薬の使用を積極的に考える．

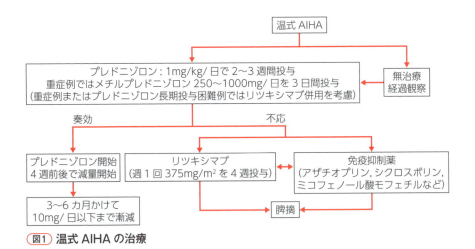

図1　温式 AIHA の治療

国内外のガイドラインは，現在は脾摘よりもリツキシマブを推奨している[1,2]．ア ザチオプリン，シクロスポリン，ミコフェノール酸モフェチルなどの免疫抑制薬 （全て適応外）は抗体産生抑制の目的でステロイド薬と併用して投与される．免疫 抑制薬の効果は小規模な後方視的研究で報告されているが，有効性を示すデータ が不足している[1,2]．

治療成績

副腎皮質ステロイド

- 温式 AIHA に対するプレドニゾロンの大規模な臨床試験はないが，有効率は約 80％と高い[1]．
- 副腎皮質ステロイド単剤で根治する症例は 30％程度と少なく再発率が高い[3]．

リツキシマブ

- 154 症例を対象（約半数は副腎皮質ステロイドが併用）とした 21 件の観察研究 （うち 20 件は標準的なリツキシマブレジメン）のメタアナリシスでは，全奏効率 は 79％と高いが 30 カ月で約半数に再発が認められている[4]．
- 31 症例を対象に短期間のステロイド投与を併用した低用量（100mg/body）リツ キシマブによる初期治療と二次治療に関する前方視的研究も報告されており，3 年で 80％以上の全奏効率が得られ再発率の低下を認めている[5]．

脾摘

- 再発・難治性温式 AIHA 患者の 50％以上が脾摘に反応するが，反応した患者の 25％以上が 1 年以内に再発し，寛解の長期持続性は不明である．

▶CAD の治療 図2

- CAD（cold agglutinin disease）に対して寒冷回避を行っても臨床症状を伴う場合 は，治療介入を検討する．
- CAD に対して標準治療は確立しておらず，臨床症状（貧血，末梢循環障害など） や全身状態に応じて治療薬を選択する．

補足

- 続発性の CAS（cold agglutinin syndrome）でリンパ腫に伴う時は原疾患の化学療 法が有効である．
- 溶血性貧血に対して抗補体薬であるスチムリマブ（適応），B 細胞を標的とした薬 剤（全て適応外）が推奨されるが，優劣は付け難い．末梢循環不全症状が強い場 合は B 細胞を標的とした薬剤が推奨される．

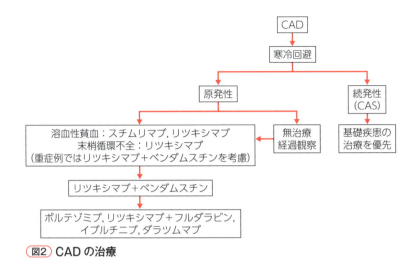

図2 CAD の治療

- CAD に対する副腎皮質ステロイド薬の有効性は温式 AIHA に比しはるかに劣り，反応しても寛解維持に多量の投与が必要となることが多いため推奨されない[1,2]．
- イブルチニブ，ダラツムマブの有効性が小規模な後方視的研究で報告されており，今後の有効性・安全性の検証が期待される．

治療成績

抗補体（C1s）モノクローナル抗体スチムリマブ（エジャイモ®）

- CAD における溶血機序である補体古典経路を阻止することで貧血を改善する．
- 通常，成人には1回6.5g（体重75kg未満）または7.5g（体重75kg以上）を投与する．初回投与後は1週後に投与し，以後2週間の間隔で投与する．
- 42例のランダム化比較第Ⅲ相試験で，迅速かつ持続的な治療効果をもたらし全奏効率73％と高かった[6]．

リツキシマブ単独療法

- 前方視的観察研究で全奏効率45～55％，完全寛解率4～5％で効果持続期間は6.5～11カ月と比較的短いが，目立った副作用は認められず[7]，再投与でも有効である．

リツキシマブ＋ベンダムスチン療法

- 232例の前方視的研究で全奏効率78％，完全寛解率53％，効果持続期間も88カ月以上と長かった[8]．
- 比較的安全と報告されているが，高齢者や感染リスクの高い患者には注意が必要

で，重症で合併症の少ない症例に推奨される．

リツキシマブ＋フルダラビン療法

- 29 例の前方視的研究で全奏効率 76％，完全寛解 21％，奏効期間の中央値は 66 カ月以上と有効性は向上するが，Grade 4 の血液学的毒性が 14％にみられ，45％で毒性からフルダラビンが減量，または中止されるなど毒性が高いため，第一選択としては推奨されない．

ボルテゾミブ単独療法

- 21 例の既存治療に抵抗性の CAD（9 例が続発性）で単回コース投与（$1.3\mathrm{mg/m^2}$，day1，4，8，11）の有効性が前方視的に検討され，全奏効率 32％，奏効期間は 16 カ月で，毒性が低く忍容性も比較的良好であった[9]．

◆ 文献

1) Jager U, et al. Diagnosis and treatment of autoimmune hemolytic anemia in adults: recommendations from the First International Consensus Meeting. Blood Rev. 2020; 41: 100648.
2) 厚生労働科学研究費補助金（難治性疾患政策研究事業）特発性造血障害に関する調査研究班. 自己免疫性溶血性貧血診療の参照ガイド 令和 4 年度改訂版. 2023.
3) Barcellini W, et al. How I treat warm autoimmune hemolytic anemia. Blood. 2021; 137: 1283-94.
4) Reynaud Q, et al. Efficacy and safety of rituximab in auto-immune hemolytic anemia: a meta-analysis of 21 studies. Autoimmun Rev. 2015; 14: 304-13.
5) Fattizzo B, et al. Low-dose rituximab in autoimmune hemolytic anemia: 10 years after. Blood. 2019; 133: 996-8.
6) Roth A, et al. Sutimlimab in patients with cold agglutinin disease: results of the randomized placebo-controlled phase 3 CADENZA trial. Blood. 2022; 140: 980-91.
7) Berentsen S, et al. Rituximab for primary chronic cold agglutinin disease: a prospective study of 37 courses of therapy in 27 patients. Blood. 2004; 103: 2925-8.
8) Berentsen S, et al. Cold agglutinin disease revisited: a multinational, observational study of 232 patients. Blood. 2020; 136: 480-8.
9) Rossi G, et al. Short course of bortezomib in anemic patients with relapsed cold agglutinin disease: a phase 2 prospective GIMEMA study. Blood. 2018; 132: 547-50.

〈蝶名林和久〉

CHAPTER II ● 薬物治療 ▶ B 血液非悪性疾患

4 発作性夜間ヘモグロビン尿症（PNH）
赤血球系

▶ ▶ ▶ ▶ ▶ ▶

　発作性夜間ヘモグロビン尿症（paroxysmal nocturnal hematuria）は，造血幹細胞の後天性 *PIG-A* 遺伝子変異を特徴とするクローン性疾患で，溶血，血栓形成，造血不全が主な病態である．補体の阻害が治療の中心となり，複数の製剤が使用可能である．治療中は，髄膜炎菌をはじめとした感染症には十分な注意が必要となる．

抗 C5 療法

- C5 の開裂を阻害し，終末補体複合体 C5b-9 の生成を抑制して血管内溶血を抑える．

副作用とその対策
- 抗 C5 療法により侵襲性髄膜炎菌感染症の発症リスクが高まる．これらは，急激に進行し致命的となることがあるので，髄膜炎感染症の初期徴候について患者に理解させ，症状があればすぐに主治医に連絡するように指示する．抗 C5 療法を行う前に髄膜炎菌に対するワクチンを接種する．

▶エクリズマブ

投与スケジュールと投与方法
- 1 回 600mg から投与を開始する．初回投与後，週 1 回の間隔で初回投与を含め計 4 回点滴静注し，その 1 週間後から 1 回 900mg を 2 週に 1 回の間隔で点滴静注する．

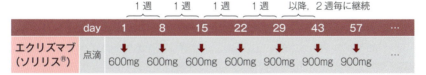

治療成績
- 海外第Ⅲ相試験の TRIUMPH 試験では，Hb が安定化した患者の割合がプラセボ群で 0％，エクリズマブ群で 48.8％であった（$p<0.001$）[1]．

▶ラブリズマブ

- エクリズマブの Fc 部分を改変し，ヒト胎児性 Fc 受容体との結合親和性を高めた抗体で，抗体がリサイクルされることにより消失半減期が延長し，8 週間に 1 回の投与が可能となった．

投与スケジュールと投与方法

- 患者の体重を考慮し，1 回 2400〜3000mg を開始用量とし，初回投与 2 週後に 1 回 3000〜3600mg，以降 8 週毎に 1 回 3000〜3600mg を点滴静注する（添付文書を参照）．

		day	1	15	71	……
ラブリズマブ (ユルトミリス®)	点滴		2400〜3000mg	3000〜3600mg	3000〜3600mg	……

（2 週 ／ 8 週 ／ 以降，8 週毎に継続）

レジメン補足

- 高濃度製剤(ユルトミリス® HI)の使用により点滴時間を短縮することができる．

治療成績

- 国際共同第Ⅲ相試験において，ラブリズマブのエクリズマブに対する非劣性が示されている[2,3]．

▶クロバリマブ

- 皮下注型の抗 C5 リサイクリング抗体であり，維持期は 4 週間ごとの投与が可能である．エクリズマブ／ラブリズマブとエピトープが異なり，これらが無効である C5 多型（Arg885H）にも有効である．

投与スケジュールと投与方法

- 患者の体重を考慮し，1 日目に 1 回 1000 または 1500mg を点滴静注し，2，8，15，22 日目に 1 回 340mg，29 日目以降は 4 週毎に 1 回 680 または 1020mg を皮下投与する．

day	1	2	8	15	22	29	57	…
クロバリマブ (ピアスカイ®)	1000mg or 1500mg 点滴	340mg 皮下注	340mg 皮下注	340mg 皮下注	340mg 皮下注	680mg or 1020mg 皮下注	680mg or 1020mg 皮下注	…

（1 日 ／ 6 日 ／ 1 週 ／ 1 週 ／ 1 週 ／ 以降，4 週ごとに継続）

レジメン補足

- 皮下注型の製剤であり，血管ルートの確保や薬剤調製が不要になったり，投与時間を短縮できたりするメリットがある．在宅での自己注射も可能である．

副作用とその対策

- 他の抗C5抗体からクロバリマブへの切り替え，あるいはその逆の切り替えを行う際，Ⅲ型過敏症反応である免疫複合体反応を引き起こすおそれがある．適正使用ガイドに従って対処する．

治療成績

- 国際共同第Ⅲ相試験において，クロバリマブのエクリズマブに対する非劣性が示されている[4,5]．

近位補体阻害薬

- 補体経路を上流で阻害することにより，終末補体複合体の生成を抑制するとともに，C3bのオプソニン活性による血管外溶血を抑制する．
- 抗C5療法によっても貧血が十分に改善しない患者に対し有効な場合がある．

▶ペグセタコプラン

- C3およびその活性化フラグメントC3bに高親和性で結合し，C3の開裂と下流の補体経路を阻害する．

投与スケジュールと投与方法

- 1回1080mgを週2回皮下投与する．なお，十分な効果が得られない場合には，1回1080mgを3日に1回の間隔で皮下投与することができる．

	day	1	4	8	11	…
		週2回または3日に1回				
ペグセタコプラン（エムパベリ®）	1080mg/回　週2回皮下注	↓	↓	↓	↓	…

副作用とその対策

- 莢膜形成細胞に対する感染リスクが上昇するため，髄膜炎菌，肺炎球菌およびインフルエンザ菌b型に対するワクチンを投与2週間前までに接種する．

治療成績

　国際共同第Ⅲ相試験では，ベースラインから16週目までのヘモグロビン値の変

化が，ペグセタコプラン群がエクリズマブ群より 3.84g/dL 高かった（p＜0.001）[6].

▶ダニコパン

- ダニコパン（ボイデヤ®）は，補体代替経路において C3 を活性化する Factor D を阻害する経口剤である．補体（C5）阻害薬と併用して用いる．

投与スケジュールと投与方法

		day	1	2	3	4	5	…
ダニコパン（ボイデヤ®）	150mg/回（最大 200mg/回）1日3回　食後経口		↓↓↓	↓↓↓	↓↓↓	↓↓↓	↓↓↓	連日

- 補体（C5）阻害薬との併用において，1回 150mg を 1日3回食後に経口投与する．なお，効果不十分な場合には，1回 200mg まで増量することができる．

併用に注意する薬剤

- P糖蛋白の基質薬剤（ジゴキシン，タクロリムス，フェキソフェナジンなど），BCRP の基質薬剤（ロスバスタチン，アトルバスタチン，メトトレキサートなど）

治療成績

- ALPHA 試験においてエクリズマブ/ラブリズマブ治療中の患者にダニコパンまたはプラセボが上乗せされ，ダニコパン群では，12 週目のヘモグロビンがプラセボ群より 2.94g/dL 高かった[7].

▶イプタコパン

- イプタコパン（ファビハルタ®）は，補体代替経路において C3 を活性化する Factor B を阻害する経口剤である．補体（C5）阻害薬とは併用せず，単剤で用いる．

投与スケジュールと投与方法

		day	1	2	3	4	5	…
イプタコパン（ファビハルタ®）	200mg/回1日2回　経口		↓↓	↓↓	↓↓	↓↓	↓↓	連日

- 補体（C5）阻害薬による適切な治療を行っても十分な効果が得られない患者において，補体（C5）阻害薬からの切り替えにより，1回 200mg を 1日2回経口投与する．
- エクリズマブから切り替える場合，エクリズマブの最終投与1週間後を目安に投与を開始する．
- ラブリズマブから切り替える場合，ラブリズマブの最終投与6週間後を目安に投

与を開始する.

併用に注意する薬剤

- CYP3A4 の基質薬剤（ミダゾラムなど），OATP1B1 および OATP1B3 を阻害する薬剤（シクロスポリンなど），CYP2C8 を阻害する薬剤（クロピドグレルなど），CYP2C8 の基質薬剤（レパグリニドなど）.

副作用とその対策

- 莢膜形成細胞に対する感染リスクが上昇するため，髄膜炎菌，肺炎球菌およびインフルエンザ菌 b 型に対するワクチンを投与 2 週間前までに接種する.

治療成績

- 補体（C5）阻害剤治療中でヘモグロビン 10g/dL 未満の患者を対象にした国際共同第Ⅲ相試験（APPLY-PNH 試験）において，イプタコパン群に割り付けられた 60 例中，ヘモグロビンがベースラインより 2g/dL 以上上昇した患者は 51 例，ヘモグロビン値が 12g/dL 以上となった患者は 42 例であった.一方，補体（C5）阻害薬継続群に割り付けられた 35 例では，上記のエンドポイントを達成した患者は皆無であった[8].

◆ 文献

1) Hillmen P, et al. The complement inhibitor eculizumab in paroxysmal nocturnal hemoglobinuria. N Engl J Med. 2006; 355: 1233-43.

2) Lee JW, et al. Ravulizumab（ALXN1210）vs eculizumab in adult patients with PNH naive to complement inhibitors: the 301 study. Blood. 2019; 133: 530-9.

3) Kulasekararaj AG, et al. Ravulizumab（ALXN1210）vs eculizumab in C5-inhibitor-experienced adult patients with PNH: the 302 study. Blood. 2019; 133: 540-9.

4) Scheinberg P, et al. Phase 3 randomized COMMODORE 1 trial: Crovalimab versus eculizumab in complement inhibitor-experienced patients with paroxysmal nocturnal hemoglobinuria. Am J Hematol. 2024; 99: 1757-67.

5) Roth A, et al. Phase 3 randomized COMMODORE 2 trial: Crovalimab versus eculizumab in patients with paroxysmal nocturnal hemoglobinuria naive to complement inhibition. Am J Hematol. 2024; 99: 1768-77.

6) Hillmen P, et al. Pegcetacoplan versus Eculizumab in Paroxysmal Nocturnal Hemoglobinuria. N Engl J Med. 2021; 384: 1028-37.

7) Lee JW, et al. Addition of danicopan to ravulizumab or eculizumab in patients with paroxysmal nocturnal haemoglobinuria and clinically significant extravascular haemolysis（ALPHA）: a double-blind, randomised, phase 3 trial. Lancet Haematol. 2023; 10: e955-65.

8) Peffault de Latour R, et al. Oral iptacopan monotherapy in paroxysmal nocturnal hemoglobinuria. N Engl J Med. 2024; 390: 994-1008.

〈北脇年雄〉

CHAPTER II ● 薬物治療 ▶ B 血液非悪性疾患

5 赤血球系 再生不良性貧血（AA）

▶ ▶ ▶ ▶ ▶ ▶ ▶

再生不良性貧血は先天性と後天性に病型分類され，先天性のものには Fanconi 貧血や先天性角化不全症など，後天性のものには特発性と，薬剤や放射線などによる二次性，肝炎関連や PNH を伴う特殊型がある．成人でみられる再生不良性貧血の多くは特発性である．

先天性骨髄不全では治療法が異なるため，40 歳以下の患者では先天性の可能性を考慮すべきである[1]．Fanconi 貧血では免疫抑制療法の効果は期待できず，造血幹細胞移植のみが唯一治癒が期待できる治療法であるが，通常の放射線照射や大量シクロホスファミドの投与を含む前処置では移植関連毒性が強いため，フルダラビンを含む前処置レジメンが用いられる[2]．先天性角化不全症では，蛋白同化ステロイドの効果がある程度期待できる（詳細は，特発性造血障害に関する調査研究班（http://zoketsushogaihan.umin.jp/index.html）の「Fanconi 貧血診療の参照ガイド」および「先天性角化不全症診療の参照ガイド」参照）．

特発性再生不良性貧血の治療方針は重症度 表1 ，年齢，移植ドナーの有無などによって決まる 図1 図2 ．これらの治療に加え，支持療法として輸血，鉄キレート剤，造血因子などが必要となる．肝炎関連の再生不良性貧血については，特発性と同様の治療方針となる．

重症度 stage 1 および stage 2a の治療 図1

- 血小板数 10 万/μL 未満では，シクロスポリン（CsA）単剤による免疫抑制療法開始が推奨される（p.118「CsA」のレジメン参照）.

- 末梢血中の PNH 型血球検出，血漿トロンボポエチン（TPO）高値（≧320pg/mL），HLA 欠失血球の検出などは免疫病態を示唆する所見となるが[3]，いずれも保険適用外である.

- 8 週間以内に血球回復せず輸血が必要な場合は抗ヒト胸腺細胞免疫グロブリン（ATG）による免疫抑制療法の強化を検討する.

表1 再生不良性貧血の重症度分類

stage 1 軽症	下記以外で輸血を必要としない.
stage 2 中等症	以下の2項目以上を満たし, a 赤血球輸血を必要としない. b 赤血球輸血を必要とするが,その頻度は毎月2単位未満. 　　網赤血球　60000/μL 未満 　　好中球　　 1000/μL 未満 　　血小板　　50000/μL 未満
stage 3 やや重症	以下の2項目以上を満たし,毎月2単位以上の赤血球輸血を必要とする 　　網赤血球　60000/μL 未満 　　好中球　　 1000/μL 未満 　　血小板　　50000/μL 未満
stage 4 重症	以下の2項目以上を満たす 　　網赤血球　40000/μL 未満 　　好中球　　　500/μL 未満 　　血小板　　20000/μL 未満
stage 5 最重症	好中球 200/μL 未満に加えて,以下の1項目以上を満たす 　　網赤血球　20000/μL 未満 　　血小板　　20000/μL 未満

(再生不良性貧血診療の参照ガイド 令和4年度改訂版より)

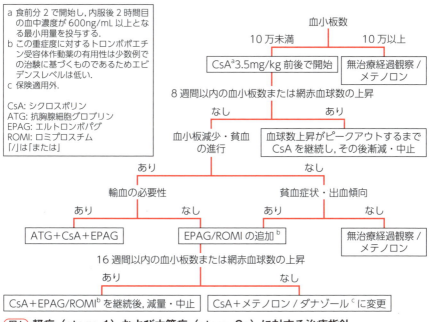

図1 軽症(stage 1)および中等症(stage 2a)に対する治療指針
(再生不良性貧血診療の参照ガイド 令和4年度改訂版より)

- 血球減少が進行しているが，輸血の必要性がない場合には CsA に TPO 受容体作動薬であるエルトロンボパグ（EPAG）あるいはロミプロスチム（ROMI）を追加する（下記「EPAG」と p.119「ROMI」のレジメン参照）.
- 16 週以内に反応が認められない場合は CsA に蛋白同化ステロイドであるメテノロン（プリモバラン®）あるいはダナゾール（ボンゾール®）の併用を考慮する．メテノロンは肝障害に加え，男性化の副作用に注意が必要であり，女性には男性化作用が比較的少ないダナゾールの方が使用しやすいが，保険適用外である.

▶シクロスポリン（CsA）

投与スケジュールと投与方法

		day	1	2	3	4	5	…
CsA（ネオーラル®）	1.5-2.5mg/kg 1日2回　経口		↓↓	↓↓	↓↓	↓↓	↓↓	…

レジメンの補足

- CsA は 3〜5mg/kg 程度で開始し，血中トラフ 150〜250ng/mL，内服後 2 時間値 600ng/mL 以上に調整する.
- 血清クレアチニン値を 1〜2 週間に 1 回測定し，投与前値の 150％以上に上昇する場合には投与量を半量または 25％減量する．高血圧や肝障害などにも注意.
- 血球上昇がプラトーに達するまで投与継続し，頭打ちとなったあと 3 カ月程度同量を継続ののち漸減を開始する.
- CYP3A4 で代謝されるため，スタチン系の高脂血症治療薬や，アゾール系の抗真菌薬など多くの薬剤と相互作用があり，併用禁忌薬もある．グレープフルーツは禁.

▶エルトロンボパグ（EPAG）

投与スケジュールと投与方法

		day	1	2	3	…	15	…
EPAG（レボレード®）	25mg/日　1日1回　経口 （最大 100mg/日）		↓	↓	↓	…	増量判断	…

レジメン補足

- EPAG 25mg/日で開始し，2 週後，血小板数 5 万/μL を超えない場合，25mg ずつ増量可能で，最大投与量は 100mg/日.
- 食事とともに服用すると血中濃度が低下することがあり，食事前後 2 時間を避け

て空腹時に服用する.

- 制酸剤，乳製品，多価陽イオン含有製剤なども EPAG 服用の前 4 時間および後 2 時間は摂取を避ける.

- 血小板数 20 万/μL 以上では減量，40 万/μL 以上では休薬する.

- 血栓塞栓症，骨髄線維化，骨髄異形成症候群や急性骨髄性白血病への移行に注意が必要.

- 長期使用で鉄欠乏症を引き起こすことがある.

▶ロミプロスチム（ROMI）

投与スケジュールと投与方法

		day	1	8	15	22	28	…
ROMI（ロミプレート®）	10μg/kg　皮下注 （最大 20μg/kg）		↓	↓	↓	↓	増量判断	…

レジメン補足

- 4 週間連続投与しても血小板数の増加が認められない場合は 5 μg/kg 増量可能，最大投与量は 20 μg/kg である.

- 血小板数 20 万/μL 以上では減量，40 万/μL 以上では休薬する.

- 血栓塞栓症，骨髄線維化，骨髄異形成症候群や急性骨髄性白血病への移行にも注意する.

重症度 stage 2b 以上の治療 図2

- 年齢，合併症，移植ドナー，免疫抑制療法の有効率，患者の希望などをもとに，造血幹細胞移植と強力な免疫抑制療法のいずれを選択するか判断する. 一般的には 40 歳以下で合併症がなく，HLA 適合同胞ドナーが得られる場合，造血幹細胞移植を優先的に考慮する.

- 40 歳以上の患者や 40 歳未満でも HLA 適合同胞ドナーが得られない場合は免疫抑制療法を優先し，ATG（抗胸腺細胞グロブリン），CsA，EPAG の 3 剤併用療法を行う（p.120 のレジメン参照）.

- 日本では長らくウサギ ATG（サイモグロブリン®）しか使用できなかったが，2023 年 7 月よりウマ ATG（アトガム®）も使用可能となっている. ウマ ATG はウサギ ATG より優れているとの報告もあるが，結論は得られていない[4].

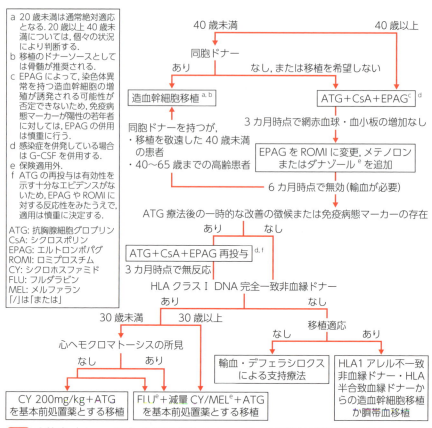

図2 中等症（stage 2b）から最重症（stage 5）の症例に対する治療指針
（再生不良性貧血診療の参照ガイド 令和4年度改訂版）

▶ATG＋CsA＋EPAG

投与スケジュールと投与方法

		day	1	2	3	4	5	……
ATG（サイモグロブリン® 2.5mg/kg or アトガム® 40mg/kg）	点滴静注		↓	↓	↓	↓	↓	―
CsA（ネオーラル®）	2.5mg/kg 1日2回 経口		↓	↓	↓	↓	↓	連日
EPAG（レボレード®）	75mg 経口（空腹時）		↓	↓	↓	↓	↓	連日
mPSL（ソル・メドロール®）	2mg/kg 点滴		↓	↓	↓	↓	↓	減量

レジメンの補足

- サイモグロブリン®は2.5〜3.75mg/kg 5日間の使用が認可されているが，2.5mg/kgと3.5mg/kgの比較で治療効果は同等であり，2.5mg/kg 5日間が推奨される[5].

- ATG投与により血小板低下は必発のため，治療開始前に血小板数2〜3万を維持するよう血小板輸血を行う.

- ATGの投与は，アナフィラキシーショック発現時に救急処置が直ちに実施可能な体制で行う.

- サイモグロブリン®の場合，過敏症評価のため，添付文書に基づいて本投与前に試験投与を行う（1バイアルを注射用水5mLにて溶解後，その0.5mLを100mLの生理食塩液で希釈して，1時間以上かけて点滴静注）．本投与時には生理食塩液または5％ブドウ糖注射液500mLで希釈して，インラインフィルターを通して6時間以上かけ緩徐に点滴静注する.

- アトガム®の場合，添付文書に基づいて本投与前の皮膚試験（プリックテストおよび皮内試験）を実施するか，もしくは初回投与開始後1時間は極めて緩徐に投与する．本投与時には生食で1〜4mg/mLに希釈の上（かなりの輸液負荷になりうる），インラインフィルターを通して4時間以上かけて点滴静注する（12〜18時間かけて投与することが望ましい）.

- アナフィラキシー様症状，血清病予防のためATG各投与日に副腎皮質ステロイド，抗ヒスタミン薬（ジフェンヒドラミン30mg/回など）および解熱鎮痛薬（アセトアミノフェン400mg/回など）を前投与する.

- 副腎皮質ステロイドの減量は下記を参考に行う（血清病の徴候がみられた際には減量の速度を落とす）.

    day1〜5:   mPSL 2mg/kg   点滴
    day6〜14: PSL 1mg/kg   経口
    day15〜21: PSL 0.5mg/kg 経口
    day22〜28: PSL 0.2mg/kg 経口

- レボレード®の代わりにロミプレート®を使用することも可能である（用量・用法はp.119「ROMI」のレジメン参照）.

- ニューキノロン系抗菌薬，抗真菌薬（アスペルギルスも予防できるもの），抗ウイルス薬の予防投与を積極的に考慮する（ただし，予防投与は保険適用外）.

- ニューモシスチス肺炎予防のためのルーチンでのST合剤予防投与は骨髄毒性があるため推奨されていない.

- ウサギ ATG 投与後 2～4 週後は EB ウイルス量をモニタリングし，EBV 関連リンパ増殖性疾患に注意する．ATG 投与開始日から起算して 2 カ月以内は週に 1 回，3 カ月目から 6 カ月以内は月に 1 回，診療報酬で算定可能である．
- CsA の使用方法は単剤の場合と同じ（p.118「CsA」のレジメン参照）．
- EPAG は開始量が ATG 非投与例とは異なるので注意する．そのほか用法などの注意点は p.118「EPAG」のレジメン参照．

支持療法

輸血

- 赤血球輸血は Hb 7g/dL 以上を保つよう行うことが目安だが，患者の自覚症状，心不全などの合併症，社会生活の活動状況などにより判断する．
- 血小板輸血は血小板数 < 0.5 万/μL で行うが，出血傾向も参考にする．発熱，感染症合併時は血小板数 2 万/μL 以上を保つよう輸血を行う．
- 輸血後，血小板数上昇が不良な場合は，血小板輸血終了して 1 時間後の血小板数を確認する．血小板数が上昇していない場合は抗 HLA 抗体の有無を確認し，陽性の場合はできるだけ HLA 適合ドナーからの血小板輸血を行う．

鉄キレート療法

- 頻回な赤血球輸血によりフェリチン値 1000ng/mL 以上，あるいは成人で赤血球 40 単位以上の輸血を受けた場合には，経口デフェラシロクス（ジャドニュ®）投与し，輸血後鉄過剰症を改善させる．デフェラシロクスによる肝障害，腎障害，アレルギー症状，消化器系の副作用には注意が必要である．

G-CSF 製剤

- 好中球数 < 1000/μL で保険適用があるが，長期にわたる使用はモノソミー 7 を伴うクローン性造血を促す可能性がある[6]．治療反応性や予後に影響しないため，感染症合併時の使用が推奨される．

◈ 文献

1) Kulasekararaj A, et al. Guidelines for the diagnosis and management of adult aplastic anaemia: A British Society for Haematology Guideline. Br J Haematol. 2024; 204: 784-804.
2) Yabe M, et al. Long-term outcome in patients with Fanconi anemia who received hematopoietic stem cell transplantation: a retrospective nationwide analysis. Int J Hematol.

2021; 113: 134-44.
3) Saito C, et al. Hypomegakaryocytic thrombocytopenia (HMT) : an immune-mediated bone marrow failure characterized by an increased number of PNH-phenotype cells and high plasma thrombopoietin levels. Br J Haematol. 2016; 175: 246-51.
4) Scheinberg P, et al. Horse versus rabbit antithymocyte globulin in acquired aplastic anemia. N Engl J Med. 2011; 365: 430-8.
5) Narita A, et al. Relationship between plasma rabbit anti-thymocyte globulin concentration and immunosuppressive therapy response in patients with severe aplastic anemia. Eur J Haematol. 2021; 107: 255-64.
6) Kojima S, et al. Risk factors for evolution of acquired aplastic anemia into myelodysplastic syndrome and acute myeloid leukemia after immunosuppressive therapy in children. Blood. 2002; 100: 786-90.

〈森 美奈子 川端 浩〉

CHAPTER II ● 薬物治療 ▶ B 血液非悪性疾患

6

赤血球系
赤芽球癆

▶ ▶ ▶ ▶ ▶ ▶

疾患の概要

　赤芽球癆（pure red cell aplasia: PRCA）は網赤血球および骨髄赤芽球の著減を特徴とする造血器疾患で，代表的な先天性の PRCA には，Diamond-Blackfan 貧血がある．後天性の PRCA には特発性と続発性に分けられ，続発性 PRCA の原因には，ヒトパルボウイルス B19 初感染，薬剤性，胸腺腫，大顆粒リンパ球（LGL）性白血病，その他のリンパ系腫瘍，ABO 不適合移植後，EPO 治療後の内因性抗 EPO 抗体などがある[1]．

治療の概要

　ヒトパルボウイルス B19 初感染による PRCA は，およそ 1〜3 週間で網赤血球の回復や貧血の改善がみられる．免疫不全を背景とした PRCA 症例の中にもヒトパルボウイルス B19 感染症によるものがあり，この場合はガンマグロブリンの投与によって軽快することがある[2,3]．薬剤による急性の PRCA の場合，薬剤を中止し貧血が改善するのを待つ．特発性 PRCA の中にも急性に発症して自然寛解する例があるため，PRCA と診断しても 1 カ月間は積極的治療を控え，被疑薬の中止と輸血等の対症療法のみで経過をみるのが望ましい[1]．悪性リンパ腫などのリンパ系腫瘍に随伴する PRCA では，原疾患の治療により軽快することがある．いずれにおいても，貧血が高度で日常生活が障害されている場合には赤血球輸血を行う．

　慢性 PRCA の寛解導入には免疫抑制療法が行われる．免疫抑制療法としては，主に①シクロスポリン（CsA），②副腎皮質ステロイド，③シクロホスファミド（CY）のいずれかが用いられている．寛解率や長期投与による副作用を勘案すると，特発性および胸腺腫関連 PRCA では CsA が第一選択薬と考えられる．胸腺腫に合併した PRCA は，胸腺摘除を行った上で免疫抑制療法を行い[4]，抗 EPO 抗体による PRCA では全ての EPO 製剤の使用を中止した上で免疫抑制療法を行う．いずれの治療も中止するとほとんどの患者で再燃するため，維持療法が必要である．

▶シクロスポリン（CsA）

投与スケジュールと投与方法

		day	1	2	3	4	5	…
CsA（ネオーラル®）	5-6mg/kg/日　分2 経口		⬇⬇	⬇⬇	⬇⬇	⬇⬇	⬇⬇	連日

レジメンの補足

- CsA は 5〜6mg/kg/日（軽度の腎機能障害や高齢者の場合は 4〜5mg/kg/日）程度で開始し，血中トラフ値 150〜250ng/mL に調整する．
- 少なくとも 3 カ月間は継続し効果判定を行う．
- 寛解後は 3 カ月ごとに 10％ずつゆっくり減量する．
- 初期投与量の 50％前後まで減量したところで再燃することが多く，これ以後はより慎重に減量を行う．

副作用とその対策

- しばしば腎機能が悪化するため，血清クレアチニン値を 1〜2 週間に 1 回測定し，投与前値の 150％以上に上昇する場合には投与量を 25〜50％減量する．高血圧や肝障害にも注意する．この他，多毛，筋痙攣，振戦などが現れることがある．

併用に注意する薬剤

- CYP3A4 で代謝されるため，スタチン系の高脂血症治療薬や，アゾール系の抗真菌薬など多くの薬剤と相互作用がある（ピタバスタチン，ロスバスタチンは併用禁忌薬）．グレープフルーツは禁.

▶副腎皮質ステロイド（プレドニゾロン）

投与スケジュールと投与方法

		day	1	2	3	4	5	…
PSL（プレドニン®）	1mg/kg/日　分1（朝食後）経口		⬇	⬇	⬇	⬇	⬇	連日

レジメンの補足

- 1mg/kg/日の用量で開始し，反応が得られてヘマトクリットが 35％に達したら注意深く減量する．
- 0.3mg/kg/日よりさらに減量する際には再燃リスクが高いので，4 週間に 10％程度までの減量にとどめる．

副作用とその対策

- 副腎皮質ステロイドには高血糖，不眠，便秘など様々な副作用があり，それぞれへの対処が必要である．高用量の副腎皮質ステロイド使用時にはニューモシスチス肺炎予防のためにスルファメトキサゾール・トリメトプリム合剤（ST 合剤）を1日1錠を連日あるいは1週間に3回内服が推奨される．
- 消化性潰瘍の予防薬（プロトンポンプ阻害薬，H_2 ブロッカーなど）の併用も考慮する（ただし予防内服は保険適用外）．
- 長期にわたりプレドニゾロンを内服する場合は，骨粗鬆症の予防も重要である．

▶シクロホスファミド（CY）

投与スケジュールと投与方法

		day	1	2	3	4	5	…
CY（エンドキサン®）	50mg/日　分1（朝食後）経口		↓	↓	↓	↓	↓	連日
PSL（プレドニン®）	0.3-0.5mg/kg/日　分1（朝食後）		↓	↓	↓	↓	↓	連日

レジメンの補足

- CY は 50mg/日から開始し，1〜2週間ごとに増量して，最大 150mg/日を維持投与する．ただし，骨髄抑制（好中球数＜1000/μL または血小板数＜10万/μL）が現れれば休止する．
- 少量のプレドニゾロンを併用することが多い．反応が得られたらまずプレドニゾロンから減量中止し，ついで CY の減量中止を行う．
- 副作用として二次性白血病や二次発がんのほか，白血球減少や免疫抑制による感染を合併することが多く，長期にわたる維持療法には不向きである．

▶輸血後鉄過剰症への対策

- 赤血球輸血依存例では輸血後鉄過剰症による肝障害，糖尿病，性腺機能低下，内分泌障害，皮膚色素沈着，心不全などが出現するので，経口デフェラシロクス（ジャドニュ®）による鉄キレート療法を行う．ただし，デフェラシロクスには肝障害，腎障害，アレルギー症状，消化器系などの副作用がしばしばみられ，継続が困難となる症例も多い（少量から開始し漸増すると継続できる場合もある）．

▶予後

- 本邦における調査研究によると，特発性 PRCA の予測平均生存期間は 212.6 カ月，胸腺腫関連 PRCA および大型顆粒リンパ球性白血病関連 PRCA の予測生存期間中央値はそれぞれ 142.1 カ月，147.8 カ月であった．また，主な死因は感染症と臓器不全であった[5]．

◈ 文献

1) 特発性造血障害に関する調査研究班 赤芽球癆診療の参照ガイド改訂版作成ワーキンググループ. 赤芽球癆診療の参照ガイド 令和 4 年度改訂版. 2023.
2) Song KW, et al. Pure red cell aplasia due to parvovirus following treatment with CHOP and rituximab for B-cell lymphoma. Br J Haematol. 2002; 119: 125-7.
3) Koduri PR, et al. Chronic pure red cell aplasia caused by parvovirus B19 in AIDS: use of intravenous immunoglobulin—a report of eight patients. Am J Hematol. 1999; 61: 16-20.
4) Lesire B, et al. Management of thymoma associated autoimmune pure red cell aplasia: Case report and systematic review of the literature. Lung Cancer. 2021; 157: 131-46.
5) Hirokawa M, et al. Long-term outcome of patients with acquired chronic pure red cell aplasia (PRCA) following immunosuppressive therapy: a final report of the nationwide cohort study in 2004/2006 by the Japan PRCA collaborative study group. Br J Haematol. 2015; 169: 879-86.

〈川端　浩〉

CHAPTER II ● 薬物治療 ▶ B 血液非悪性疾患

7 赤血球系
腎性貧血（成人保存期慢性腎臓病患者）

▶ ▶ ▶ ▶ ▶ ▶ ▶

　小児患者・透析患者の腎性貧血は各々，小児科・腎臓内科によって管理されるため，ここでは，成人の保存期慢性腎臓病患者に対する治療を記載する．主な治療薬は赤血球造血刺激因子製剤（erythropoietin stimulating agents: ESA）と HIF-PH（hypoxia-inducible factor-prolyl hydroxylase）阻害薬である．治療開始の目安をヘモグロビン（Hb）濃度 11g/dL 未満とし，治療目標 Hb 濃度参考値を 11〜13g/dL として，個々の症例の病態に応じた目標 Hb 値を定め治療する．ESA と HIF-PH 阻害薬の併用は行うべきではない．また，鉄欠乏状態があれば鉄剤投与が推奨される．

▶赤血球造血刺激因子製剤（ESA）

投与スケジュールと投与方法
●初回用量

		day	1	15	29	43	......
ダルベポエチン アルファ（ネスプ®）	30μg/回　2 週間毎 皮下注 or 静注		↓	↓	↓	↓	2 週間毎

●貧血で改善が得られた以降の用量

		day	1	15	29	43	......
ダルベポエチン アルファ（ネスプ®）	30-120μg/回　2 週間毎 皮下注 or 静注		↓	↓	↓	↓	2 週間毎

●2 週に 1 回投与で貧血改善が維持されている場合の用量

		day	1	29	57	85	......
ダルベポエチン アルファ（ネスプ®）	60-180μg/回（その時点での 1 日投与量の 2 倍量を開始用量とする）4 週間毎　皮下注 or 静注		↓	↓	↓	↓	4 週間毎

▶HIF-PH 阻害薬

投与スケジュールと投与方法

●ESA で未治療の場合の初回用量

		day	1	2	3	4	5	6	7	……
ダプロデュスタット (ダーブロック®)	2mg/回 or 4mg/回 1日1回 経口		↓	↓	↓	↓	↓	↓	↓	連日

		day	1	2	3	4	5	6	7	……
ロキサデュスタット (エベレンゾ®)	50mg/回 週3回 経口		↓		↓		↓			週3回

		day	1	2	3	4	5	6	7	……
ハダデュスタット (バフセオ®)	300mg/回 1日1回 経口		↓	↓	↓	↓	↓	↓	↓	連日

●ESA から切り替える場合の用量

		day	1	2	3	4	5	6	7	……
ダプロデュスタット (ダーブロック®)	4mg/回 1日1回 経口		↓	↓	↓	↓	↓	↓	↓	連日

		day	1	2	3	4	5	6	7	……
ロキサデュスタット (エベレンゾ®)	70mg/回 or 100mg/回 週3回 経口		↓		↓		↓			週3回

		day	1	2	3	4	5	6	7	……
ハダデュスタット (バフセオ®)	300mg/回 1日1回 経口		↓	↓	↓	↓	↓	↓	↓	連日

レジメン補足

- 初回投与量，ESA からの切り替え量，投与開始後の用量調整，副作用対策は各薬剤の添付文書を参照する．

- 事前に悪性腫瘍，網膜病変の検査を行い，合併がないか，適切な治療が行われているかを確認し，適応の可否を慎重に判断する．

- 虚血性心疾患，脳血管障害，末梢血管病（閉塞性動脈硬化症や深部静脈血栓症など）のある患者についてはそのリスク評価を行い，適応の可否を慎重に判断する．

◈ 文献

1) 丸山彰一，他. エビデンスに基づく CKD 診療ガイドライン 2023. 東京医学社；2023. p.96-102.

〈水本智咲〉

CHAPTER II ● 薬物治療 ▶ B 血液非悪性疾患

8 血栓・止血系
特発性血小板減少性紫斑病（ITP）

▶ ▶ ▶ ▶ ▶ ▶ ▶

　特発性血小板減少性紫斑病（idiopathic thrombocytopenic purpura: ITP）は薬剤などの原因や基礎疾患が明らかでないにもかかわらず，免疫学的機序により血小板の破壊が亢進し，血小板減少を呈する後天性疾患である．成因が免疫学的機序であることや，必ずしも紫斑を伴わないことから，欧米では primary ITP（immune thrombocytopenia）の名称が普及している．

　ITP の主な病態としては，GP II b/III a や GP I b/IX などの血小板膜糖蛋白を標的とする抗血小板自己抗体によりオプソニン化された血小板が，脾臓など網内系において破壊されることが想定されている．また抗血小板自己抗体は骨髄巨核球の成熟障害やアポトーシスを誘導し，血小板産生障害を誘導することも知られる．

一次治療各レジメンの概説

- まずは *H. pylori* の検査（尿素呼気試験や血中抗体検査）を行い，陽性であれば除菌療法を行う．一次除菌に失敗した場合，二次除菌までは行う．除菌が成功すれば，追加治療なしで寛解を得ることも多い，
- その上で，血小板数 2 万/μL を下回る場合や，出血症状が顕著な場合は，治療介入を行う．初回治療は，プレドニゾロン 1mg/kg/日で，高齢者や糖尿病がある場合には，0.5mg/kg/日に減量する．投与開始 2〜4 週間で血小板数が増加すれば，2〜3 カ月かけて 10mg/日以下に漸減する．ステロイド長期投与になるため，日和見感染（特に，ニューモシスチス肺炎）には注意する．ST 合剤（バクタ®）はそれ自身に血小板減少の副作用があるため，ペンタミジン（ベナンバックス® 吸入）を用いることが多い．また，骨粗鬆症にも留意が必要である．

二次治療各レジメンの概説

- ステロイド抵抗性の場合には，セカンドラインとして，トロンボポエチン（TPO）

受容体作動薬，リツキシマブ，脾摘が選択される（ただし，脾摘は有効な手段ではあるが，手術侵襲や合併症などから敬遠されることも多い）.

- TPO受容体作動薬は，造血幹細胞と巨核球，血小板に発現するTPO受容体を標的とし，投与後2週間で効果を発揮する．血栓リスクが高いことに注意する.

▶ロミプロスチム（ROMI）

投与スケジュールと投与方法

	day	1	8	15	22	29	......
ROMI （ロミプレート®）	1 μg/kg から開始 （最大 10 μg/kg） 週1回 皮下注	↓	↓	↓	↓	↓	週1回

血小板数をみながら増量.

レジメン補足

- 血小板数 50,000/μL 未満：1 μg/kg 増量する.
- 血小板数 50,000〜200,000/μL：出血のリスクを低下できる治療上必要最小限の用量となるよう，適宜減量も考慮する
- 血小板数 200,000〜400,000/μL: 1 μg/kg 減量する.
- 血小板数 400,000 超：休薬する．休薬後，血小板数が 200,000/μL まで減少した場合には原則として休薬前の投与量より 1 μg/kg 減量し，投与を再開する.

▶エルトロンボパグ（EPAG）

投与スケジュールと投与方法

	day	1	2	3	4	5	......
EPAG （レボレード®）	12.5mg から開始 （最大 50mg） 空腹時に経口	↓	↓	↓	↓	↓	連日

血小板数をみながら増量.

レジメン補足

- 本剤は食事とともに服用すると血中濃度が低下することがあるので，食事の前後2時間を避けて空腹時に服用することが重要である.
- 制酸剤，乳製品，多価陽イオン（鉄，カルシウム，アルミニウム，マグネシウム，セレン，亜鉛など）含有製剤などとともに服用すると本剤の血中濃度が低下するので，本剤服用の前4時間および後2時間はこれらの摂取を避ける.

▶リツキシマブ（RTX）

投与スケジュールと投与方法

		day	1	8	15	22
RTX **（リツキサン®）**	375mg/m² 週1回（計4回）点滴		↓	↓	↓	↓

レジメン補足

- 同じセカンドラインとして，リツキシマブも検討する．
- およそ2年で再発することが多いが，再投与も可能である．
- 非ホジキンリンパ腫症例への投与と同様，インフュージョンリアクションや日和見感染（B型肝炎の再活性化含む）に留意する．

▶ホスタマチニブ，エフガルチギモド

- これらITPの治療に，新たに2剤が付け加わった．
- 2023年4月より使用可能になった経口剤ホスタマチニブ（タバリス®）は，マクロファージによる血小板貪食に重要な脾臓チロシンキナーゼ（Syk）の阻害薬で，血小板の破壊を抑制し血小板を増加させる働きがある．高血圧や下痢に注意する．
- 2024年4月より，エフガルチギモド（ウィフガート®）も使用できる．本剤は，胎児性Fc受容体（FcRn）に対する抗体であり，血中IgGのリサイクルを阻害し，抗血小板自己抗体を含むIgG濃度を低下させる働きがある．全身性重症筋無力症に対してはすでに保険適応となっている．

緊急時の対応

- 血小板数が1〜2万/μLを下回って著明に低下し，全身の出血傾向を伴う場合や，この状況で何かしらの手術を必要とするような場合は，早急に血小板を増加させる必要がある．このような緊急時の対応として下記の治療法がある．
  - ・ガンマグロブリン大量療法：0.4g/kgを1日1回5日間投与．ガンマグロブリン製剤は規格が限られている（1g，5g，10g，25gなど）が，薬価が高価であるため，添付文書の範囲内で無駄がないように投与量を設定する．アレルギー反応に留意する．投与開始3日目くらいから効果が出始めるが，2週間程度しか持続しないため，ステロイドなどの治療を併用する必要がある．

・ステロイドパルス療法：メチルプレドニゾロン 1g を 1 日 1 回 3 日間投与．終了後は，後療法としてプレドニゾロン 1mg/kg を引き続き投与する．投与数日後に効果発現を認める．

・血小板輸血：体内に存在する抗血小板抗体のため，輸血効果持続期間が限定的である．ガンマグロブリン大量療法と併用すると，より高い輸血効果が期待できる．

〈新井康之〉

CHAPTER II ● 薬物治療 ▶ B 血液非悪性疾患

9 血栓・止血系
播種性血管内凝固（DIC）

▶ ▶ ▶ ▶ ▶ ▶ ▶

　播種性血管内凝固（disseminated intravascular coagulation: DIC）は，基礎疾患の存在下に全身性持続性の血管内凝固活性化を生じ，細小血管内に微小血栓が多発する状態である．凝固活性化とともに線溶系の活性化がみられ，血小板や凝固線溶因子の消費性減少を生じる．

　DIC の診断法・診断基準は，「厚生省 DIC 診断基準」，「日本血栓止血学会 DIC 診断基準 2017 年度版」などに詳細が述べられており参照されたい．

▶基礎疾患の治療

- 何といっても，基礎疾患または病態の除去がDIC治療の基本で，最重要事項である．
- 実際には，基礎疾患の治療が困難，または時間がかかる場合もあり，対症療法としての補充療法や抗凝固療法も重要である．

▶補充療法

- 血小板や凝固因子が極端に低下している場合，重篤な出血症状がある場合など，適切な補充療法を行うことが重要である．

血小板輸血

- 出血症状の程度や，出血のリスクに応じて，維持するべき血小板数の目安は異なる[1]．特に出血症状を認める際には，血栓の材料を補充することになるリスクを恐れ過ぎず，十分な補充療法を行うことが重要である．
- 重篤な出血や緊急手術を要する状況では，血小板数 5 万/μL 以上に維持するように濃厚血小板輸血を行う．それ以外の場合は，血小板数 2〜3 万/μL 程度の維持を目安にすることが多い．

新鮮凍結血漿輸血（fresh frozen plasma: FFP）

- 重篤な出血の合併や，PT，APTT の高度延長，フィブリノーゲンの低下（<100mg/dL）が認められる場合に考慮される．

134

▶抗凝固療法

- 抗凝固療法の有用性を証明するエビデンスは乏しい.
- DICでは凝固活性化と線溶活性化が同時進行的に起こるが, 基礎疾患や各症例においてそのバランスは異なる. 抗凝固療法が各症例にとってプラスに働くか逆に出血を助長するリスクを大きくしてしまうか, 慎重に判断し適応を検討する.

ヘパリン類＋アンチトロンビン（AT）濃縮製剤

- ATは, トロンビンや第Xa因子に結合しその活性を中和するが, ヘパリンや血管内皮細胞上のヘパラン硫酸の存在下で反応速度が劇的に促進される. このように, ヘパリンはAT活性を増強することで抗凝固作用を発揮する.
- ATが消費性欠乏状態の時は, AT濃度70%以上を保つようAT製剤を点滴静注する.
- DICに対して使用可能なヘパリン類としては, 未分画ヘパリン, 低分子ヘパリン ダルテパリン（フラグミン®）, ダナパロイド（オルガラン®）がある. 未分画ヘパリンに比べて, 低分子ヘパリンやダナパロイドの方が出血の危険が低いとされている.
- 未分画ヘパリンの分子量は3000〜10000と幅広い. 低分子ヘパリンは未分画ヘパリンを化学処理して平均分子量を5000前後としたものである. 低分子ヘパリンは, 抗Xa因子作用が主体であり抗トロンビン活性は弱く, APTTの延長が軽度であり, 出血傾向をきたしにくい.

  ・処方例

フラグミン®	75IU/kg/日　持続静注

- ヘパラン硫酸は, 血管内皮上のヘパリン類似物質である. これを主成分とするダナパロイド（オルガラン®）が, 日本でもDICに適応になっている. 半減期が長く, ワンショット静注が可能である. 出血性副作用が少なく, ヘパリン起因性血小板減少を起こさないなどの利点がある.

  ・処方例

オルガラン®	1250単位を1日2回（12時間毎）静注

遺伝子組換えトロンボモジュリン

- 遺伝子組換えトロンボモジュリン（リコモジュリン®）は, 抗凝固作用の他に, 抗線溶作用や抗炎症作用を持つ薬剤である.
- 世界に先駆けて日本で上市され, 日本からの臨床データが報告されている. 未分画ヘパリンを対照薬としたDIC 224例に対するRCT国内第III相試験では, DIC離脱率の非劣勢と出血症状の有意な低下を示しその有用性が示された[2].

- 特に敗血症関連 DIC で期待されたが，欧米での DIC が疑われる敗血症 750 例に対する RCT（SCARLET trial）では，生存率の改善が示されなかった[3]．患者割り付けから薬剤投与までに時間を要したという問題点も挙げられているが，いずれにしても特に欧米では治療薬としては標準的には使用されない．
- 造血器腫瘍に合併する DIC についても，臨床試験での症例数が十分に多くなくエビデンスは確立されていないと思われる．しかし，APL に合併する DIC について，市販後の後方視的解析で出血による早期死亡を減少させる効果が示唆されている[4]．
- APL・AML を含む造血器腫瘍に合併する DIC における後方視的レビューでは，DIC 離脱率や出血イベントの低下における有効性を示唆する報告がされている[5]．

  ・処方例

  リコモジュリン® 380 単位/kg/日　1日1回　30 分かけて点滴

合成プロテアーゼインヒビター

- メチル酸ガベキセート（FOY®），メチル酸ナファモスタット（フサン®）がある．
- 従来は推奨されたこともあったが，有効性は不明瞭である．出血傾向を助長することはなく使いやすいため使用されることもある．

▶抗線溶療法

- トラネキサム酸などの抗線溶薬が使用されることがある．しかし，凝固系活性化，血栓症を誘発するため，多くの DIC 症例では推奨できず禁忌と考えてよい．
- 産科 DIC や大動脈瘤など線溶亢進型の一部の DIC に使用する場合もあるが，使用方法や用量が適切でないと致命的な血栓症を合併することがあり，十分な検討や専門家へのコンサルトが必要である．

◉ 文献

1) Squizzato A, et al. Supportive management strategies for disseminated intravascular coagulation. An international consensus. Thromb Haemost. 2016; 115: 896-904.
2) Saito H, et al. Efficacy and safety of recombinant human soluble thrombomodulin (ART-123) in disseminated intravascular coagulation: results of a phase III, randomized, double-blind clinical trial. J Thromb Haemost. 2007; 5: 31-41.
3) Vincent JL, et al. Effect of a recombinant human soluble thrombomodulin on mortality in patients with sepsis-associated coagulopathy: The SCARLET Randomized Clinical Trial. JAMA. 2019; 321: 1993-2002.
4) Matsushita T, et al. Thrombomodulin alfa treatment in patients with acute promyelocytic leukemia and disseminated intravascular coagulation: a retrospective analysis of an open-label, multicenter, post-marketing surveillance study cohort. Thrombosis Res. 2014; 133: 772-81.
5) Kawano N, et al. A systematic review and meta-analysis of recombinant human soluble thrombomodulin for the treatment of DIC associated with hematological malignancies. Int J Hematol. 2024; 119: 416-25.

〈阪本貴士〉

CHAPTER II ● 薬物治療 ▶ B 血液非悪性疾患

10 血栓・止血系
血栓性微小血管症（TMA）

▶ ▶ ▶ ▶ ▶ ▶ ▶

　血栓性微小血管症（thrombotic microangiopathy: TMA）は，臨床的に溶血性貧血と血小板減少を認めた際に鑑別に挙がる.

　まず，消化器症状を伴い，志賀毒素産生大腸菌（STEC）陽性であれば，溶血性尿毒症症候群（STEC-HUS）と診断する.

　ADAMTS13活性低下（10％未満）であれば，血栓性血小板減少性紫斑病（TTP）の診断となり，ADAMTS13インヒビターが陰性であれば，先天性TTP，陽性であれば後天性TTTPと判断する. TTPが否定できた場合，補体異常があれば，非典型溶血性尿毒症症候群（aHUS）の診断に至る.

　それ以外のTMAに関しては，血漿交換をしながら鑑別を続ける.

▶血栓性血小板減少性紫斑病（TTP）

- ADAMTS13の産生ができないことが原因である先天性TTPに対しては，新鮮凍結血漿（FFP）を定期的に行う.

- ADAMTS13に対する自己抗体産生が原因である後天性TTPに対して，第一選択は新鮮凍結血漿（FFP）を用いた血漿交換である. 自己抗体の除去と，ADAMTS13の補充が目的で，血小板数が回復するまで連日施行する. 自己抗体産生を抑制するため，ステロイドの投与も検討される. 再発難治性のTTPに対しては，リツキシマブの投与も検討する.

- 血栓症を誘発するため，致死的な出血症例を除いて，血小板輸血は行わない.

- 近年，カプラシズマブ（カブリビ®）が使用可能となった. 本剤は，血小板とvon Willebrand factorの結合による血栓形成を直接阻害する低分子抗体である. 初日は血漿交換前と，交換後に皮下注射し，その後は，連日1日1回投与（血漿交換中は血漿交換終了後に投与）で30日間継続する（その後は，28日間の追加可能）.

JCOPY 498-22550

▶溶血性尿毒症症候群（HUS）

- aHUS に対しては，補体 C5 の分解を抑制し，終末補体複合体 C5b-9（membrane-attack complex: MAC）の生成を抑制する C5 モノクローナル抗体エクリズマブ（ソリリス®）やラブリズマブ（ユルトミリス®）が使用される．
- 補体活性が抑制されることから，髄膜炎菌など莢膜形成細菌による感染症が重症化するリスクが高い．そのため，投与開始 2 週間前までに髄膜炎菌ワクチンを接種するとともに，発熱や頭痛など感染を疑う所見があれば，速やかな抗菌薬の投与が必要である．

投与スケジュールと投与方法

エクリズマブ（ソリリス®）

年齢または体重	導入期	維持期
18 歳以上	1 回 900mg を週 1 回で計 4 回	初回投与 4 週間後から 1 回 1200mg を 2 週に 1 回

ラブリズマブ（ユルトミリス®）

体重	初回投与量	2 回目以降の投与量	2 回目以降の投与間隔
5kg 以上 10kg 未満	600mg	300mg	4 週
10kg 以上 20kg 未満	600mg	600mg	4 週
20kg 以上 30kg 未満	900mg	2100mg	8 週
30kg 以上 40kg 未満	1200mg	2700mg	8 週
40kg 以上 60kg 未満	2400mg	3000mg	8 週
60kg 以上 100kg 未満	2700mg	3300mg	8 週
100kg 以上	3000mg	3600mg	8 週

▶造血幹細胞移植後 TMA（TA-TMA）

- 同種造血幹細胞移植後に，前処置や感染，移植片対宿主病（GVHD）などによる血管内皮障害をきっかけに TMA が起こることがあり，これを TA-TMA と呼ぶ．
- TTP とは病態が異なるため，血漿交換は無効で，カルシニューリン阻害薬を慎重に減量して（GVHD の発症を防ぐためにステロイドなどを併用し），全身管理に努める．新鮮凍結血漿や，遺伝子組換え型ヒトトロンボモジュリン（リコモジュリン®）の投与が経験的に行われるが，治療効果のエビデンスは不十分である．

〈新井康之〉

CHAPTER II ● 薬物治療 ▶ B 血液非悪性疾患

11 血栓・止血系
ヘパリン起因性血小板減少症（HIT）

▶ ▶ ▶ ▶ ▶ ▶ ▶

　ヘパリン起因性血小板減少症（heparin-induced thrombocytopenia: HIT）は，投与されたヘパリンと血小板第4因子（plateletfactor4: PF4）の複合体に対する自己抗体（HIT抗体）が，血小板表面のFc受容体に結合することで，血小板を活性化させる機序で発症することが知られている．血管内での血小板活性化に加え，単球や血管内皮細胞の活性化を経て，血小板減少と血栓塞栓症が誘発される．

▶主な治療プロトコール

- 血小板減少や血栓症の鑑別として，臨床的にHITを疑う場合，まず4Tsスコア（血小板減少の度合い，ヘパリン使用開始後血小板減少の出現までの時期，血栓・皮膚症状，血小板減少の原因）で評価し，中程度〜高スコアの場合には，臨床的にHITとして対応する．
- 確定診断（HIT抗体）のための検体採取と平行して，ヘパリンの使用を全て停止する．これには，ヘパリン持続静注，カテーテルのヘパリンロック，また，ヘパリンコーティングカテーテルも含まれる．点滴ロックは生食ないし抗トロンビン薬であるアルガトロバン生食を用いる．
- 血小板輸血は，出血傾向が強い場合や手術が必要な場合にのみ許容される．
- 血小板減少のみの場合は，ヘパリン中止で自然回復する．
- ヘパリン持続静注中に発症，治療継続が必要なHITに関しては，アルガトロバンを投与する．0.7 μg/kg/分より点滴静注を開始し，持続投与を続け，aPTT 100秒を超えない程度に投与量を調整する．
- 安定すれば，ワルファリンの併用を開始し，PT-INRが安定すれば切り替える．急性期の血栓に対するワルファリン単独投与は四肢壊疽のリスクがあり禁忌である．
- ワルファリンの代わりに，直接経口抗凝固薬（direct oral anticoagulant: DOAC）も有用である．いずれも3カ月程度の治療期間が一般的である．
- HIT抗体が陰転化すれば，再度ヘパリンの使用も可能である．

〈新井康之〉

CHAPTER II ● 薬物治療 ▶ B 血液非悪性疾患

12 凝固因子異常症： 血友病と von Willebrand 病

血栓・止血系

血友病

▶ ▶ ▶ ▶ ▶ ▶

　血友病は先天性凝固因子欠乏症で，凝固第VIII因子の欠乏となる血友病 A と第IX因子の欠乏となる血友病 B に分けられ，凝固因子活性が 40％以下の場合に診断される．これらの凝固因子はともに X 染色体にコードされるため伴性遺伝し，主に男性が発症する．遺伝子の異常を反映して凝固能が低下し，様々な出血症状を呈する．凝固能の低下の程度により重症度が分類され，VIII因子活性およびIX因子活性が 5％以上は軽症，1〜5％は中等症，1％未満は重症となる．重症度および凝固因子活性の程度と年間出血回数には相関があり，15％の活性を維持することができれば出血をほぼ抑制できることが明らかである．したがって 15％活性の維持を目標に血液凝固因子製剤の予防的投与を行うことが治療の基本となる．治療には血液凝固因子製剤と，凝固因子の機能を代用するバイスペシフィック抗体などの非凝固因子製剤が使用される．凝固因子製剤は輸血血漿由来製剤と遺伝子組換え製剤のうち標準型製剤（standard half-life: SHL，VIII因子製剤で半減期 8〜12 時間，IX因子製剤で20〜24 時間）だけでなく，近年，半減期延長型製剤（extended half-life: EHL，VIII因子製剤で半減期 18〜52 時間，IX因子製剤で 79〜104 時間) が投与可能となっている．血友病の定期補充療法および，出血時や予備的補充療法における凝固因子製剤および非凝固因子製剤の投与法について述べる．詳細については日本血栓止血学会の診療ガイドラインを参照してほしい（http://www.jsth.org/wordpress/guideline/）[1,2].

▶出血時の止血治療

- 出血時は製剤投与前に RICE（Rest：安静, Ice：患部の冷却, Compression：患部の圧迫, Elevation：患部の挙上）を行う．
- 鼻出血，小さな外傷など目に見える軽微な出血で RICE により止血困難な場合は

凝固因子の補充を検討する.

- 出血部位が目で確認できない吐血・下血や筋肉内・関節内出血で腫脹，疼痛を伴う重度の出血の場合は直ちに凝固因子製剤の補充を行う.
- 外から見て止血が確認できない場合は入院して経過観察する必要がある.
- 軽微な出血で止血困難な場合，必要な凝固因子活性は 20〜40％，中等度の出血の場合は 30〜60％，重度の出血の場合は 80〜100％以上の凝固因子活性が必要となり，重度の出血の場合，止血が確認されるまでトラフ値を 40〜50％維持できるよう 12〜24 時間おきに繰り返し凝固因子製剤を投与する.
- 投与量は出血の程度により以下の計算式に基づいて算出する.

血友病 A　必要量[IU] = 体重[kg] × 目標ピークレベル[％] × 係数 0.5

血友病 B　必要量[IU] = 体重[kg] × 目標ピークレベル[％] × 係数 1〜1.4*

*係数とは回収率の逆数であり，回収率は投与前後の因子の増加量を体重あたりの投与量で除した数値である．回収率に個人差があるため，輸注試験を行い確認することが望ましい.

▶予備的補充療法

- 運動や旅行など出血の可能性がある場合や外科手術や歯科治療など出血が予測される場合に予防的に凝固因子製剤の投与を行う.
- 運動の強度や手術侵襲の強さに応じて投与量を調節する．小手術の場合 30〜60％を目標ピークレベルとして止血が確認されるまで，大手術の場合 80〜100％を目標ピークレベルとして術後止血が確認されるまで維持し，さらに 7 日間 30〜60％を維持できるように凝固因子製剤を投与する.

▶定期補充療法

- 血友病 A の従来型製剤では週 2〜3 回，半減期延長型製剤では週 1〜2 回の静脈注射が行われる．定期投与により凝固因子活性を高く保つことで出血イベントの数を抑制することができるだけでなく，関節症所見の改善が期待できる.
- 以下各製剤の特徴，日本人成人の血漿中半減期および標準的な投与法について記載する.

▶血友病 A 治療薬

半減期延長型（EHL）製剤

ルリオクトコグ アルファ ペゴル（アディノベイト®）

- PEG 修飾による半減期延長，血漿中半減期は 20.6 時間である．
- 40〜50IU/kg 週 2 回投与，または 40〜80IU/kg 3〜7 日間隔で静脈注射する．

ダモクトコグ アルファ ペゴル（ジビイ®）

- PEG 修飾による半減期延長，血漿中半減期は 18.2 時間である．
- 30〜40IU/kg 週 2 回投与，45〜60IU/kg 5 日間隔，または 60IU/kg 1 週間隔で静脈注射する．

ツロクトコグ アルファ ペゴル（イスパロクト®）

- PEG 修飾による半減期延長，血漿中半減期は 19.9 時間である．
- 50IU/kg 4 日間隔，40IU/kg 週 2 回，または 75IU/kg 1 週間隔で静脈注射する．

エフラロクトコグ アルファ（イロクテイト®）

- IgG_1Fc 領域との融合による半減期延長，血漿中半減期は 19.0 時間である．
- 25〜65IU/kg 3〜5 日間隔，または 65IU/kg 1 週間隔で静脈注射する．

エフアネソクトコグ アルファ（オルツビーオ®）

- von Willebrand 因子非依存型製剤で血漿中半減期が 52.2 時間と最も長い．
- 50IU/kg 週 1 回静脈注射する．

半減期標準型（SHL）製剤

シモクトコグ アルファ（ヌーイック®）

- B ドメイン除去型Ⅷ因子製剤で非修飾 SHL 製剤であるが，血漿中半減期が 17.3 時間程度と長い．
- 30〜40IU/kg を週 3 回，または隔日静脈注射する．

非凝固因子製剤

エミシズマブ（ヘムライブラ®）

- ヘムライブラは第Ⅹ因子と活性型第Ⅸ因子に結合するバイスペシフィック抗体で第Ⅷ因子の代わりとなり直接第Ⅹ因子の活性化を誘導することで止血を促す．
- 導入時 3mg/kg を週 1 回，4 週連続皮下注射し，以後毎週 1.5mg/kg，2 週おき 3.0mg/kg，または 4 週おきに 6.0mg/kg を皮下注射する．

▶血友病 B 治療薬

半減期延長型（EHL）製剤

ノナコグ ベータ ペゴル（レフィキシア®）

- PEG 修飾による半減期延長，血漿中半減期 83 時間.
- 40IU/kg 週 1 回静脈内注射.

アルブトレペノナコグ アルファ（イデルビオン®）

- アルブミン融合による半減期延長型製剤，血漿中半減期 104.2 時間.
- 35〜50IU/kg 週 1 回静脈内注射，または 75IU/kg 2 週に 1 回静脈内注射.

エフトレノナコグ アルファ（オルプロリクス®）

- IgG$_1$Fc 領域との融合による半減期延長，血漿中半減期 79.4 時間.
- 50IU/kg 週 1 回静脈内注射，または 100IU/kg 10 日に 1 回静脈内注射.

半減期標準型（SHL）製剤

ノナコグ アルファ（ベネフィクス®）

- 血漿中半減期 20.2 時間.
- 50IU/kg 週 2 回，または 3 日に 1 回静脈内注射.

von Willebrand 病（VWD）

▶ ▶ ▶ ▶ ▶ ▶ ▷

　von Willebrand 病は血友病に次いで多い遺伝性出血性疾患であり，本邦には 1000 人程の患者が存在する. von Willebrand 因子（VWF）の遺伝子は 12 番染色体短腕に存在し，多くは常染色体顕性遺伝の形式をとり，VWF リストセチンコファクター活性または VWF 抗原量が 30％以下の場合に診断される. 量的減少症の I 型，質的異常の II 型，完全欠損の III 型に分類され，III 型が最も重症となり皮膚粘膜出血だけでなく関節や筋肉内の出血を生じる. 軽症ではデスモプレシンによる内皮細胞からの VWF 放出による止血療法が，軽症でも出血が持続する場合や中等度の出血以上の止血や予備的補充療法には VWF 因子製剤の投与が行われる. VWD では重症血友病で見られる乳幼児期の出血や関節出血などがみられないため，定期補充療法は，周術期や重症 VWD の産褥期などに短期間の止血管理を目的として二次的に定期補充療法が行われる[3].

▶治療薬

デスモプレシン注

- Type Ⅰ型，ⅡA型で0.4 μg/kgを生食50〜100mLに溶解し30分かけて点滴する．
- VWF活性，第Ⅷ因子活性が10％以上のⅠ型に効果が期待でき，欠損型のⅢ型には効果がない．
- 一般的な反応例では投与後1時間程度でVWF活性，VWF抗原量，第Ⅷ因子活性が基礎値の2〜5倍程度に増加し，6〜8時間維持されるが，12〜24時間で基礎値に戻る．反復投与は可能であるが，内皮細胞中のVWFが枯渇することより効果が減弱するため，デスモプレシンの投与は比較的軽度な出血や軽微な観血的処置に限定される．

乾燥濃縮人血液凝固第Ⅷ因子（コンファクト®F）

- ヒト血漿由来VWF含有第Ⅷ因子製剤，半減期17.0時間
- VWFで750〜6000単位を投与する．必要投与量は以下の計算式で計算する

  必要量[IU] ＝ 体重[kg] ×（VWF目標ピークレベル − ベースラインVWF活性レベル）× 係数0.5*

  *係数とは回収率の逆数であり，回収率は投与前後の因子の増加量を体重あたりの投与量で除した数値である．回収率に個人差があるため，輸注試験を行い確認することが望ましい．

ボニコグ アルファ（ボンベンディ®）

- 遺伝子組換えVWF製剤であり，第Ⅷ因子を含まない．半減期22.6時間．
- 軽度の出血：初回40〜50IU/kg，8〜24時間毎に止血が確認されるまで静脈注射する．
- 重度の出血：初回50〜80IU/kg，以後40〜60IU/kg 8〜24時間毎に止血が確認されるまで静脈注射する．
- 定期補充療法：40〜60IU/kgを週1〜3回静脈注射する．

◆ 文献

1) 日本血栓止血学会，編．インヒビターのない血友病患者に対する止血治療ガイドライン 2013年改訂版．
2) 徳川多津子，他．血友病患者に対する止血治療ガイドライン 2019年補遺版．血栓止血誌．2020; 31: 93-104.
3) 日笠　聡，他．von Willebrand病の診療ガイドライン 2021年度版．血栓止血誌．2021; 32: 413-81.

〈白川康太郎〉

CHAPTER II ● 薬物治療 ▶ B 血液非悪性疾患

13 レトロウイルス感染症
HIV 感染症/後天性免疫不全症候群（AIDS）

▶ ▶ ▶ ▶ ▶ ▶

　HIV 感染症は抗レトロウイルス薬療法（anti-retroviral therapy: ART）を継続することで治療可能となり副作用も少なくなっており，非感染者と大きく差のない生命予後が期待できるようになっている．HIV 感染症と診断された時点で CD4 陽性リンパ球数にかかわらず全員が治療対象である．治療の目標は血中ウイルス量を検出限界値未満に抑制し続けることである．したがって毎日の抗ウイルス薬の内服を継続することが重要である．治療を継続することで AIDS への進行を抑制するだけでなく，パートナーへのウイルス伝播を阻止でき感染拡大の予防となる．

▶抗レトロウイルス療法（ART）について

- HIV は一本鎖 RNA ウイルスであり，その増殖に必要な 3 つのウイルス蛋白をコードしている．RNA ゲノムを DNA に変換する逆転写酵素，プロウイルス DNA をヒトゲノムに挿入するためのインテグラーゼ，出芽したウイルスの成熟過程に必要なプロテアーゼである．
- 抗レトロウイルス療法（anti-retroviral therapy: ART）薬剤は，これらのウイルス蛋白の酵素活性を阻害する薬剤を中心として，6 つのクラスの薬剤が保険承認を受けている 表1．
- ART はバックボーンとなる NRTI 2 剤，および NNRTI，PI，INSTI から 1 剤をキードラッグとして選択して，3 剤を併用するのが原則である．実際にはこれらの薬剤が 1 錠の錠剤に含有されており，感染者は 1 日 1 錠の内服を継続すること

表1 ART 薬のクラス分類

①核酸型逆転写酵素阻害薬（nucleoside reverse transcriptase inhibitor: NRTI）
②非核酸型逆転写酵素阻害薬（non-nucleoside reverse transcriptase inhibitor: NNRTI）
③プロテアーゼ阻害薬（protease inhibitor: PI）
④インテグラーゼ阻害薬（integrase strand transfer inhibitor: INSTI）
⑤融合阻害薬（fusion inhibitor: FI）または CCR5 阻害薬
⑥カプシド阻害薬（capsid assembly inhibitor: CAI）

でウイルス血症を抑制することができる.

- 現在, キードラッグ2剤, または NRTI 1剤と INSTI 1剤からなる2剤の組み合わせとなる二剤療法 (two drug regimen) でも, 感染者の状況により十分に HIV の複製を抑制できるレジメンがあり使用される.

- 治療を開始すると速やかに血液中のウイルスは減少し, 数カ月程度で検出感度以下となる. これはウイルスを産生している感染細胞のうち活性化 T 細胞やマクロファージなどが寿命で死滅していくためである.

- 血中 HIV RNA 量が検出感度以下を維持している場合をウイルス学的抑制と呼び, 治療の目標とする. 一方, 治療中に 200 コピー/mL 以下の一過性のウイルス血症がみられることがあり, Blip と呼ばれる. これは静止期 T 細胞などに感染した HIV がウイルス産生能力を維持したまま, ウイルスを産生しない潜伏感染細胞として残存しており, 何らかの刺激による潜伏感染細胞の活性化に伴い一過性にウイルス産生が生じるためである.

- ART が継続されていれば産生された HIV に感染力はないため速やかにウイルスは検出されなくなる. 一方, 2回の受診で連続して 200 コピー/mL 以上のウイルスが検出される場合はウイルス学的失敗とされる. 特に 500 コピー/mL 以上を検出する場合は薬剤耐性ウイルスの複製が起こっている可能性があるため耐性検査を行い, その結果により感受性のある ART 薬剤へ変更する必要がある.

- 薬剤の組み合わせはエビデンスレベルによって大部分の HIV 感染者に推奨されるレジメンと臨床状況に応じて推奨されるレジメンおよび持効性注射薬を用いたレジメンに分けられ, 本項ではこれらの具体例について記載する.

- 本邦では日本エイズ学会 HIV 感染症委員会より HIV 感染症「治療の手引」[1]とエイズ対策事業研究班より抗 HIV 治療ガイドライン[2]が公開されており, アメリカ合衆国保健福祉省のガイドライン[3]および欧州エイズ臨床学会ガイドライン[4]も参考となる.

▶大部分の感染者に推奨される ART レジメン

シングルタブレットレジメン (single tablet regimen: STR, 1日1回療法)
ビクタルビ® 配合錠 (FTC/TAF/BIC)

バックボーン NRTI	エムトリシタビン (FTC), テノホビルアラフェナミド (TAF)
キードラッグ INSTI	ビクテグラビル (BIC)

- 現在，日本で HIV 感染症の初回治療に最も処方されている．
- 食事に関係なく服用でき，STR としては錠剤が小さく飲みやすい．
- 治療前クレアチニンクリアランス 30mL/分以上の場合に推奨される．
- BIC は CYP3A および UGT で代謝され薬物相互作用があり，リファンピシンなどの抗結核薬，カルバマゼピンなどの抗てんかん薬が併用禁忌となる．
- M184V 変異を持つ HIV に FTC は耐性であるが TAF はむしろ抗ウイルス活性が増強することが知られており，耐性変異ウイルスの出現頻度が低い．
- FTC/TAF は HBV に対する活性があり重複感染者に対して推奨される．
- 主な副作用として 5％程度の症例で頭痛，下痢，悪心などがある．

トリーメク®配合錠（ABC/3TC/DTG）

バックボーン NRTI	アバカビル（ABC），ラミブジン（3TC）
キードラッグ INSTI	ドルテグラビル（DTG）

- 食事に関係なく服用できるが，大きな錠剤である．
- B 型肝炎の合併のない例に推奨される．
- 併用禁忌薬はないが，DTG は UGT で代謝され併用注意薬がある．
- 主な副作用として 10％弱の症例で嘔気，不眠，頭痛，めまいなどがある．

ドウベイト®配合錠（3TC/DTG）

バックボーン NRTI	ラミブジン（3TC）
キードラッグ INSTI	ドルテグラビル（DTG）

- 食事に関係なく服用でき，トリーメク®より一回り小さい錠剤である．
- トリーメク®に対して非劣性が示されている 2 剤療法であり，B 型肝炎の合併がない例に推奨される．
- 初回治療の際，血中ウイルス RNA が 50 万コピー/mL 以下，HBV 感染の合併がなく，薬剤耐性検査で 3TC および DTG に耐性変異のない症例に推奨される．
- トリーメク®よりも副作用が少ない．

STR ではないレジメン（1日1回療法）

デシコビ® 配合錠 HT（TAF/FTC）＋テビケイ® 錠（DTG）

バックボーン NRTI	エムトリシタビン（FTC），テノホビルアラフェナミド（TAF）
キードラッグ INSTI	ドルテグラビル（DTG）

- デシコビ® はエムトリシタビン（FTC），テノホビルアラフェナミド（TAF）の NRTI 2 剤の配合錠である．2 剤になるが錠剤が小さいため飲みやすい．
- HBV 感染を合併している場合 HBV にも効果が期待できる．
- 副作用は 5％前後でみられ頭痛，吐き気，下痢などである．

▶臨床状況によっては推奨される ART レジメン

STR（1日1回療法）

シムツーザ® 配合錠（DRV/C/TAF/FTC）

バックボーン NRTI	エムトリシタビン（FTC），テノホビルアラフェナミド（TAF）
キードラッグ PI	ダルナビル（DRV/C）（コビシスタット含）

- 強力な抗ウイルス活性を示す DRV の配合剤で耐性変異ウイルスの出現頻度が低い．
- 食事中もしくは食直後に服用する必要がある．
- ブースト薬であるコビシスタットを配合しており CYP3A を阻害するため薬剤相互作用に注意する必要があり，リファンピシンほか複数の併用禁忌薬，併用注意薬がある．
- PI は一般に脂質代謝に悪影響があり，脳血管障害，心血管障害などの合併に注意が必要である．
- 副作用として 10％前後の症例で皮疹，高脂血症，肝酵素上昇，下痢，悪心，頭痛，疲労などがある．一部の観察コホート研究で DRV の投与と心血管合併症のリスクが指摘されている．

オデフシイ® 配合錠（RPV/TAF/FTC）

バックボーン NRTI	エムトリシタビン（FTC），テノホビルアラフェナミド（TAF）
キードラッグ NNRTI	リルピビリン（RPV）

- 食事中，もしくは食直後に内服する必要がある．

- リルピビリンは胃酸がその吸収に必要であるため，内服導入時プロトンポンプ阻害薬の併用は禁忌であり，他の制酸剤は時間をずらして使用する．
- 1%前後の症例で下痢，吐き気，腹部膨満などの消化器症状，頭痛，異常な夢など副作用が報告されている．

STR ではないレジメン

デシコビ® 配合錠 HT（TAF/FTC）＋アイセントレス® 錠（RAL）

バックボーン NRTI	エムトリシタビン（FTC），テノホビルアラフェナミド（TAF）
キードラッグ INSTI	ラルテグラビル（RAL）

- RAL は相互作用薬剤が少ないため併用薬が多い場合に選択肢となる．400mg 錠と 600mg 錠の規格があり，400mg 錠は 1 錠を 1 日 2 回，600mg 錠は 2 錠を 1 日 1 回内服する．
- 副作用は 3%程度で悪心，腹痛，不眠などがみられる．

デシコビ® 配合錠 HT（TAF/FTC）＋ピフェルトロ® 錠（DOR）

バックボーン NRTI	エムトリシタビン（FTC），テノホビルアラフェナミド（TAF）
キードラッグ NNRTI	ドラビリン（DOR）

- DOR は既存の NRTI 耐性ウイルスにも抗ウイルス効果が期待でき，エファビレンツ（EFV）よりも脂質代謝異常が少ないほか忍容性が高い．
- DOR は CYP3A4 で代謝されリファンピシンなどの禁忌薬がある．
- 副作用は 3%程度で悪心，下痢，頭痛，めまい，異常な夢などがみられる．

持効性薬剤による ART レジメン

リカムビス® 水懸筋注（RPV）＋ボカブリア® 水懸筋注（CAB）

キードラッグ NNRTI	リルピビリン（RPV）
キードラッグ INSTI	カボテグラビル（CAB）

- ウイルス学的抑制が 6 カ月以上維持されている場合に適応があり，初回治療としては推奨されない．
- 1 カ月の内服薬（ボカブリア® 錠とエジュラント® 錠）により副作用がないことを確認し，注射薬を導入する．毎月 1 回，もしくは隔月 1 回の筋肉注射でウイルス

抑制を維持できる.

- B型肝炎に対する免疫がない患者にはB型肝炎ワクチンを推奨する.
- リルピビリンは胃酸がその吸収に必要であるため，内服導入時プロトンポンプ阻害薬の併用は禁忌であり，他の制酸剤は時間をずらして使用する.
- HBVに対する感受性がある薬剤を含まないためHBVとの重複感染の場合や新規感染のリスクがある場合には用いるべきではない.

多剤耐性ウイルスに対するART

シュンレンカ® 注（レナカパビル LEN）

- 適切な治療でウイルス学的抑制が得られず，薬剤耐性検査を実施し2剤以上の抗HIV薬に耐性を示す場合に最適なバックグラウンドレジメン（BGR）との併用で用いられる.
- 導入には初日，2日目にシュンレンカ®錠600mg，8日目に同300mgをそれぞれ内服し，15日目にシュンレンカ®注927mgを皮下注射し，以後6カ月おきに同量を投与する.
- 単剤では耐性誘導が起こることが知られているためBGRの服薬アドヒアランスが重要である.
- 忍容性は高く，副作用は吐き気であり，注射薬では注射部位反応が副作用となる.

▶その他の ART の特徴

- これらの他にNRTI 2剤の合剤であるエプジコム®またはそのジェネリック薬のラバミコム®も主にINSTIなどのキードラッグとの併用でよく用いられる.
- 一般にINSTIは，マグネシウムやアルミニウムを含む多価カチオン製剤と同時に投与すると，INSTIの吸収が阻害され血中濃度が低下するため，服用時間を調整するか，他剤に変更する必要がある．またINSTIはクレアチニンの尿細管分泌を抑制するためクレアチニン値が軽度上昇し，クレアチニンクリアランス検査値は軽度悪化するが糸球体機能には影響はない.
- デシコビ配合錠はTAF高用量（25mg）のHT錠とTAF低用量（10mg）のLT錠の規格があり，ブースト薬を併用しない場合はHT錠を，ブースト薬であるリトナビルまたはコビシスタットを含むレジメンではLT錠を使用する.
- 3TC，FTC，TAF，TDF（テノホビルジソプロキシル）はHBVにも抗ウイルス活性があり，HBV重複感染者ではHBVの3TC耐性誘導を避けるためTAFとFTC

または 3TC を含む ART を選択する.

- ART 薬は高価であるため，実際には免疫機能障害の身体障害者手帳を申請した上で，自立支援医療（更生医療）の枠組みで行政の補助を受けて治療が開始となる場合がほとんどである．具体的に免疫機能障害の申請に必要な所見として，少なくとも CD4 T 細胞数が 500/μL 以下，末梢血 HIV-RNA コピー数が 5000 コピー/mL 以上の結果が 4 週以上の期間を空けて 2 回観察される必要がある．自然免疫力の高い症例，例えば HIV RNA が 5000 コピー/mL 未満で CD4 T 細胞数が 500 個/μL より多い場合，公的補助が受けられないため，治療を始められない場合がある．ほとんどの症例で初回の診察から 4 週後の再検査の結果を待って治療が導入される.

◆ **文献**

1) 日本エイズ学会 HIV 感染症委員会より HIV 感染症「治療の手引」．http://www.hivjp.org/guidebook/
2) エイズ対策事業研究班より抗 HIV 治療ガイドライン．https://hiv-guidelines.jp/index.htm
3) アメリカ合衆国保健福祉省のガイドライン．https://clinicalinfo.hiv.gov/en/guidelines
4) 欧州エイズ臨床学会ガイドライン．https://www.eacsociety.org/guidelines/eacs-guidelines/

〈白川康太郎〉

CHAPTER II ● 薬物治療 ▶ B 血液非悪性疾患

14 その他 伝染性単核球症

▶ ▶ ▶ ▶ ▶ ▶

　伝染性単核球症は Epstein-Barr ウイルス（EBV）の初感染による，発熱，咽頭扁桃炎，頸部リンパ節腫脹，肝脾腫などを呈する疾患である．特異的な治療は存在せず，対症療法で自然軽快する症例がほとんどである[1-5].

▶治療

- 伝染性単核球症はその多くが対症療法のみで軽快する[1,2,4,5].
- アシクロビルやバラシクロビルの効果を検討した少数の報告はあるが，いずれも臨床経過の改善を示すには至っておらず，一般的に臨床で使用されていない.
- 発症極早期における副腎皮質ステロイドの有効性を示した報告もあるが，その後その差は消失しており，やはり標準的治療とは考えられないが，重篤な合併症（気道閉塞，溶血性貧血，血小板減少）などの際には副腎皮質ステロイド使用を考慮してもよい.
- 稀な合併症として起こる血球貪食性リンパ組織球症に関しても標準的治療は定まっていないものの，エトポシドを含む化学療法が有効であったとの報告がなされている.
- X 連鎖リンパ増殖症候群に対しては早期の造血細胞移植が推奨されている[4].

◆ 文献
1) 矢崎義雄, 総編. 内科学 第 11 版. 朝倉書店；2017. p.2004-5.
2) 国立感染症研究所 Hp. 伝染性単核球症とは. https://www.niid.go.jp/niid/ja/kansennohanashi/444-im-intro.html
3) Damania B, et al. Epstein-Barr vitus: Biology and disease. Cell 2002; 185; 3652-70.
4) Luzuriaga K, et al. Infectious Mononucleosis. N Eng J Med. 2010; 362: 1993-2000.
5) Balfour HH Jr, et al. Infectious mononucleosis. Clin Trans Imm. 2015; 4: e33.

〈松本忠彦〉

CHAPTER II ● 薬物治療 ▶ B 血液非悪性疾患

15 その他 血球貪食症候群（HPS/HLH）

▶ ▶ ▶ ▶ ▶ ▶

　血球貪食症候群（hemophagocytic syndrome: HPS）は，血球貪食性リンパ組織球症（hemophagocytic lymphohistiocytosis: HLH）とも呼ばれ，高度の高サイトカイン血症を背景に，発熱，血球減少，肝脾腫，播種性血管内凝固，高フェリチン血症，骨髄などでの血球貪食を特徴として，全身の血管内皮障害から多臓器不全に陥る症候群である．遺伝的な免疫異常による一次性と，EB ウイルス感染症，悪性リンパ腫，自己免疫性疾患，造血幹細胞移植（HSCT）後などに続発する二次性に分類される．一次性と二次性の臨床像は類似しており，鑑別が困難なことが少なくない．初期治療は，原因を問わず免疫系の鎮静化を目指して副腎皮質ステロイドによる免疫抑制療法を行い，改善しなければ化学療法に移行する．

▶HLH-94 プロトコール[1]

Initial therapy（第1〜8週）

●第1〜2週

		day	1	2	3	4	5	6	7	8	9	10	11	12	13	14
DEX（デカドロン®）	$10mg/m^2$ 経口　連日		↓	↓	↓	↓	↓	↓	↓	↓	↓	↓	↓	↓	↓	↓
ETP（ベプシド®）	$150mg/m^2$ 2時間点滴		↓			↓				↓			↓			

●第3〜8週

DEX（デカドロン®）	$5mg/m^2$で開始　経口　連日 $5mg/m^2$を2週間→$2.5mg/m^2$を2週間→$1.25mg/m^2$を1週間→1週間で減量中止
ETP（ベプシド®）	$150mg/m^2$　2時間点滴　週1回

Continuation therapy（第9〜52週）

DEX（デカドロン®）	$10mg/m^2$　経口　3日間　2週毎
ETP（ベプシド®）	$150mg/m^2$　2時間点滴　2週間隔
CsA（ネオーラル®）	経口　用量は血中濃度を指標に調節　分2 連日　目標血中濃度トラフ値200μg/L

髄腔内注射

- 神経学的症候の進行，脳脊髄液異常所見を認める場合に最大 4 回実施.

MTX（メソトレキセート®）	>3 歳：12mg　2-3 歳：10mg　1-2 歳：8mg　＜1 歳：6mg

▶HLH-2004 プロトコール[2]

Initial therapy（第 1～8 週）

● 第 1～2 週

		day	1	2	3	4	5	6	7	8	9	10	11	12	13	14
DEX（デカドロン®）	$10mg/m^2$　経口連日		↓	↓	↓	↓	↓	↓	↓	↓	↓	↓	↓	↓	↓	↓
ETP（ベプシド®）	$150mg/m^2$　2 時間点滴		↓			↓				↓			↓			
CsA（ネオーラル®）	6mg/kg　分 2　経口　連日（目標血中濃度トラフ値 $200\mu g/L$）		↓↓	↓↓	↓↓	↓↓	↓↓	↓↓	↓↓	↓↓	↓↓	↓↓	↓↓	↓↓	↓↓	↓↓

● 第 3～8 週

DEX（デカドロン®）	$5mg/m^2$ 経口で開始　連日 $5mg/m^2$ を 2 週間→$2.5mg/m^2$ を 2 週間→$1.25mg/m^2$ を 1 週間→1 週間で減量中止
ETP（ベプシド®）	$150mg/m^2$　2 時間点滴　週 1 回
CsA（ネオーラル®）	経口　用量は血中濃度を指標に調節 分 2　連日　目標血中濃度トラフ値 $200\mu g/L$

Continuation therapy（第 9～40 週）

DEX（デカドロン®）	$10mg/m^2$　経口　3 日間　2 週毎
ETP（ベプシド®）	$150mg/m^2$　2 時間点滴　2 週間隔
CsA（ネオーラル®）	経口　用量は血中濃度を指標に調節 分 2　連日　目標血中濃度トラフ値 $200\mu g/L$

髄腔内注射

- 神経学的症候の進行，脳脊髄液異常所見を認める場合に最大 4 回実施.

MTX（メソトレキセート®）	>3 歳：12mg　2-3 歳：10mg　1-2 歳：8mg　＜1 歳：6mg
PSL（プレドニン®）	>3 歳：10mg　2-3 歳：8mg　1-2 歳：6mg　＜1 歳：4mg

▶レジメン補足

- Initial therapy における真菌予防と，*P. jirovecii* 肺炎予防が推奨される.

▶治療成績

- HLH-94 の初期の 113 例（15 歳未満）の報告[1]では，3 年の全生存（OS）は全体では 55%，一次性に限定すると 51% であった．20 例は HSCT を行わず，12 カ月以上の無治療生存が得られた．HSCT を受けた 65 例の 3 年 OS は 62% であった．
- HLH-94 では 25 例が HSCT 実施前に死亡しており，移植前の病勢コントロール向上を目指した HLH-2004 が開発されている[2]．
- HLH-2004 は，HLH-94 からシクロスポリンの開始を早め（第 1 週から開始），髄腔内注射にプレドニゾロンを追加することに加えて，HSCT 実施時期を早める内容となっている．18 歳以下の 369 症例についての報告では，HLH-94 と比較して全体としては有意な予後向上は観察されなかった．

▶化学療法後の治療

- 一次性 HLH では，上記の治療の後に病勢が落ち着いた段階で速やかに HSCT を実施することが推奨される．
- HSCT における最適な前処置や移植ソースについては，定まっていないが，強度減弱前処置は治療関連死亡を低く抑えて，治癒をもたらす可能性がある[3]．
- アレムツズマブを併用した移植前処置が本邦からも含めて複数報告されている[4]．

▶その他の留意点

- 二次性の場合には原疾患の治療を優先して行い，全体として HSCT は推奨されない．
- EBV 関連 HLH で治療抵抗性では同種移植を検討する．
- リンパ腫関連では原疾患治療が最重要である．
- 二次性の中でも HSCT 後 HPS では，生着不全や生着遅延を伴い，骨髄検査で血球貪食像を認める[5]．鑑別のためウイルス検査を実施する．HSCT 後 HPS では強力な化学療法は困難であり，ステロイド治療や減量したエトポシド治療が主体となる．

◆ 文献

1) Henter JI, et al. Treatment of hemophagocytic lymphohistiocytosis with HLH-94 immu-nochemotherapy and bone marrow transplantation. Blood. 2002; 100: 2367-73.
2) Bergsten E, et al. Confirmed efficacy of etoposide and dexamethasone in HLH treatment: long-term results of the cooperative HLH-2004 study. Blood. 2017; 130: 2728-38.
3) Cooper N, et al. Stem cell transplantation with reduced-intensity conditioning for hemophagocytic lymphohistiocytosis. Blood. 2006; 107: 1233-6.
4) Marsh RA, et al. Reduced-intensity conditioning significantly improves survival of patients with hemophagocytic lymphohistiocytosis undergoing allogeneic hematopoietic cell transplantation. Blood. 2010; 116: 5824-31.
5) Takagi S, et al. High incidence of haemophagocytic syndrome following umbilical cord blood transplantation for adults. Br J Haematol. 2009; 147: 543-53.

〈城 友泰〉

CHAPTER II ● 薬物治療 ▶ B 血液非悪性疾患

16 その他
抗リン脂質抗体症候群（APS）

▶ ▶ ▶ ▶ ▶ ▶ ▶

　抗リン脂質抗体症候群（anti-phospholipid antibody syndrome: APS）とは，血液中の抗リン脂質抗体により，動脈性，静脈性に様々な部位に血栓症を起こす疾患である．抗カルジオリピン抗体や抗β_2グリコプロテインⅠ抗体の出現やループスアンチコアグラント検査にて診断される．特に誘因がない原発性，他の膠原病などを基礎疾患に持つ二次性，急激な経過をとる劇症型に分けられる．特に若年者の血栓症ではまず鑑別すべき疾患である．

▶治療

- APSの治療は抗リン脂質抗体が陽性であっても血栓症や妊娠合併症の既往がなければ経過観察でよいとされるが，他の血栓症のリスクがあるのであればアスピリンなどの予防投与も選択肢となる．
- 本疾患による急性期の動静脈血栓症に対しては，通常の血栓症の治療に準じる．組織プラスミノゲンアクチベータなどによる血栓溶解療法や，ヘパリンによる抗凝固療法が行われる．APSでは血栓症の再発が多く，急性期の治療の後，血栓の既往に応じて再発予防をすることが重要となる．
  - ・動脈血栓症：主にアスピリンなどの抗血小板療法
  - ・静脈血栓症：主にワルファリンなどの抗凝固療法
  - ・妊娠合併症の既往のある妊娠症例：少量のアスピリン＋ヘパリン

〈竹田淳恵〉

CHAPTER II ● 薬物治療 ▶ B 血液非悪性疾患

17 その他
原発性免疫不全症

▶ ▶ ▶ ▶ ▶ ▶

　先天性免疫不全症では，感染症が致死的になりうる．疾患の生物学的特性と，疫学データと，その時点での臨床所見に見合った予防ないし治療が必要である．

　本項では主に成人へのキャリーオーバー症例における管理を概説する．

▶感染予防

- まずは，環境性曝露を避けることが重要である．また，生ワクチンやBCGの接種も避ける．
- 不活化ワクチンの接種は可能であり，免疫不全症の程度によって，肺炎球菌，髄膜炎菌，およびインフルエンザ菌（*Haemophilus influenzae*）b型（Hib）などの予防接種が推奨されうる．
- 日常診療においては，抗菌薬，抗ウイルス薬，抗真菌薬の予防内服が効果的である．
- 特に重篤感染症のリスクが高い症例（SCID，慢性肉芽腫症など）では，抗菌薬の予防投与が望ましい．
　例：スルファメトキサゾール・トリメトプリム（バクタ®）1日1回1錠
- 重症先天性好中球減少症では，G-CSF投与を検討する．ただし，長期大量投与で白血病リスクが報告されていることには留意する．
- 一部の慢性肉芽腫症ではIFN-γの投与が感染減少効果を示している．
　例：イムノマックス-γ（スミフェロン®）を1日1回 25万国内標準単位/m²
　　　週1～3回皮下注射
- 抗体欠乏を主徴とする免疫不全症では，ヒト免疫グロブリン製剤の補充により感染はほぼ予防できるため，投与前トラフ 700mg/dL以上を目指して，定期的に投与する．
　例：200～600mg/kg 3～4週毎（静注用）あるいは
　　　50～200mg/kg 週1回（皮下注）

▶根治治療

- 重症複合免疫不全症などの重篤なタイプでは，早期に骨髄や臍帯血による造血幹細胞移植が選択される．ドナーが見つからない場合は遺伝子治療が考慮される.
- このような治療において輸血が必要な場合は，サイトメガロウイルス陰性ドナー由来の血液製剤を用いる.

〈新井康之〉

CHAPTER II ● 薬物治療 ▶ B 血液非悪性疾患

18 その他 遺伝性血管性浮腫（HAE）

▶ ▶ ▶ ▶ ▶ ▶

　遺伝性血管性浮腫（hereditary angioedema: HAE）は，主に補体制御因子の一つである C1 インヒビター（C1-INH）のはたらきが悪いために起こる遺伝性疾患である（図1）．凝固第XII因子の自己活性化から始まる接触相の活性化，それに続くキニン-カリクレイン系の活性化を経て産生されるブラジキニンが血管壁に存在するブラジキニン B2 受容体に結合して血管透過性を亢進させることによって浮腫が生じ

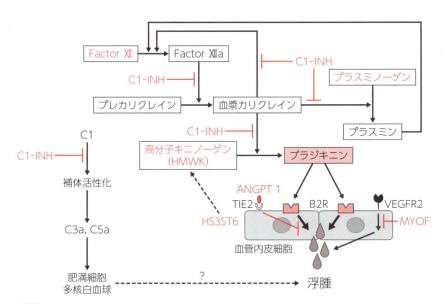

図1 HAE の病態
何らかの陰性電荷物質の刺激などによって凝固第XII因子・第XI因子・プレカリクレイン・高分子キニノーゲンから成る接触相が活性化し，続いてキニン-カリクレイン系の活性化を経てブラジキニンが産生される．このブラジキニンが血管壁に存在するブラジキニン B2 受容体に結合して血管透過性を亢進させることによって浮腫が生じると考えられている．C1-INH はこの過程の複数の経路を制御することが知られ，その障害によって HAE ではブラジキニンの過剰産生がもたらされる．HAE3 型の原因遺伝子がコードする蛋白（赤字）もそのほとんどがこの機序に関わる分子である．
（堀内孝彦，他．補体．2023; 60: 102-31[1]）

る．治療標的としてC1-INHの補充以外にブラジキニン産生系やその作用点の阻害が考えられ，発作時の治療（オンデマンド治療），短期発作予防，長期発作予防の3段階がある．

▶オンデマンド治療

- HAEの急性発作に対して，発作の部位によらず可能な限り早期に治療することが推奨されている[1]．特に上気道に生じる発作は，挿管または気道への外科的な介入を早期に検討しつつ迅速な対応が求められる．急性発作に対して使用される薬剤は次の2つである．

C1インヒビター濃縮製剤（ベリナート® P）

- 通常，1000〜1500単位（500単位/バイアル）を静注または点滴投与する．
- 投与後数時間以内に効果が不十分な場合には500〜1000単位を追加投与する．また24時間後でも症状の改善が不十分な場合には繰り返し投与する．
- 使用経験が長く，一般に高い効果を発揮する．
- 問題点として，ヒト血液製剤であることや静脈内投与が必要であることが挙げられる．

イカチバント（フィラジル®）

- ブラジキニンのブラジキニンB2受容体への結合を選択的かつ競合的に阻害する．
- 1回30mg（30mg/3mL 1筒）を腹部へ皮下注射する．
- 効果が不十分な場合，6時間以上あけて1回30mgの追加投与が可能であるが，24時間あたり3回までの投与とする．
- 自己投与が可能で，症状発現後速やかに投与すると効果が高い．注射部位反応が起こることがある．

▶短期発作予防

- 侵襲を伴う処置によるHAEの急性発作の発症を抑制するために，C1インヒビター濃縮製剤（ベリナート® P）が使用される．
- 通常，処置前の6時間以内に1000〜1500単位を投与する．

▶長期発作予防

- 現在，ベロトラルスタット（オラデオ®），ラナデルマブ（タクザイロ®），C1イン

表1 日本で承認されている長期発作予防薬（2024年3月現在）

薬剤	ベロトラルスタット（オラデオ®）	ラナデルマブ（タクザイロ®）	乾燥濃縮人 C1-INH 製剤（ベリナート®）
承認年	2021年	2022年	2022年
作用機序	血漿カリクレイン阻害薬	血漿カリクレイン阻害薬	C1-INH 製剤
投与方法	経口	皮下注射 自己注射可能	皮下注射 自己注射可能
用法用量	150mg を 1 日 1 回	300mg/回を 2 週間毎 症状が安定している場合， 300mg/回を 4 週間毎	60 単位/kg/回を週 2 回
有効性	44.2%[2]	86.9%[3]	84.0%[4]
安全性	上腹部痛，肝酵素上昇など	注射部位反応，疼痛など	注射部位反応，疼痛など

ヒビター濃縮製剤（ベリナート® 皮下注）の3剤が承認されている．各薬剤の特徴を 表1 にまとめる．

- 長期予防の適応については発作の重症度（発作頻度など），患者の QOL や生活環境，治療環境に合わせて個別に考えるべきである[1]．

◉ 文献

1) 堀内孝彦, 他. 遺伝性血管性浮腫（Hereditary angioedema: HAE）診療ガイドライン改訂 2023 年版. 補体. 2023; 60: 102-31.

2) Zuraw B, et al. Oral once-daily berotralstat for the prevention of hereditary angioedema attacks: A randomized, double-blind, placebo-controlled phase 3 study. J Allergy Clin Immunol. 2021; 148: 164-72.e9.

3) Banerji A, et al. Effect of lanadelmab compared with placebo on prevention of hereditary angioedema attacks: A randomized clinical study. JAMA. 2018; 320: 2108-21.

4) Henri Li H, et al. Subcutaneous C1-esterase inhibitor to prevent hereditary angioedema attacks: Safety findings from the COMPACT trial. Allergy Asthma Proc. 2018; 39: 365-70.

〈山下浩平〉

CHAPTER III
細胞療法 A 造血幹細胞移植

1 自家移植

▶ ▶ ▶ ▶ ▶ ▶

　分子標的薬やCAR-T細胞療法などの台頭により，自家移植の適応は以前よりも縮小しつつある．ただ，初回再発期で化学療法感受性が残っているびまん性大細胞型B細胞リンパ腫やホジキンリンパ腫，第1寛解期の多発性骨髄腫やマントル細胞リンパ腫，原発性中枢神経リンパ腫，第2寛解期の急性前骨髄球性白血病，小児高リスク神経芽腫などでは，自家移植が標準治療とされている．

▶末梢血幹細胞採取

- CXCR4ケモカイン受容体拮抗薬であるプレリキサホルが使用可能となる以前は，シクロホスファミドやエトポシドなどとG-CSF併用による幹細胞動員が中心であったが，現在はプレリキサホルとG-CSFによる幹細胞動員が用いられることが多い．

投与スケジュールと投与方法

大量シクロホスファミド（CY）療法

		day	1	2
CY（エンドキサン®）	2000mg/m² 3時間点滴		↓	↓

CY投与前後で十分に補液を行う．
出血性膀胱炎予防のため，メスナ（ウロミテキサン®）を，CYの開始時，4時間後，8時間後にCYの40％用量を静注で併用する．
心電図モニターを必ず使用する．

大量エトポシド（ETP）療法

		day	1	2	3	4
ETP（ベプシド®）	500mg/m² 8時間点滴		↓	↓	↓	↓

▶悪性リンパ腫

- リンパ腫の自家移植に用いられる移植前処置レジメンは，欧米では BEAM レジメン〔カルムスチン（BCNU），エトポシド，シタラビン，メルファラン〕が用いられるが，日本ではカルムスチンが使用できないため，ラニムスチン（MCNU）に変更した MEAM レジメンが用いられる[1,2]．その他，MCEC レジメン，LEED レジメンが主に用いられている[3,4]．リツキシマブの追加投与が用いられることもある．

- チオテパが，悪性リンパ腫および小児悪性固形腫瘍に対する自家移植の前処置として承認された．主に中枢神経悪性リンパ腫に対して，チオテパ，ブスルファンによる前処置が用いられる．

投与スケジュールと投与方法

MEAM レジメン

		day	−7	−6	−5	−4	−3	−2	−1	0
MCNU（サイメリン®）	300mg/m^2 1 時間点滴		↓							
ETP（ベプシド®）	200mg/m^2 4 時間点滴			↓	↓	↓	↓			
AraC（キロサイド®）	200mg/m^2 1 時間点滴 1 日 2 回			↓↓	↓↓	↓↓	↓↓			
MEL（アルケラン®）	140mg/m^2 10 分点滴						↓			
自家移植										↓

MCEC レジメン

		day	−8	−7	−6	−5	−4	−3	−2	−1	0
MCNU（サイメリン®）	200mg/m^2 1 時間点滴		↓					↓			
CBDCA（パラプラチン®）	300mg/m^2 90 分点滴				↓	↓	↓				
ETP（ベプシド®）	500mg/m^2 4 時間点滴					↓	↓	↓			
CY（エンドキサン®）	50mg/kg 2 時間点滴							↓	↓		
自家移植											↓

LEED レジメン

		day	−4	−3	−2	−1	0
CY（エンドキサン®）	60mg/kg 2時間点滴		↓	↓			
ETP（ベプシド®）	500mg/m² 4時間点滴		↓	↓	↓		
MEL（アルケラン®）	130mg/m² 1時間点滴					↓	
DEX（デカドロン®）	33mg/body 1時間点滴		↓	↓	↓	↓	
自家移植							↓

中枢神経悪性リンパ腫に対する BUTT レジメン

		day	−8	−7	−6	−5	−4	−3	−2	−1	0
BU（ブスルフェクス®）	3.2mg/kg 3時間点滴		↓	↓	↓	↓					
TT（リサイオ®）	5mg/kg 2時間点滴						↓	↓			
自家移植											↓

▶多発性骨髄腫

- 大量メルファラン（アルケラン®）療法が一般的に用いられており一定の治療効果が期待できる．その他，新規薬剤との併用レジメンも試みられている．

投与スケジュールと投与方法

大量メルファラン（MEL）療法

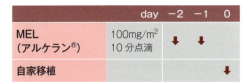

MEL 投与前後で十分に補液を行う．なお補液量は 2000mL/日以上，確保すべき尿量は 100mL/時以上を目安とする．
心電図モニターを必ず使用する．

▶考慮すべき事項

腎機能障害時

- シクロホスファミド，エトポシド，メルファラン，カルボプラチンに関して，腎機能低下時は減量する．減量基準に関しては決まったものはないが 表1 に一例を示す．カルボプラチン投与時の腎機能補正に関しては Calvert formula を参考にする．なお，Cockcroft-Gault 式を用いて Ccr 値を推定する場合，本邦で用いられる酵素法では欧米のヤッフェ法による測定よりもクレアチニン値が 0.2mg/dL 程度低くなるため，クレアチニン補正（0.2 を足したクレアチニン値を用いる）を行うことが望ましい．

表1 減量の一例

	Ccr（mL/分）		
	>50	10〜50	<10
エトポシド	減量不要	25%減	50%減
シクロホスファミド	減量不要	25%減	50%減
メルファラン	減量不要	25%減	50%減

- チオテパ，ブスルファン，$1g/m^2$未満のシタラビンにおいては腎機能障害による補正は不要とされている．

副作用とその対策

- CY による低ナトリウム血症：投与翌日の採血にて確認する必要がある．
- CY による出血性膀胱炎：出血性膀胱炎予防のため，メスナの投与および十分な補液が必要である．
- CY とアゾール系抗真菌薬：アゾール系抗真菌薬使用により CY の血中濃度に影響を与える可能性があるため，大量 CY 使用時はアゾール系抗真菌薬の使用は避けることが望ましい．
- BU による中枢神経症状：BU 使用時は，バルプロ酸やレベチラセタムなどの抗痙攣薬を使用する．
- BU による VOD/SOS：肝障害時は BU による VOD/SOS のリスクが上昇するためその適応に関しては議論すべきである．

治療成績

- 悪性リンパ腫に対して用いられる自家移植レジメンの MEAM，MCEC，LEED レジメンに関しては，日本造血・免疫細胞療法学会のリンパ腫ワーキンググループ

において比較が行われている[1]．5年無再発生存率は MEAM 群で 58.0％，MCEC 群で 52.2％，LEED 群で 43.9％であり，無再発生存率は MEAM 群で優れていた．5年生存率は MEAM 群で 65.3％，MCEC 群で 61.8％，LEED 群で 57.9％であり OS は MEAM と LEED 群で有意差が認められた．以上より，後方視的解析においては MEAM 群での良好な成績が示されている．

- 多発性骨髄腫に対しては大量アルケラン療法が実施されているが，近年，多数の新規薬剤を用いた治療が登場しており，自家移植自体の意義が再検討されている．

◈ 文献

1) Koresawa-Shimizu R, et al. Comparison of MEAM, MCEC and LEED high-dose chemotherapy followed by autologous stem cell transplantation in relapsed/refractory diffuse large B-cell lymphoma: data from the Japan Society for Hematopoietic and Cellular Therapy Registry. Bone Marrow Transplant. 2024; 59: 125-7.
2) Sugimoto M, et al. Retrospective evaluation of the MEAM regimen as a conditioning regimen before autologous peripheral blood stem cell transplantation for lymphoma in two centers with different dosing schedules of melphalan. Ann Hematol. 2016; 95: 1513-9.
3) Asakura Y, et al. Cytoreductive regimen containing ranimustine (MCNU), carboplatin, etoposide and cyclophosphamide (MCEC) before autologous peripheral blood stem cell transplantation for relapsed or refractory lymphoma. Blood. 2008; 112: 4448.
4) Han LN, et al. Feasibility and efficacy of high-dose melphalan, cyclophosphamide, etoposide, and dexamethasone (LEED) chemotherapy with or without rituximab followed by autologous stem cell transplantation for aggressive and relapsed non-Hodgkin's lymphoma. Int J Hematol. 2006; 84: 174-81.

〈諫田淳也〉

CHAPTER III ● 細胞療法 ▶ A 造血幹細胞移植

2 同種移植

▶ ▶ ▶ ▶ ▶ ▶

　同種移植における前処置には大きく分けて以下の 3 つの意義がある.

　1 つめは抗腫瘍効果であり，移植前に体内に残存している腫瘍細胞を減らし，移植後の再発を抑制するという目的である. 同種移植後は一定の移植片対白血病/リンパ腫効果（graft versus leukemia/lymphoma effect: GVL 効果）が期待されるが，その効果が十分に発揮されるまでは移植後数カ月を要し，病型によって期待される効果の大きさが異なる. そのため，病型や移植前の病勢に応じて，必要な抗腫瘍効果を得るための前処置強度の調整や薬剤の選択を行う必要がある.

　2 つめは患者側の免疫抑制であり，特にリンパ球の抑制を適切に行うことは生着不全や拒絶を予防する上で重要である. フルダラビンなどのプリンアナログや放射線（total body irradiation: TBI）はリンパ球免疫を強力に抑制するため，これらを前処置に組み込むことは，特に強度減弱前処置を選択する際，あるいは生着不全リスクが高いドナー要因（臍帯血や HLA 不一致ドナー）や疾患要因（再生不良性貧血）を有する移植を行う際の生着担保における重要なポイントである.

　3 つめはドナー細胞生着環境（骨髄 niche）の確保であり，これも生着不全や拒絶を予防する上で重要なポイントである. 前処置強度が低いほど移植後も自己造血が残存する（mixed chimerism）可能性が高くなる. 移植直前の骨髄環境は，移植前の抗がん薬治療歴や，原疾患の病型およびそれによる造血不全の状況により様々であり，移植前には骨髄線維化や造血の状態，あるいは脾腫の有無の評価が必須である. 一方で，一部の疾患や患者では前処置毒性の軽減を優先し移植後の mixed chimerism を許容する場合もある.

　安全性と有用性が示されてきた既存のレジメンを基本としながら，上記 3 つのポイントと患者の耐容性を必要十分に満たす前処置内容（抗がん薬の種類や投与量，放射線照射量）を症例毎に検討することが重要である.

JCOPY 498-22550

▶前処置の強度と分類

- 強度に関する統一された見解は存在しないが，多くの施設で日本造血・免疫細胞療法学会（The Japanese Society of Transplantation and Cellular Therapy: JSTCT）ガイドライン「移植前処置」[1]に準拠し国際造血細胞移植データ登録機構（Center for International Blood and Marrow Transplant Research: CIBMTR）の定める分類[2,3]を参考としている．移植前処置の中心的な薬剤/放射線療法が骨髄造血機能に与える影響に基づき，各使用量とレジメン強度は 表1 に記載の通り規定されることが多い．

表1 レジメンに含まれる薬剤/放射線と予想される前処置強度

	骨髄破壊的前処置（MAC）	強度減弱前処置（RIC）
TBI（分割照射）	≧8Gy（8-12Gy）	<8Gy
BU（点滴）	>6.4mg/kg（BU3，BU4）	≦6.4mg/kg（BU2）
MEL	>140mg/m²	≦140mg/m²（MEL80-140）
※代表的なレジメン	CY120+TBI8-12Gy±ETP/AraC BU4+CY120 Flu+BU4±TBI2-4Gy Flu+MEL80+BU4	Flu+MEL80-140±TBI2-4Gy Flu+BU2±TBI2-4Gy Flu+CY120

- 骨髄破壊的前処置（myeloablative conditioning: MAC）：骨髄造血機能を不可逆的に破壊し，幹細胞の輸注なしに造血は回復しない強度．
- 強度減弱前処置（reduced intensity conditioning: RIC）：MAC と NMA の中間に位置する強度であり，骨髄造血機能は深く破壊されるが幹細胞輸注なしでも造血回復が可能とされる強度．
- 骨髄非破壊的前処置（nonmyeloablative conditioning: NMA）：リンパ球抑制が主体であり幹細胞輸注なしに自己造血が可能な強度．
  ※ NMA と規定されるレジメンは以下のみ，当院ではほとんど選択されない．
  TBI（≦2Gy）±Flu/CLA，Flu+CY±ATG，Flu+AraC+IDA，CLA+AraC，TLI+ATG

▶移植に使用される薬剤（各論と特異的な有害事象，予防）[1]

フルダラビン（Flu, フルダラ®）

- 抗腫瘍効果より免疫抑制効果を期待して使用される．
- 患者背景や併用薬剤/放射線量に応じて 3〜5 日を目安に使用量（日数）の調整を行う．
- 量依存毒性（dose limiting toxicity: DLT）は神経毒性（投与 1 カ月以降の末梢・中枢神経毒性）だが，移植前処置における使用量での出現は非常に稀である．

ブスルファン（BU, ブスルフェクス®）

- 抗腫瘍効果を期待して使用されるが，骨髄抑制効果が強いため拒絶/生着不全リスクが高い移植にも選択される．
- DLT は肝障害（特に肝中心静脈閉塞症/類洞閉塞症候群，VOD/SOS）と高用量投与時の痙攣である．
- 抗腫瘍効果を保ちながら DLT 発症リスクを低減させるためには薬物濃度モニタリング（therapeutic dose monitoring: TDM）に基づく至適投与量の設計が有用である（targeted BU）．
- 当院でもブスルファンは経静脈（ivBU）で投与しており，前処置 1 週間前の試験投与による初回投与量決定，初回投与後 TDM に基づく 3 日目以降の投与量調整を行っている．
- 痙攣予防のためには開始 24 時間前から終了後 24 時間までレベチラセタムあるいはバルプロ酸予防内服を行う．
- 投与量としては ivBU として総投与量 6.4mg/kg（BU2）か 12.8mg/kg（BU4）から選択されることが多い．

メルファラン（MEL, アルケラン®）

- アルキル化剤として高い抗腫瘍効果が期待されるが，DLT として高頻度で消化管粘膜障害を発症する．
- 溶解後に安定性が低下するため薬剤調製後は速やかに投与を行うことが推奨される．
- 体内での代謝が非常に速い（40〜80 分以内）ため，投与前後に口腔内を内外部から十分に冷却するクライオセラピー（MEL 投与 15 分前から投与後 10〜90 分の計 40〜120 分間）が口腔粘膜障害予防に有効とされる．
- 同種移植では他剤と併用したレジメンが使用されるため，投与量は前処置強度に

応じて総投与量 80mg/m^2（MEL80）-120mg/m^2（MEL120）で調整されることが多い.

シクロホスファミド（CY, エンドキサン®）

- DLT としては心毒性（不整脈，うっ血性心不全，心筋障害）と肝障害（VOD/SOS），不活性代謝物による出血性膀胱炎，腎障害，抗利尿効果による体液分布変化と電解質異常が挙げられる.
- CYP 代謝を受けるため併用する抗真菌薬との相互作用に注意が必要である. また，有害事象を避けるために BU 投与後 24 時間空けることが推奨される.
- 出血性膀胱炎の予防として，投与開始時，投与開始 4，8 時間後にメスナ（ウロミテキサン®）（CY1 日投与量の 40%）を静注する.

抗ヒト胸腺細胞グロブリン（ATG, サイモグロブリン®）

- アナフィラキシーなどの重篤な過敏反応に注意を要する. そのため，必ず試験投与（2.5mg 相当の ATG を生食 100mL に溶解し 1 時間以上かけて投与）を行うか，段階的な投与速度の調整（当院では，最初 2 時間低速投与，問題なければ投与速度を上げて落とし切る）を行う必要があり，強いアレルギー反応があった場合は抗ヒスタミン薬やステロイド投与（症状重篤な場合はアドレナリン）を行い，本投与の可否を検討する.
- 許容範囲と判断された場合は，抗ヒスタミン薬併用の上，mPSL 1mg/kg の前投与を行った上で必要量を 500mL 生食に希釈の上 6 時間以上かけて点滴投与する.
- 発熱や軽度の血圧低下のみであれば，ATG の投与速度を下げた上でステロイドと抗ヒスタミン薬の追加投与を行い緩徐な速度で全量を入れきることを目指す.

上乗せに使用する薬剤（シタラビン・エトポシド）

シタラビン（AraC, キロサイド®）

- AraC/CY/TBI レジメンで使用される.
- アレルギー予防のためプレドニゾロン（PSL）1mg/kg/日の投与を行い，シタラビン症候群の既往がある場合は抗ヒスタミン薬併用も検討する.
- 角結膜炎予防として必ずフルメトロン® 点眼 1 日 4 回を行う.
- 副作用として中枢神経毒性（小脳失調，傾眠や意識障害），手足症候群（ステロイド外用）に留意し，肺毛細血管漏出症候群を起こした場合は早期の大量ステロイド投与開始を要する.

エトポシド（ETP, ベプシド®）

- ETP/CY/TBI レジメンで使用される.
- 急速投与した場合の血圧低下，アレルギー反応，粘膜障害に注意を要する.

▶TBI 照射における注意点と有害事象の予防

- 免疫抑制（生着担保）と抗腫瘍効果に有用であり，原病あるいは骨髄の状態と抗腫瘍薬の強度のバランスに応じて 2〜4Gy の追加照射を検討することがある．
- 照射方法は各施設によるが，線量率は間質性肺炎などの有害事象発症との関連が指摘されているため分割照射が基本とされ，肺遮蔽も状況に応じて行われる．
- その他の有害事象としては，放射線宿酔，粘膜障害，放射線皮膚障害，脱毛，下痢，唾液腺炎，VOD/SOS が挙げられ，晩期合併症としては，間質性肺炎，白内障，心機能障害，肝機能障害，腎機能障害，発育遅延，二次発がんに注意を要する．

▶全般的な前処置副作用に対する予防と対策

悪心・嘔吐

- 移植前処置は高度催吐性リスクであることが多く，当院では積極的にアプレピタント（経口製剤・静注用製剤）の投与を用いるようにしている（経口投与量としてアプレピタントを初日 125mg/日，第 2〜3（5）日目 80mg/日）．
- その他 5-HT$_3$受容体拮抗薬およびステロイドを適宜組み合わせて使用し，コントロールが困難（であることが予想される）場合はオランザピンやベンゾジアゼピン系製剤（アルプラゾラム），ヒドロキシジン塩酸塩などの使用も積極的に行う．

粘膜障害

- 移植前処置はいずれのレジメンも高度な粘膜障害リスクを有するため，移植前から歯科口腔外科の介入を積極的に依頼し，ブラッシング，デンタルフロスを用いた口腔内清掃と口腔内含嗽による口腔内保清を指導する．
- メルファラン投与の際はクライオセラピーを実施する．
- 疼痛が出現した場合は麻薬性鎮痛薬の経静脈的持続投与を併用することで可能な限り口腔ケアの継続を図るようにする．

▶肥満や臓器障害がある場合の用量調整

肥満

- 肥満患者に対する移植前処置薬の投与量算出には，理想体重（標準体重．ideal body weight: IBW）または調整体重（adjusted body weight: ABW）の使用が推奨される．当院における投与量調整は以下の通り．

※理想体重：Lemmens 式 $[IBW = 22 \times (HT/100)^2]$

※調整体重：ABW 25 $[ABW = IBW + 0.25 \times (TBW-IBW)]$

・CY, MEL, Flu, AraC, ETP: TBW > IBW の場合 ABW 25

・BU 初期投与設計：BMI = 18-27 では TBW, BMI > 27 では ABW 25

　→投与後 TDM に従った投与量調整を行う

腎障害

● 腎障害は移植合併症の中でも頻度が高く，前処置における薬剤性腎障害を避けることは移植管理において非常に重要である．

● Cockcroft-Gault 式推算 CCr（mL/分）を用いた腎機能の評価に加え，蓄尿や NAG や NGAL，β_2 ミクログロブリンなどを用いた尿細管障害評価も有用であり，リスクに応じて薬剤投与量調整と補液による十分な血管内ボリュームの確保が推奨される．

肝障害

● 移植前の肝障害（リスク）評価としては，肝胆道系酵素やビリルビン（Bil）値，アルブミン，プロトロンビン時間，腹部エコーによる画像評価，L-アスパラギナーゼなど肝障害性薬剤の使用歴などが挙げられる．

● 肝障害による薬剤投与調整の根拠は乏しいが当院における調整例は以下の通り．

・CY：[Bil = 3-5，AST/ALT ≧ 施設基準値 ×3] 25％減量，[Bil > 5] 禁

・AraC：[Bil > 2，AST/ALT ≧ 施設基準値 ×3] 50％減量 [Bil > 3] 禁

・ETP：[Bil = 1.5-3，AST/ALT ≧ 施設基準値 ×3] 50％減量，[Bil > 3] 禁

▶当院で頻用している前処置レジメン

● スケジュールは一例．

● 投与順前後や投与日重複は許容される場合があるが相互作用と血球減少の長期化に注意を要する．

骨髄破壊的前処置

CY＋TBI（10-12Gy）　※強度上乗せ：AraC（＋G-CSF），ETP

● CY＋TBI

疾患：急性骨髄性/リンパ性白血病，患者層：若年，ドナーソース：BM/PB/CB

		day	−5	−4	−3	−2	−1
CY	60mg/kg/日　総投与量 120mg/kg		↓	↓			
TBI	4Gy/2fr/日　総線量 10-12Gy				↓	↓	↓

● AraC＋CY＋TBI
疾患：急性骨髄性白血病，患者層：若年，ドナーソース：BM/PB/CB

		day	−8	−7	−6	−5	−4	−3	−2	−1
AraC	2-3g/m²/日　総投与量 4-6g/m²					↓	↓			
CY	60mg/kg/日　総投与量 120mg/kg								↓	↓
TBI	4Gy/2fr/日　総線量 10-12Gy		↓	↓	↓					
Lenograstim (ノイトロジン®)	5μg/kg/日						↓	↓		

● ETP＋CY＋TBI
疾患：急性リンパ性白血病，患者層：若年，ドナーソース：BM/PB/CB

		day	−7	−6	−5	−4	−3	−2	−1
ETP	15mg/kg/日　総投与量 30mg/kg		↓	↓					
CY	60mg/kg/日　総投与量 120mg/kg				↓	↓			
TBI	4Gy/2fr/日　総線量 10-12Gy						↓	↓	↓

BU＋CY
疾患：急性骨髄性/リンパ性白血病，患者層：若年，ドナーソース：BM/PB

		day	−7	−6	−5	−4	−3	−2	−1
BU	3.2mg/kg/日　総投与量 12.8mg/kg		↓	↓	↓	↓			
CY	60mg/kg/日　総投与量 120mg/kg						↓	↓	

Flu＋BU4±TBI
疾患：急性骨髄性白血病/骨髄異形成症候群，患者層：比較的若年，
ドナーソース：BM/PB（PTCy ハプロも使用可）

		day	−7	−6	−5	−4	−3	−2	−1	0
Flu	30mg/m²/日 総投与量 150-180mg/m²		(↓)	↓	↓	↓	↓	↓		
BU	3.2mg/kg/日　総投与量 12.8mg/kg		↓	↓	↓	↓				
TBI	4Gy/2fr/日　総線量 2-4Gy								↓ or	↓

Flu＋MEL140
疾患：リンパ系悪性腫瘍，患者層：若年，ドナーソース：BM/PB

		day	−8	−7	−6	−5	−4	−3	−2
Flu	30mg/m²/日　総投与量 150mg/m²		↓	↓	↓	↓	↓		
MEL	70mg/m²/日　総投与量 140mg/m²							↓	↓

Flu＋MEL80＋BU4

疾患：急性骨髄性白血病，患者層：若年/高齢，ドナーソース：CB

		day	−7	−6	−5	−4	−3	−2
Flu	30mg/m²/日　総投与量 180mg/m²		↓	↓	↓	↓	↓	↓
MEL	40mg/m²/日　総投与量 80mg/m²						↓	↓
BU	3.2mg/kg/日　総投与量 12.8mg/kg		↓	↓	↓	↓		

Flu＋TBI10-12Gy

疾患：骨髄異形成症候群/リンパ系悪性腫瘍，患者層：比較的若年，
ドナーソース：PB（PTCy ハプロ）

		day	−7	−6	−5	−4	−3	−2	−1
Flu	30mg/m²/日　総投与量 180mg/m²		↓	↓	↓	↓	↓	↓	
TBI	4Gy/2fr/日　総線量 10-12Gy						↓	↓	↓

強度減弱前処置/骨髄非破壊的前処置

Flu＋BU2±TBI2-4Gy

疾患：骨髄系腫瘍（悪性度が低い症例），ドナーソース：BM/PB（PTCy も使用可）

		day	−7	−6	−5	−4	−3	−2	−1
Flu	30mg/m²/日　総投与量 180mg/m²		↓	↓	↓	↓	↓	↓	
BU	3.2mg/kg/日　総投与量 6.4mg/kg				↓	↓			
TBI	4Gy/2fr/日　総線量 2-4Gy								↓

Flu＋MEL80-120±TBI2-4Gy

疾患：悪性リンパ腫/骨髄系腫瘍，ドナーソース：BM/PB/CB（PTCy も使用可）

		day	−7	−6	−5	−4	−3	−2	−1
Flu	25（30）mg/m²/日　総投与量 150-180mg/m²		(↓)	↓	↓	↓	↓	↓	
MEL	40（60）mg/m²/日　総投与量 80-120mg/m²						↓	↓	
TBI	4Gy/2fr/日　総線量 2-4Gy								↓

Flu＋MEL80＋BU2

疾患：悪性リンパ腫/骨髄系腫瘍，ドナーソース：BM/PB/CB

		day	−7	−6	−5	−4	−3	−2	−1
Flu	30mg/m²/日　総投与量 180mg/m²		↓	↓	↓	↓	↓	↓	
MEL	40mg/m²/日　総投与量 80mg/m²						↓	↓	
BU	3.2mg/kg/日　総投与量 6.4mg/kg				↓	↓			

疾患/病態特異的な前処置選択

再生不良性貧血

CY＋ATG±Flu±TBI

ドナーソース：PB

		day	−5	−4	−3	−2	−1
CY	25mg/kg/日　総投与量 100mg/kg		↓	↓	↓	↓	
ATG	1.25mg/kg/日　総投与量 2.5mg/kg				↓	↓	
Flu	30mg/m²/日　総投与量 120mg/m²		↓	↓	↓		
TBI	総線量 0-4Gy						↓

Flu＋MEL±ATG±TBI

		day	−7	−6	−5	−4	−3	−2	−1
Flu	25mg/m²/日　総投与量 125mg/m²		↓	↓	↓	↓	↓		
MEL	70mg/m²/日　総投与量 140mg/m²					↓	↓		
ATG	2.5mg/kg/日　総投与量 2.5-5mg/kg						↓	↓	
TBI	総線量 0-3Gy								↓

再移植における前処置

修正 1day レジメン（Flu3/CY1/TBI2-4Gy）

ドナーソース：BM/PB/CB

		day	−3	−2	−1
Flu	30mg/m²/日　総投与量 90mg/m²		↓	↓	↓
CY	2g/m²　総投与量 2g/m²				↓
TBI	4Gy/2fr/日　総線量 2-4Gy				↓

Flu3＋MEL80＋TBI2Gy

ドナーソース：PTCy ハプロ

		day	−3	−2	−1
Flu	30mg/m²/日　総投与量 90mg/m²		↓	↓	↓
MEL	40mg/m²/日　総投与量 80mg/m²			↓	↓
TBI	2Gy/1fr/日　総線量 2Gy				↓

▶実際の前処置選択におけるポイント

- 前処置選択において考慮すべき具体的なポイントを挙げる．これらを総合的に検討した上で 図1 ，前処置レジメンと移植前後の治療を決定する．

①耐容性（どの程度まで耐えられるか）

- 具体的には，患者年齢やPerformance Status，Hematopoietic Cell Transplantation-Comorbidity Index（HCT-CI）[4]およびHCT-CIスコアに反映されないレベルでの臓器障害（特に肝臓・腎臓・心臓・肺）や感染症既往，VOD/SOSリスク予想の参考としてのHOKUS-10スコア[5]，移植前の治療歴と治療中の副作用（特に腎障害や肝障害），造血器疾患以外の既往歴とそれに対する治療歴，患者側要因としての組織脆弱性の有無（Fanconi，Li-Fraumeniなど一部の疾患ではTBIやMACを回避する必要がある），耐性菌の有無，併用薬剤〔前処置毒性や副作用に影響を及ぼす可能性がある薬剤（例：CYP3A4関連の抗真菌薬）を前処置中に代替できない場合など〕．

②疾患制御に必要十分な強度

- 疾患種類（良性疾患か腫瘍性疾患，免疫抑制の程度），移植前の疾患制御と前処置による抗腫瘍効果に対する期待の程度（GVLに期待するマネジメントを行う予定かどうか，移植後早期に維持療法等の追加治療を開始する予定があるかどうか）．

③生着担保に必要十分な強度

- ドナー要因としての生着不全/拒絶リスクとしてはHLAミスマッチ数，HLA抗体の有無，臍帯血，輸注ドナー造血幹細胞数，患者要因としては移植前の免疫抑制の程度（リンパ球数など），骨髄の造血環境不全（骨髄線維化の有無），骨髄にお

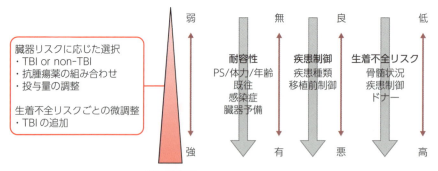

図1 前処置選択におけるポイント

ける生着スペースの確保（非腫瘍性疾患などで骨髄抑制的な治療歴がない場合，腫瘍性疾患による骨髄スペースの占拠），脾腫や活動性の炎症疾患などによる輸注後ドナー細胞数の減少リスクが挙げられる．

▶移植前処置における検討課題と挑戦

- これまで多くのレジメンが経験と臨床研究を通じて確立されてきた．既存のレジメンの治療効果や安全性は多くの症例における移植の成功をもたらしている一方で，移植合併症による死亡や移植後再発をきたす症例もいまだ多くみられる．前処置レジメンの継続的な改善と適切なレジメン選択は移植医の責務である．
- 歴史的に Reduced Intensity Conditioning（RIC）レジメンの開発は移植関連死亡の改善を通じて移植成績の向上に大きく貢献したが，抗腫瘍効果という点では Myeloid ablative conditioning（MAC）にはやや劣る可能性があるとされてきた．しかし近年の造血器疾患の治療薬の進歩は目覚ましく，移植前後に使用可能な薬剤の選択肢は拡充してきている．原病制御に効果的な薬剤を移植の治療，あるいは移植後の維持療法/再発時治療として組み合わせる工夫が移植成績の改善に寄与することが期待され，今後前処置の特に抗腫瘍効果における位置づけはさらに大きく変わる可能性がある．例えば，悪性リンパ腫における同種移植は再発率も移植関連死亡も高いことが問題であるが，リンパ腫特異的かつ骨髄抑制の弱い化学療法や局所放射線療法を RIC レジメンと組み合わせて行う，あるいは移植後早期に（維持療法あるいは再発に対する先制治療として）抗腫瘍薬を免疫療法と組み合わせて使用するなど，工夫の余地は十分に残っている．
- その他，生着不全に対する再移植における最適なレジメンや，近年症例数が急増している PTCy を用いた移植における前処置に関しては未だ明確に推奨されるレジメンは定まっていない．PTCy 移植は主に RIC レジメンを中心に発展してきたが，原病毎の最適なレジメンや症例リスクに応じた適切な強度に関しては十分な検討が必要である．また，本邦では同種移植への適応未取得ではあるものの，チオテパやトレオスルファン，クラドリビンやベンダムスチンなど種々の薬剤が前処置内で使用可能であり，今後もレジメンのアップデートが期待される．

◈ 文献

1) 日本造血・免疫細胞療法学会．造血幹細胞移植ガイドライン．前処置．https://www.jstct.or.jp/uploads/files/guideline/02_01_zenshochi.pdf
2) Giralt S, et al. Reduced-intensity conditioning regimen workshop: defining the dose spec-

trum. Report of a workshop convened by the center for international blood and marrow transplant research. Biol Blood Marrow Transplant. 2009; 15: 367-9.
3) Bacigalupo A, et al. Defining the intensity of conditioning regimens: working definitions. Biol Blood Marrow Transplant. 2009; 15: 1628-33.
4) Sorror ML, et al. Hematopoietic cell transplantation (HCT)-specific comorbidity index: a new tool for risk assessment before allogeneic HCT. Blood. 2005; 106: 2912-9.
5) Nishida M, et al. Novel ultrasonographic scoring system of sinusoidal obstruction syndrome after hematopoietic stem cell transplantation. Biol Blood Marrow Transplant. 2018; 24: 1896-900.

〈渡邊瑞希〉

CHAPTER III

細胞療法 B 移植以外の細胞療法

1 輸血療法

▶ ▶ ▶ ▶ ▶ ▶ ▶

　輸血療法は不足する血液成分を補充する治療である．輸血製剤は通常の医薬品と異なり，①健常人が提供する血液を原料とする，②生きた細胞や半減期の短い成分で構成され，製剤確保に流通の影響を受ける，③輸血関連検査が必要である，④品質が一様でない，⑤輸血感染症リスクがあるなどの特徴があり，「特定生物由来製品」に指定され，「医薬品，医療機器等の品質，有効性及び安全性の確保等に関する法律（薬機法）」と「安全な血液製剤の安定供給の確保等に関する法律（血液法）」の下に，①有効性と安全性に関しての患者説明，②記録の 20 年間保管，③感染症発生時には患者情報提供，④重篤な副作用や感染症発生時には厚生労働省等への報告が義務化されている．そのため，厚生労働省「輸血療法の実施に関する指針」[1]と「血液製剤の使用指針」[2]，および日本輸血・細胞治療学会のガイドライン[3-5]に沿って輸血を実施する．

▶実際の治療方法

赤血球輸血

- 赤血球輸血は末梢循環系への十分な酸素運搬を確保することが目的である．
- 照射赤血球-LR2 単位製剤は全血 400mL 由来の約 280mL で，ヘモグロビン（Hb）含有量は約 20g/dL である．体重 50kg の患者に 2 単位輸血を行うと，Hb 値は約 1.5〜1.6g/dL 上昇する．
- 再生不良性貧血（AA）や骨髄異形成症候群（MDS）などで化学療法を実施していない症例では，赤血球輸血の Hb トリガー値は 6〜7g/dL[3]，化学療法や造血幹細胞移植における貧血に対してはトリガー値を Hb 7〜8g/dL とすることが推奨されている．
- 貧血に伴う症状や合併症のある場合には，トリガー値を高めに設定することが許

容され，例えば虚血性心疾患を伴う場合にはトリガー値は Hb 8〜10g/dL が推奨されている.

- 一方，鉄，ビタミン B_{12}，葉酸欠乏，あるいは溶血性貧血など，輸血以外の治療がある場合には原則として輸血は実施しない.

自己血輸血

- 同種血輸血の安全性は向上し，特に感染症伝播のリスクは低減されたが，同種抗原に対する不規則抗体が作られる可能性があり，胎児および新生児の溶血性疾患の原因になりうる.
- 輸血を必要とした待機的手術の 80〜90％は 2000mL 以内の出血量で手術を終えている[2]ことから，これらの手術症例の多くは，術前貯血式などの自己血輸血を活用することで同種血輸血を回避できる可能性がある.
- 予定手術や予定出産で実施されることが多い.
- 血液内科の診療においては，ドナーからの骨髄採取ではリスクを極力回避するべく貯血式自己血輸血が実施されている.
- ドナーの Hb 値と体重，レシピエント体重を基に骨髄採取予定量と必要な貯血量を決定する[6].

血小板輸血

- 血小板輸血は血小板を補充することにより止血や出血予防をすることが目的で，血小板輸血は使用ガイドライン[4]に則り実施する.
- 濃厚血小板 1 単位は全血 200mL 由来に相当し，10 単位には $2〜4×10^{11}$ 個の血小板が含まれる.
- 血小板輸血後は，その 3 分の 1 は脾臓に捕捉される.
- 患者体重 50kg と仮定すると，濃厚血小板 10 単位輸血によって約 4 万/μL の血小板増加が期待できる.
- 造血器腫瘍に対する化学療法や造血幹細胞移植における血小板輸血トリガー値は 1 万/μL とされる. 一方で，再生不良性貧血（AA）などの慢性的な造血不全で化学療法や移植を受けない状況で出血傾向がなければ血小板輸血トリガー値は 5 千/μL とされている. ただし製剤供給の状況と患者の状態や医療環境に即して臨機応変に計画的に実施する.
- 特発性血小板減少性紫斑病（ITP）では，血小板破壊が病態の中心であり，原則として予防的輸血は行わず，他の治療を優先する.
- 血栓性血小板減少性紫斑病/溶血性尿毒症症候群（TTP/HUS）やヘパリン起因性

血小板減少症（HIT）では，血栓症誘発の可能性があり予防的な血小板輸血は避ける．

- 外科手術前のトリガー値は5万/μL以上である．中心静脈カテーテル留置の際は血小板数2万/μL，腰椎穿刺には5万/μLを目指して輸血する．活動性の頭蓋内出血を認める場合には10万/μLを目指すことが推奨されている．
- 血小板輸血終了後10分から1時間後の補正血小板増加数（CCI）が低値の場合，免疫性血小板輸血不応を疑い，HLA抗体の有無を調べる．HLA抗体が陽性の場合には，HLA適合血小板を用いる．
- 血小板輸血では，製剤に含まれる血漿タンパクや血小板自体から分泌される生理活性物質に起因するアレルギー反応が多くみられる．
- アナフィラキシーなどの重篤な副作用あるいは，種々の薬剤の前投与によって予防できない反復する副作用がみられる場合には，製剤中の血漿成分を除去した洗浄血小板輸血の使用を考慮する．

新鮮凍結血漿（FFP）

- FFPの輸血は主に凝固因子補充を目的に実施する．
- FFP輸血の基準としては，①PTでINR 2.0以上もしくは，30%以下，②APTTでは上限の2倍以上，または25%以下であるが，臨床所見を考慮して実施する．
- 肝障害，L-asparaginase投与，播種性血管内凝固（DIC）に伴うフィブリノゲン低下（150mg/dL未満），大量出血時の希釈性凝固障害，濃縮製剤のない凝固因子欠乏症および複合欠乏症などで適応がある．
- 凝固因子の血液中レベルを20〜30%上昇させるのに必要なFFPは体重50kgの場合には約500mLである．
- TTPではFFPを置換液とした血漿交換を行う[5]．
- 急性の大量出血などでは希釈性凝固障害では，FFP輸血のみで止血を得ることが難しいことも少なくなく，フィブリノゲンを効率よく補充するためにフィブリノゲン製剤やFFPから作製されたクリオプレシピテート製剤の使用を検討する．例えば血漿フィブリノゲンを100mg/dL上昇させるのに必要なフィブリノゲンは約4gで，これをFFPで補充するには2000〜2400mLが必要になるが，フィブリノゲン製剤では200mLの投与で上昇が期待できる．
- ただしフィブリノゲン製剤の保険適応は，2024年3月現在，「先天性低フィブリノゲン血症の出血傾向」と「産科危機的出血に伴う後天性低フィブリノゲン血症に対するフィブリノゲンの補充」となっていることに留意が必要である．

- クリオプレシピテートは FFP を 4℃にて緩徐に融解した際に生じる沈殿物で，フィブリノゲンが FFP の約 10 倍に濃縮されている．ただしクリオプレシピテートは院内で作製されるため準備状況の確認を要する．

血漿分画製剤

- 血漿成分から蛋白を分画した製剤で，アルブミン製剤，免疫グロブリン製剤，血液凝固因子製剤，アンチトロンビンⅢ製剤，フィブリン接着剤が使用されている．アルブミン製剤の使用ガイドライン[7]に沿って使用する．
- 蛋白質源としての使用や終末期患者の低蛋白血症への使用は推奨されない．
- 免疫グロブリンは，低ならびに無ガンマグロブリン血症，重症感染症，特発性血小板減少性紫斑病などを含めて，多彩な疾患に適応がある．

▶副作用とその対策

輸血副反応

- 輸血副反応は，病態から溶血性と非溶血性に分類される．
- 溶血性副反応は主に免疫学的機序によって生じ，発症時期により即時型（急性型）と遅発型に分類される．
- 急性溶血性副反応は，輸血開始数分〜数時間以内に発症し，ABO 血液型不適合輸血が原因である．IgM 型抗体が赤血球膜上の抗原に結合して補体を活性化して，血管内溶血をきたす．血管痛，不快感，胸痛，腹痛などが生じ，進行すると，血圧低下，腎不全，DIC が生じる．輸血開始 5 分間のベッドサイドでの状態確認と，開始 15 分後のバイタルチェックが重要である．
- 遅発性溶血性副反応は，輸血後 24 時間〜数日後に出現する．ABO 以外の赤血球抗原に対する免疫応答により生じる．輸血前の交差適合試験では感度未満の不規則抗体が二次免疫応答により急激に抗体量が上昇することに起因する．
- 非溶血性副反応も急性型と遅発型に分類され，急性型にはアナフィラキシーショック，細菌汚染血による菌血症，DIC，循環不全，輸血関連急性肺障害（TRALI），輸血関連循環過負荷（TACO）が挙げられる．TRALI は多くの先進国の輸血関連死亡の原因のトップである．
- 遅発型非溶血性副反応には，輸血後鉄過剰症がある．これは AA や骨髄異形成症候群（MDS）などによる慢性貧血に対して長期間赤血球輸血を実施したことにより鉄過剰症をきたす状態で，定期的にフェリチン値を測定して，鉄キレート剤で治療することを検討する．

輸血感染症

- HBV，HCV，HIV に関しては個別核酸増幅検査（NAT）導入後には，ほとんど感染例をみなくなったが，理論的にはウインドウ期での感染成立の可能性はゼロにできない．

- HEV は生肉の喫食によるウイルス血症になることが知られ，血液製剤を介した感染による E 型肝炎を発症しうることが知られ[8]，2020 年 8 月から HEV 個別 NAT がルーチン検査として実施されるようになった．

- 血小板製剤では，細菌汚染による菌血症が本邦でも少数例発生している．血小板輸血ではアレルギー反応に伴う発熱が高頻度であることに加え，血小板輸血の対象症例の多くは血液疾患や造血幹細胞移植が背景にあることから，他の原因による発熱との鑑別が困難である．

▶輸血検査・安全管理

- ABO 血液型，不規則抗体検査は輸血に極めて重要である．とりわけ血液診療においては，正確な検査と解釈には診療科と輸血部門の緊密な情報共有が不可欠である．

- 例えば同種造血幹細胞移植に際しては，ドナーとレシピエントの ABO 血液型の組み合わせから使用可能な血液製剤の血液型に関する取り決めと院内での情報共有が必要である 表1 ．

表1 **ABO 血液型不適合移植における血液製剤の選択**

患者 ABO 型	ドナー ABO 型	不適合	用いる 赤血球製剤	用いる 血小板，FFP
A	B	主・副不適合	O	AB
A	O	副不適合	O	A
A	AB	主不適合	A	AB
B	A	主・副不適合	O	AB
B	O	副不適合	O	B
B	AB	主不適合	B	AB
O	A	主不適合	O	A
O	B	主不適合	O	B
O	AB	主不適合	O	AB
AB	A	副不適合	A	AB
AB	B	副不適合	B	AB
AB	O	副不適合	O	AB

- 骨髄血を移植する場合に，ABO主不適合，副不適合がある場合には，それぞれ骨髄血の赤血球除去，血漿除去が必要である．またABO血液型同型移植でもドナーあるいはレシピエントに不規則抗体が存在する場合には血漿/血球除去が必要な場合がある．

- 近年，多発性骨髄腫に対してCD38抗体製剤を用いた治療が拡大している．CD38抗原は赤血球膜上にも存在することから，CD38抗体製剤使用後には赤血球膜に抗体が結合しており，通常条件ではABO血液型検査や交差適合試験が困難で，dithiothreitol（DTT）で赤血球膜上の免疫グロブリンを解離させてから検査を実施する必要がある．

- CD38抗体製剤使用予定のある患者では事前にABO血液型を確定させ，不規則抗体スクリーニングを実施しておくことが望ましい．またCD38抗体製剤を使用する，あるいは使用歴のある患者は輸血検査室に情報共有を行うことで，円滑な検査と血液製剤供給が可能となる．

◆ 文献

1) 厚生労働省. 輸血療法の実施に関する指針　平成17年9月（令和2年3月一部改正）. http://yuketsu.jstmct.or.jp/wp-content/uploads/2022/06/073bdbb3a84b80b0c05e0b53f57cb409.pdf（2024年3月25日閲覧）

2) 厚生労働省医薬・生活衛生局. 血液製剤の使用指針. 平成31年3月. http://yuketsu.jstmct.or.jp/wp-content/uploads/2019/03/4753ef28a62e4485cb6b44f92ebad741.pdf（2024年3月25日閲覧）

3) 米村雄士, 他. 科学的根拠に基づいた赤血球製剤の使用ガイドライン　改訂第2版. 日輸血細胞治療会誌. 2018; 64: 688-99.

4) 高見昭良, 他. 科学的根拠に基づいた血小板製剤の使用ガイドライン　2019年改訂版. 日輸血細胞治療会誌. 2019; 65: 544-61.

5) 松下 正, 他. 科学的根拠に基づいた新鮮凍結血漿（FFP）の使用ガイドライン　改訂第2版. 日輸血細胞治療会誌. 2019; 65: 525-37.

6) 日本骨髄バンク. 骨髄採取マニュアル（2023年12月15日改訂）https://www.jmdp.or.jp/pdf/medical/physicians/manual/Bone_marrow_collection_manual.pdf（2024年3月25日閲覧）

7) 安村 敏, 他. 科学的根拠に基づいたアルブミン製剤の使用ガイドライン　第2版. 日輸血細胞治療会誌. 2018; 64: 700-17.

8) Satake M, et al. Unique clinical courses of transfusion-transmitted hepatitis E in patients with immunosuppression. Transfusion. 2017; 57: 280-8.

〈城　友泰〉

CHAPTER III ● 細胞療法 ▶ B 移植以外の細胞療法

2 キメラ抗原受容体 T 細胞（CAR-T）

▶ ▶ ▶ ▶ ▶ ▶

　再発・難治の B 細胞腫瘍（大細胞型 B 細胞性リンパ腫，濾胞性リンパ腫，多発性骨髄腫，急性リンパ芽球性白血病）に対して，5 種類の CAR-T 細胞が承認を受けている．CAR-T の原料となる自己 T 細胞をアフェレーシスで採取した後，製造期間中にブリッジング治療を行う．CAR-T 細胞療法製品が準備でき次第，リンパ球除去化学療法を行った上で，CAR-T を投与する．投与前にはアレルギー反応を防ぐために前投薬を行う．投与後の副作用のうち，サイトカイン放出症候群や中枢神経障害など CAR-T 特有の合併症に対しては，適正使用ガイドで定められたプロトコールに準じて治療を行う．

▶ブリッジング治療

- リンパ球アフェレーシスから CAR-T 細胞療法の投与までの期間に行う治療を，ブリッジング治療と呼び，主にサルベージ化学療法が選択される．化学療法抵抗性や臓器障害が予想される症例においては，放射線治療を組み合わせることもある（p.205「Ch.IV 放射線治療：概論」を参照）．
- ブリッジング治療の満たすべき要件としては，①CAR-T 投与までになるべく腫瘍量を減らすこと，②非寛解の場合でも，腫瘍の増殖速度を抑制すること，③治療毒性による CAR-T 投与の中止や延期，さらには投与後の感染や骨髄抑制などの合併症リスクの増加を防ぐこと，が挙げられる．

代表的なレジメン

- 上記の 3 条件を満たすレジメンとしては，下記のような例が挙げられる．リンパ球アフェレーシス前に投与した化学療法が奏効していれば，それを継続する（場合によっては減量して）ことが多い．
  - 大細胞型 B 細胞性リンパ腫（LBCL），濾胞性リンパ腫（FL）：Pola-BR, R-GDP, R-GDC など
  - B 細胞性急性リンパ芽球性白血病（B-ALL）：ブリナツモマブ，イノツヅマブオ

ゾガマイシン
・多発性骨髄腫（MM）：イサツキシマブ，ダラツムマブをベースとしたレジメン

投与スケジュールと投与方法

- 各レジメンの詳細は，それぞれの項を参照にされたい．
- 保険診療において，ブリッジング治療からリンパ球除去化学療法や CAR-T 投与までの休薬期間などは規定されていないため，必要に応じて直前までの治療が可能である．ただ，CAR-T 投与後は，リンパ球除去化学療法とサイトカイン放出症候群による二相性の血球減少が認められるため，ブリッジング治療による骨髄抑制時期と重ならないよう，入念に治療計画を立てることが必要である．

治療成績

- ブリッジング治療のレジメン種類と，CAR-T 後の治療効果や合併症のリスクについては，一定の見解はない．ただし，ブリッジング治療を行っても全く腫瘍コントロールがつかない場合，CAR-T 細胞療法の治療効果は極めて限定的であるため，少なくとも 2〜3 週間（CAR-T の体内での増殖，効果発現までの時間）は腫瘍増殖を抑えられるレジメン選択が重要である．

▶リンパ球除去化学療法（LD ケモ）

- リンパ球除去化学療法（lymphocyte depletion chemotherapy: LD ケモ）は，CAR-T 細胞の投与前にリンパ球数を減少させることで，投与された CAR-T 細胞の生着と増殖を促進させる．

投与スケジュールと投与方法

キムリア®（B-ALL）

		day	1	2	3	4
Flu（フルダラ®）	30mg/m² 30 分点滴		↓	↓	↓	↓
CY（エンドキサン®）	500mg/m² 2 時間点滴		↓	↓		

CAR-T 投与 2 日前までに終了（休薬期間 1 日以上）．

● CY によるグレード 4 の出血性膀胱炎既往や，CY 治療抵抗性の ALL の場合

		day	1	2	3
AraC（キロサイド®）	500mg/m² 1 時間点滴		↓	↓	
ETP（ベプシド®）	150mg/m² 4 時間点滴		↓	↓	↓

キムリア® (リンパ腫)

			day	1	2	3
Flu (フルダラ®)	25mg/m²	30分点滴		↓	↓	↓
CY (エンドキサン®)	250mg/m²	1時間点滴		↓	↓	↓

CAR-T投与2日前までに終了（休薬期間1日以上）.

● CYによるグレード4の出血性膀胱炎既往や，CY治療抵抗性のリンパ腫の場合

			day	1	2
Benda (トレアキシン®)	90mg/m²	1時間点滴		↓	↓

ブレヤンジ®

			day	1	2	3
CY (エンドキサン®)	300mg/m²	1時間点滴		↓	↓	↓
Flu (フルダラ®)	30mg/m²	30分点滴		↓	↓	↓

CAR-T投与2~7日前までに終了（休薬期間1~6日）.
副作用発現時には，LDケモ14日後までCAR-T投与延期可能.

イエスカルタ®

			day	1	2	3
CY (エンドキサン®)	500mg/m²	1時間点滴		↓	↓	↓
Flu (フルダラ®)	30mg/m²	30分点滴		↓	↓	↓

CAR-T投与3日前に終了（休薬期間2日）.
CAR-T投与を2週間以上延期する場合は，再度LDケモが必要.

アベクマ®

			day	1	2	3
CY (エンドキサン®)	300mg/m²	30分点滴		↓	↓	↓
Flu (フルダラ®)	30mg/m²	30分点滴		↓	↓	↓

CAR-T投与3日前に終了（休薬期間2日）.
CAR-T投与は最大7日間延期可能.

レジメン補足

- CAR-Tの種類や疾患により使用するLDケモが決められているため，最新の適正使用ガイドを参照する.
- LDケモは，CAR-T投与の2~3日前までに完了する.
- 感染症などでCAR-T投与が遅れる場合，LDケモ完了からCAR-T投与まで最長6~14日間まで延期可

- キムリア® に限り，LD ケモの省略が規定されており，CAR-T 投与 1 週間前の末梢血白血球数が 1000/μL 未満など，患者の状態により LD ケモを省略することが可能．その他の CAR-T では，LD ケモの省略は想定されていない．

減量が必要な場合

- 腎機能低下時には Flu 減量を考慮すべきで，その一例を示す（ブレヤンジ®，アベクマ® 適正使用ガイド）．

  Ccr 50～70mL/分の場合：20％減量

  Ccr 30～49mL/分の場合：40％減量

  Ccr 30mL/分未満の場合：Flu 投与中止

- その他の CAR-T では明記されておらず，個別の判断で減量しないこともありうる．
- CY は Ccr 30mL/分あれば，減量不要である．

副作用とその対策

- CY による低ナトリウム血症
- CY による出血性膀胱炎：適正使用ガイドでは，出血性膀胱炎の予防目的に投与前後に生理食塩水それぞれ 1L 程度のハイドレーションが推奨されている．しかし，水分とナトリウムの負荷が大きいと考えられるため，当院では，CY と Flu 投与後に，維持液 1L を 250mL/時の投与速度で点滴することで対応している．

併用に注意する薬剤

- 副腎皮質ステロイド：投与された CAR-T 細胞の活性や増殖を妨げる可能性があるため，ステロイドは休薬か，生理量までの減量が望ましい．

治療成績

- 悪性リンパ腫の LD ケモとして，Flu＋CY 群と Benda 群のどちらが優れているかは，まだ一定の見解を得ない．
- JULIET 試験の事後解析では，CAR-T 投与後 24 カ月の全生存割合（Flu＋CY 群 44.2％ vs Benda 群 27.3％）および無増悪生存割合（Flu＋CY 群 38.2％ vs Benda 群 14.1％）と，Flu＋CY 群が予後良好であった[1]．
- 一方で，米国と豪州での後方視的解析では，キムリア® 投与後の全奏効割合（Flu＋CY 群 42.9％ vs Benda 群 50.0％），全生存期間中央値（Flu＋CY 群 10.23 カ月 vs Benda 群 未到達），および無増悪生存期間中央値（Flu＋CY 群 3.06 カ月 vs Benda 群 3.26 カ月）に有意差はなく，CRS，ICANS，感染症の発症率や早期の血球減少の程度については，Benda 単剤群で有意に良好な結果であった[2]．

- リアルワールドデータでは，Benda 群が不利なデータも多いが，いずれも少数例の解析であり，今後の解析が待たれる．

▶CAR-T 投与時の前投薬

- 現在，本邦で使用可能な CAR-T は全て自己細胞由来であるが，製造中に同種あるいは異種の血清由来蛋白質を用いていること，活性化した T 細胞やそれに付随するサイトカインが大量に含まれること，あるいは細胞保存液（DMSO）を用いていることから，投与に伴うアレルギー反応（インフュージョンリアクション）が起こる可能性が高い．そのため，予防目的に前投薬を行うことが一般的である．

投与スケジュールと投与方法

- 一般的に抗ヒスタミン薬，解熱鎮痛薬として，アセトアミノフェンおよびジフェンヒドラミンまたはその他のヒスタミン H_1 受容体拮抗薬が投与される．
- 各製剤の適正使用ガイドでは，製剤ごとに投与推奨の時刻が異なっているが，実臨床上では，個別に変更することは運用上の問題も多いため，当院では下記の通りに統一している．

〈CAR-T 投与 30 分前〉
- d-クロルフェニラミンマレイン酸塩（ポララミン®）5mg 静注
- アセトアミノフェン（カロナール®）500mg 経口

▶CAR-T 細胞

- 液体窒素（ないし低温フリーザー）から取り出した後，恒温槽（ないし室温）で融解し，点滴あるいは静注で投与する．
- 取り違えを防ぐため，少なくとも 2 回（融解前，投与直前）は，ダブルチェックを行う必要がある．その上で，細胞の質担保のため，液体窒素や冷凍庫から取り出した細胞は，なるべく早く患者に投与することが重要である．
- 複数バッグある場合には，輸注トラブルによる影響を最小限にするため，1 バッグ終わってから次のバッグの融解を開始することが求められる．

投与スケジュールと投与方法

- いずれも凍結品を融解して，投与するというコンセプトは同じであるが，細かい手順は製剤によって異なる．手順が変更されることもあるので，必ず各製剤の適正使用ガイドを参照する必要がある．各製品の執筆時点での手順概要を記載する．
- **キムリア®**：37℃で解凍．解凍終了後 30 分以内に静脈内投与を完了．注入速度は

約 10〜20mL/分. 投与前に生理食塩水にて点滴チューブをプライミングし，全量投与した後は，バッグプライミングにより静注用バッグを生理食塩水 10〜30mL で洗浄し，静注用バッグや点滴チューブに残った細胞を可能な限り多く投与する.

- **イエスカルタ®**：37℃で解凍. 5 分以上かけて 30 分を超えないように静脈内投与. バッグプライミングにより本品静注用バッグを生理食塩液で洗浄し，できるだけ多くの細胞を投与. 融解後 3 時間以内に投与を完了.
- **ブレヤンジ®**：バイアルで納品され，室温で融解. 凍結条件下から取り出して 2 時間以内に投与. CD8 陽性細胞のバイアル，CD4 陽性細胞のバイアルの順に投与. 投与速度は，約 0.5mL/分.
- **アベクマ®**：37℃で解凍. バッグプライミングにより生理食塩水で洗浄し，できるだけ多くの細胞を投与する. 1 つのバッグ毎に 1 時間以内に投与完了.

▶CAR-T 細胞投与後合併症の対応

サイトカイン放出症候群（CRS）と免疫エフェクター細胞関連神経毒性症候群（ICANS）

- CRS に対しては，IL-6 のモノクローナル抗体であるトシリズマブ（アクテムラ®）を早期に投与することで，抗腫瘍効果を損ねることなく重症化を防ぐことができる.
  - ・トシリズマブ（アクテムラ®）体重 30kg 以上は 1 回 8mg/kg，
    体重 30kg 未満は 1 回 12mg/kg 点滴 60 分で
- トシリズマブ抵抗性の CRS には，早い段階でステロイドを使用する. これらの使用タイミングは CAR-T の種類によって異なっており，「適正使用ガイド」を参考にされたい.
- CRS が遷延した症例では ICANS を発症しやすい. こちらに関しても，遅延ない診断と，ステロイド投与および，痙攣予防のためにレベチラセタム（イーケプラ®）の投与が重要である. 施設によっては，CAR-T 投与時点から予防的にレベチラセタム投与を行っている.

血球減少と二次性低ガンマグロブリン血症

- 晩期の合併症として，血球減少と二次性低ガンマグロブリン血症が知られる. 投与 1〜3 カ月においては，血球をこまめに測定する（特に CRS が重症ないし長期間にわたった症例）とともに，血球減少時には，EHA/EBMT が推奨する ICAHT（immune effector cell-associated hematotoxicity：免疫エフェクター細胞関連血液毒性）などに沿って，グレーディングや対応を行う.

- 一定期間，低ガンマグロブリン血症が認められるため，こちらも定期的に測定すると共に，低値の際には補充を行う．

◈ 文献

1) Schuster SJ, et al. Long-term clinical outcomes of tisagenlecleucel in patients with relapsed or refractory aggressive B-cell lymphomas (JULIET) : a multicentre, open-label, single-arm, phase 2 study. Lancet Oncol. 2021; 22: 1403-15.
2) Ghilardi G, et al. Bendamustine is safe and effective for lymphodepletion before tisagenlecleucel in patients with refractory or relapsed large B-cell lymphomas. Ann Oncol. 2022; 33: 916-28.

〈新井康之　谷口理沙〉

CHAPTER III ● 細胞療法 ▶ B 移植以外の細胞療法

3 顆粒球輸血

▶ ▶ ▶ ▶ ▶ ▶

　好中球減少期の重症感染症に対して 1970 年代から顆粒球輸血が試みられたが，当時は顆粒球採取効率が良好でなく，明瞭な臨床効果が得られなかった．しかし，健常者への G-CSF 製剤投与の知見やアフェレーシスの技術進歩によって顆粒球輸血の有用性について再検討が行われている[1,2]．顆粒球輸血は確立された治療とまでは言えないものの治療効果が報告される症例はあり，造血幹細胞移植の前後などにおいて，重症感染症を伴った好中球減少において実施を検討する．

適応・目的

　G-CSF 製剤投与で効果の得られない好中球減少を認め，抗菌薬治療ではコントロールが困難な重症感染症を併発している症例が対象となり，具体的には造血幹細胞移植や化学療法後の可逆的な骨髄不全状態がよい適応と考えられる．日本輸血・細胞治療学会からのガイドラインを参考にする[3]．

▶実際の治療方法

ドナー選定

- 日本輸血・細胞治療学会のガイドラインでは，家族以外のドナーは推奨されていない．
- ABO 型主不適合ドナーも原則避ける（一致もしくは副不適合を優先する）．また同種抗原への感作の観点から，造血幹細胞移植のドナー候補は避けることが望ましい．
- ドナーには，顆粒球採取手順，G-CSF 製剤使用，赤血球沈降剤使用，アフェレーシスについて十分な説明と同意を得る．

顆粒球採取

- 顆粒球採取のスケジュールに関しては，ドナーの安全性，レシピエントの病状を勘案して決定するが，当院では原則としてドナーからの顆粒球採取は 1 日 1 回とし，同一ドナーからの連続採取は最大 2 日 2 回までとしている．

192

- 採取法としては，貯血バッグに全血を採取する方法（バッグ法）と白血球アフェレーシスによって顆粒球採取を行う方法（アフェレーシス法）がある．
- 臨床効果を上げる必要顆粒球数は患者体重あたり 10^9 個とされている[4]．
- バッグ法は処理が容易でドナーの負担も軽いことから小児患者に対して考慮される．一方で成人患者に対しては，バッグ法ではドナーから 1 回に採取できる全血 400mL に含まれる顆粒球数は十分ではないことが多く，アフェレーシス法を用いることが一般的である．

Day−1

- 顆粒球を末梢血に動員する目的でドナーに，G-CSF 製剤，糖質コルチコステロイド製剤を採取前日（採取の 12〜18 時間前）に投与する．ドナー安全性を考慮して適宜調節する．

  処方例）
  ・フィルグラスチム $400\,\mu g/m^2$ もしくはレノグラスチム $10\,\mu g/kg$　皮下注射
  ・デキサメタゾン 8mg　経口
- またアフェレーシス時の血管穿刺時の疼痛緩和を目的に鎮痛貼付剤（例　リドカインテープ 18mg など）を予め処方して，穿刺予定部位にマーキングを行い，穿刺 30 分前までに貼付するように説明を行う．

Day0

- 血球成分採取装置（Spectra Optia® など）を用いてアフェレーシスを実施する．
- 顆粒球はリンパ球や造血幹細胞より比重が赤血球に近いことから，成分採取装置で顆粒球層を赤血球層から分離することが難しい．
- 顆粒球層を効率よく分離するために，赤血球沈降剤としてデキストラン（hydroxyethlstarch: HES）が用いられる．HES には高分子量（40 万）と中分子量（7 万）の 2 種類が存在し，赤血球沈降の効率は高分子量が優るとされるが，本邦では高分子量 HES は使用困難であり，中分子量 HES が用いられることが多い[5]．
- 採取の例：
  ・血球成分分離装置：Spectra Optia®，PMNC モード
  ・血液処理量：7L
  ・クエン酸ナトリウム（輸血用チトラミン® 10%）および中分子 HES（ボルベン® 輸液 6%）
  　例）ボルベン® 輸液 6% 360mL に輸血用チトラミン® 10% 5mL/A 28A（140mL）を加えて 500mL として使用．

- 実施中は，心電図モニターと定期的な血圧測定を行う．
- クエン酸による低カルシウム血症を軽減するためグルコン酸カルシウム（カルチコール®注射液 8.5％）を投与する．
- 採取層が適切かどうか評価する目的で中間サンプリングを行い，採取層の微調整を行うことも考慮する．
- 翌日にもう一度採取する場合には夕方に前日と同様に G-CSF 製剤と糖質コルチコステロイド製剤を投与する．ただし G-CSF 製剤は白血球数が 50000/μL を超えた場合には半分への減量を考慮し，75000/μL を超えた場合は投与を中止する．

Day 1

- 上記と同様に顆粒球採取を行う．
- 2 日目は血管アクセス確保が困難な事例や，遠心分離における層形成不良なことが多く，一般に採取効率は 1 日目よりも不良になりやすい．中間サンプリングを実施することが重要である．

輸注

- 顆粒球採取産物にはリンパ球が含まれることから，輸血後移植片対宿主病（TA-GVHD）を予防する目的で，採取産物に放射線照射（15〜50Gy）を行う．
- 顆粒球の寿命は短いため，採取からできるだけ速やかに投与する．
- ABO 血液型副不適合の場合には，血漿除去を実施する．
- アムホテリシン B との同時投与または終了直後に顆粒球輸注を行うと急性肺障害を生じる症例の報告があり，アムホテリシン B およびリポソーマルアムホテリシン B と顆粒球輸注の間は少なくとも 4 時間あける[3]．
- 前投薬として，糖質コルチコステロイド製剤を使用する．
- 現在流通している輸血用セットには通常白血球フィルターは付属していないが，白血球フィルターは決して使用しない．
- 顆粒球輸血開始後は酸素飽和度をモニターし，血圧測定を定期的に行う．

副作用とその対策

- ドナーに関わる副作用は G-CSF 製剤による短期的有害事象として，骨痛，頭痛，倦怠感，発熱などが出現することがある．必要に応じて鎮痛薬を処方する．
- ステロイド使用に伴った副作用が想定しうる．
- 赤血球沈降剤による，一過性の高血圧，顔面紅潮がありうる．
- アフェレーシスにおける低カルシウム血症に対してはカルシウム補充を行う．
- レシピエントに関わる副作用としては輸血副反応として発熱やアレルギーがみら

れる．糖質コルチコステロイドの前投薬によって予防を図るが，これによって予防できないアナフィラキシーショックや呼吸障害が生じうることを留意する．

● 顆粒球輸血を反復すると，抗HLA抗体などの同種抗体によって血小板輸血不応が生じうる．

◆ 文献

1) Bensinger WI, et al. The effects of daily recombinant human granulocyte colony-stimulating factor administration on normal granulocyte donors undergoing leukapheresis. Blood. 1993; 81: 1883-8.
2) Price TH, et al. Phase Ⅰ/Ⅱ trial of neutrophil transfusions from donors stimulated with G-CSF and dexamethasone for treatment of patients with infections in hematopoietic stem cell transplantation. Blood. 2000; 95: 3302-9.
3) Ohsaka A, et al. Guidelines for safety management of granulocyte transfusion in Japan. Int J Hematol. 2010; 91: 201-8.
4) 小原 明. 顆粒球輸血. 日輸血会誌. 2004; 50: 27-32.
5) Nanya M, et al. Successful granulocyte apheresis using medium molecular weight hydroxyethyl starch. Int J Hematol. 2019; 110: 729-35.

〈城　友泰〉

CHAPTER III ● 細胞療法 ▶ B 移植以外の細胞療法

4 ドナーリンパ球輸注（DLI）

▶ ▶ ▶ ▶ ▶ ▶

　同種造血幹細胞移植後の原疾患の再発は重要な課題である．1990 年代に慢性骨髄性白血病に対する移植後再発に対して同一ドナーのリンパ球輸注（DLI）後に寛解が得られたという報告[1]から，再発治療への有望な選択肢として DLI の期待が高まった．また EB ウイルス関連移植後リンパ増殖性疾患に少量 DLI が有効であることが報告され[2]，合併症治療としての役割も加わった．その後，DLI の有効性は対象疾患やその状態によって大きく異なり，急性白血病では有効率は 20％程度とされ，長期寛解が維持できるのは一部の症例に限られることが報告された[3,4]．標的治療薬の開発が進み，DLI 以外の治療選択肢は増加しているが，現在でも DLI は再発に対する重要な選択肢の一つである．

適応・目的

　同種造血幹細胞移植後の造血器腫瘍再発，混合キメラ，EB ウイルス関連リンパ増殖性疾患は DLI のよい適応と考えられる．DLI は免疫学的機序による治療であり，腫瘍量が少ない時期において治療効果が大きいと考えられる．MRD 測定や標的薬剤と組み合わせた戦略が重要である．適応や輸注スケジュールについては，日本造血・免疫細胞療法学会による「造血細胞移植ガイドライン　ドナーリンパ球輸注」[5]を参考にする．

▶実際の治療方法

- 手順は日本骨髄バンクからの「ドナーリンパ球輸注（DLI）マニュアル」[6]に沿って実施する．
- ドナーから，全血採取またはアフェレーシスにより必要細胞数を得る．非血縁ドナーにおいて採血量は，①全血では最大 400mL まで，②アフェレーシスでは，処理血液量でドナー体重 1kg あたり 100mL が上限である（ドナーが 50kg なら 5L）．また③EB ウイルス関連リンパ増殖性疾患に対する DLI の場合には，原則全血での提供であるが，移植側からの希望があればアフェレーシス 2L までの処理は可

能と規定されている．血縁者間では，これに準じて症例の状況やドナーへの負担を評価して決定する．

- 末梢血 CD3 陽性細胞数を $1000/\mu L$ と仮定すると，全血 400mL から 4×10^8（患者体重 50kg なら $8\times10^6/kg$），5L 処理のアフェレーシスを実施する場合には採取効率 60％と仮定すると，3×10^9（患者体重 50kg なら $6\times10^7/kg$）の CD3 陽性細胞が得られる計算である．

- 採取産物から少量の検体を採取して CD3 陽性細胞数測定を行い，当日に輸注する CD3 陽性細胞数から必要な液量を計算し，残りは投与スケジュールに沿って分割して凍結保存することができる[7]．全血で採取する場合には原則としては当日に全量を使用するが，凍結保存を行う場合には赤血球除去を行った上で凍結する．

- 輸注 CD3 陽性細胞数は「造血細胞移植ガイドライン　ドナーリンパ球輸注」[5]に沿って患者状況によって決定する．初回に T 細胞として $1\sim10\times10^6$/患者体重 kg を投与して，治療反応性や GVHD を評価しながら，1～2 カ月間隔で 2～5 倍ずつ漸増して投与するプロトコール（escalating dose regimen: EDR）が多い．HLA2 抗原以上不適合移植後の DLI は 1log 減量して $1\sim10\times10^5$/患者体重 kg で開始するアルゴリズムが提唱されている[8]．

治療スケジュールと治療方法

投与例 1：AML/MDS 血液学的再発に対して，HLA 適合血縁ドナーの場合

- 初回輸注 T 細胞数　$1\sim10\times10^6$/患者体重 kg
- 以後，GVHD などの有害事象がなければ 1～2 カ月毎に T 細胞数を 3 倍ずつ増加して反復する．

投与例 2：移植後混合キメラに対して

- 初回輸注 T 細胞数　1×10^6/患者体重 kg
- 以後，混合キメラの改善や GVHD 発症がなければ 1～3 カ月毎に T 細胞数を 3 倍ずつ増加して反復する．

合併症とその対応

- DLI 後の合併症としては，移植片対宿主病（GVHD）と骨髄抑制が挙げられる．DLI 後の急性 GVHD は，約 30～50％に，慢性 GVHD は約 30％に発症すると報告されている．通常の移植後 GVHD と同様の治療が妥当と考えられている．

◈ 文献

1) Kolb HJ, et al. Donor leukocyte transfusions for treatment of recurrent chronic myelogenous leukemia in marrow transplant patients. Blood. 1990; 76: 2462-5.
2) Papadopoulos EB, et al. Infusions of donor leukocytes to treat Epstein-Barr virus-associated lymphoproliferative disorders after allogeneic bone marrow transplantation. N Engl J Med. 1994; 330: 1185-91.
3) Kolb HJ, et al. Graft-versus-leukemia effect of donor lymphocyte transfusions in marrow grafted patients. Blood. 1995; 86: 2041-50.
4) Collins RH Jr, et al. Donor leukocyte infusions in 140 patients with relapsed malignancy after allogeneic bone marrow transplantation. J Clin Oncol. 1997; 15: 433-444.
5) 日本造血・免疫細胞療法学会. 造血細胞移植ガイドライン　ドナーリンパ球輸注. https://www.jstct.or.jp/uploads/files/guideline/02_03n_dli.pdf（2024 年 3 月 25 日閲覧）
6) 日本骨髄バンク. ドナーリンパ球輸注（DLI）マニュアル　第 3 版. https://www.jmdp.or.jp/pdf/medical/physicians/manual/DLI-Manual-Procedure20191213_2.pdf（2024 年 3 月 25 日閲覧）
7) Hossain NM, et al. Donor lymphocyte infusion in hematologic malignancies-Good to be fresh? Clin Lymphoma Myeloma Leuk. 2016; 16: 111-5.
8) Dholaria B, et al. Clinical applications of donor lymphocyte infusion from an HLA-haploidentical donor: consensus recommendations from the Acute Leukemia Working Party of the EBMT. Haematologica. 2020; 105: 47-58.

〈城　友泰〉

CHAPTER III ● 細胞療法 ▶ B 移植以外の細胞療法

5 間葉系幹細胞（MSC）

▶ ▶ ▶ ▶ ▶ ▶

　ステロイド抵抗性の急性移植片対宿主病（GVHD）に対して，2015 年 11 月より使用可能な細胞製剤がテムセル®〔ヒト（同種）骨髄由来間葉系幹細胞〕である．Allo-reactive な T 細胞を抑制することや，全身の炎症抑制を誘導することなどがメカニズムとして知られている．

　テムセル® はサードパーティドナーからの骨髄由来 MSC（拡大培養して製造）であり，凍結状態で液体窒素の入った専用容器（SDDU）により輸送される．そのため，投与日 2〜3 日前までに登録・申込が必要である．

　院内で融解し，生理食塩水を注入して希釈調整した後，必要量を投与する．非常に高価な薬剤であり，1 バッグ 7.2×10^{6}cells/10.8mL あたり 88 万 4767 円で，36kg 以上の成人には通常 2 バッグ分/回が必要となるため，1 回投与にかかる費用は約 170 万円，8 回投与を行った場合約 1400 万円，延長して 12 回まで投与した場合約 2000 万円を要する．

　しかしながら，リアルワールドデータでも 30〜40％の奏効率があるため，ステロイド抵抗性の急性 GVHD 診療では，常にその適応を念頭に置くべきである．

▶投与スケジュールと投与方法

代表的なレジメン

				月	火	水	木	金	土	日
テムセル®	1 回 2×10^6 個/体重kg 生食で希釈　点滴	1〜4 週（週2回計8回）	月木の投与例	↓			↓			
			火金の投与例		↓			↓		
		5〜8 週（週1回計4回）		↓	（曜日は問わない）					

- 週 2 回（「投与間隔 3 日以上」とされているが，月・木曜日，ないし，火・金曜日のスケジュールは可能）を 4 週，その後は，週 1 回を 4 週追加で合計 12 回まで投与可.

- 体重 1kg あたりヒト間葉系幹細胞として 1 回 2×10^6 個を，1 バッグあたり生理食塩液 18mL で希釈して投与（操作はクリーンベンチ内など無菌的環境下が望ましい）．

前投薬

- テムセル® 投与 30〜60 分前に，ソル・コーテフ® 200mg とアタラックス® P 25mg を投与．

投与

- 払出後は室温で保管し，調製開始時刻より 3 時間以内に投与開始．
- 赤血球用輸血セットを用いて 4mL/分の速度で点滴静注（最大 6mL/分）．

副作用

- 同種細胞を静脈内投与した際のリスク（細胞塞栓および血栓形成による循環障害に起因すると考えられる事象，血管内溶血に起因すると考えられる事象，ならびに免疫応答に起因すると考えられる事象）が発現する可能性がある．

〈新井康之〉

CHAPTER III ● 細胞療法 ▶ B 移植以外の細胞療法

6 体外フォトフェレーシス

▶ ▶ ▶ ▶ ▶ ▶

　移植片対宿主病（GVHD）は，同種造血幹細胞移植後に，ドナー由来免疫細胞が宿主（患者）の組織を異物とみなすことによって生じる．なかでも慢性 GVHD は様々な臓器が標的となり，多彩な症状を引き起こす[1]．一次治療としてステロイド治療が行われるが，改善がみられない，あるいはステロイドを減量できない患者も多い．またステロイド長期使用に伴う有害事象も多く，不耐容となる患者も少なくない．そのため有効性と安全性を両立した治療の開発が望まれている．体外フォトフェレーシス（extracorporeal photopheresis: ECP）は，血液から体外循環で単核球を分離して，その単核球に光感作物質を添加して長波長紫外線（UVA）を照射した後に，再投与する治療で，複数の臨床試験で有効性が示され[2,3]，本邦でも 2023年から保険償還され実臨床で実施されている．

原理

　ECP の慢性 GVHD に対する効果の機序は不明な点が多いが，光感作物質メトキサレンがリンパ球の DNA 間隙に入り込み，紫外線照射によって DNA ピリミジン塩基と共有結合を形成することで DNA 鎖間を架橋して，DNA 複製と細胞増殖を阻害してアポトーシスを誘導する[4]．さらにアポトーシスによって免疫細胞を抑制するだけでなく，アポトーシスを生じたリンパ球が体内で抗原提示細胞に貪食されることによって，制御性 T 細胞の誘導や T あるいは B 細胞の亜集団の変化を介して免疫寛容が誘導される機序が想定されている[5]．

▶実際の治療方法

- ECP 療法では，オフライン方式とインライン方式がある．
- オフライン方式は，成分採血装置で採取した単核球を，UVA 透過性バッグに入れてメトキサレンを添加後に別装置で UVA 照射を行うものである．
- インライン方式では成分採血装置に UVA 照射装置を装備させ，単核球分離から UVA 照射と再輸注までの過程を 1 つの装置の閉鎖回路内で完結させることが可能

となっており，安全性の向上と患者負担の軽減につながる．

- 2024年4月現在，本邦で使用可能なインライン方式 ECP には CellEx ECP® システムがある[6]．

血管アクセス

- 中心静脈カテーテルは留置時の合併症リスクに加えて，長期留置に伴う感染症や血栓形成のリスクがあるため，末梢静脈にルート確保することが理想であるが，ECP の対象となる症例の多くは濃厚な治療歴や皮膚硬化のため末梢静脈ルート確保が困難なことが少なくない．
- 患者状態や施設環境に応じて適切なルート確保を選択する．流量 15mL/分以上を確保できることが望ましい．

モード選択とプライミング

- CellEx ECP® システムでは，ダブルニードルモードとシングルニードルモードが選択可能である．
- ダブルニードルモードでは成分分離過程において脱血と返血が同時に行われる．
- シングルニードルモードでは，脱血と返血が交互に行われ，ダブルニードルモードより治療時間が長くなるが，ルート確保が1カ所であることがメリットである．
- これらのモードは治療中のいつでも変更可能である．
- 本システムでの，体外循環血液量は 200mL 程度で，循環血液量の少ない小児では赤血球製剤を用いて回路のプライミングを実施する．

成分分離

- 血液処理を実施して，buffy coat が分離される．CellEx ECP® システムでは遠心分離ボール内での buffy coat の分離状況がレーザー光の吸光度でモニターされており，吸光度が規定値に達すると，buffy coat が処理バッグへ送られる．
- 1回の治療あたりの処理血液量は 1.5L が標準的で，血液流量が 30mL/分の場合は約 50 分で成分分離が完了する．

光励起

- 採取された buffy coat 細胞数と混入する赤血球数などに基づいて，必要なメトキサレン添加用量と UVA 照射時間がシステムによって自動計算され，操作画面に表示される．
- 操作画面の指示に従ってメトキサレン溶液必要量を用手的に処理バッグに注入して，操作画面を前に進めると，buffy coat は処理バッグから UVA 照射チャンバーに送られて UVA が照射される．

- 約 15 分～20 分間で工程は完了する.

再輸注

- UVA 照射が完了すると自動的に血液が患者に再輸注され, 回路内がリンスされる.
- 約 20～25 分で完了する.
- 脱血開始から再輸注終了までの時間は, ダブルニードルモード, 脱血速度 30mL/分, 血液処理 1.5L の場合は約 1 時間 40 分である.

治療スケジュール

- ECP の標準的な治療スケジュールは 表1 のように, 第 1 週には 1 回/日を連続した 3 日間, 第 2～12 週は毎週 1 回/日を連続した 2 日間, 第 16～24 週は 4 週毎に 1 回/日を連続した 2 日間の計 31 回実施する.

表1 標準的な治療スケジュール

治療期間	頻度	治療日数	治療回数
第 1 週	—	1 回/日を連続した 3 日間	3 回
第 2～12 週	毎週	1 回/日を連続した 2 日間	22 回
第 16～24 週	4 週毎	1 回/日を連続した 2 日間	6 回

- 患者の状態に応じて治療を継続する

治療成績

- UK Photopheresis Society による ECP に関する consensus statement 改訂版では[7], 27 研究から 725 症例を評価され, 全体の奏効割合は 68％で, 奏効割合が高い臓器から順に, 皮膚（74％）, 口腔粘膜（62％）, 肝臓（62％）, 眼（60％）, 消化管（46％）, 肺（46％）で, 皮膚, 粘膜, 肝臓での有効性が高いことが示唆される.

副作用とその対策

- ECP 処置による有害事象は, 成分採血に伴うものと, 光励起に伴うものに分けられる.
- 成分採血に伴うものは, 他のアフェレーシスとも共通しており, 血圧低下や血管迷走神経反射, 血小板減少, 抗凝固に用いるクエン酸による低カルシウム血症が挙げられる. 血液処理量が 1.5L と少ないため, カルシウム補充は不要のことが多い. 回路内の血液は患者にリンスバッグされるが, 処置毎に約 40～50mL 程度の血液が喪失する. ECP は 1 症例に処置を反復するため, 鉄欠乏による貧血が進行することが少なくない[8]. 貧血は, 遠心による成分分離にも不利であり, 赤血球輸血を早めに検討する.

- 光励起に伴った副作用としては，嘔気・嘔吐，頭痛，発熱，光線過敏，皮膚がんが想定されるが，ECP では分離された単核球に直接メトキサレンを添加することから，体内に投与されるメトキサレンの量は少なく，PUVA 療法における投与量の 1/100 以下である．しかし治療後 24 時間は眼や皮膚を紫外線から守るように指導することが推奨されている．

- ECP 治療そのものが免疫低下をもたらす可能性を示唆する報告はなく，この点で他の治療として用いられる薬剤よりは有利である．慢性 GVHD に対する治療についての有害事象発現件数の systematic review では，慢性 GVHD 患者 1 例あたりに 3 カ月間で grade 3〜5 の有害事象が発現する件数は，ECP 治療では 0.1〜0.13 で他の治療より少なく安全性は高いと推測される[9]．ただし，FDA は，CellEx ECP® システムで治療された患者で肺塞栓症が複数報告されたことから注意喚起を行っている．国内第Ⅱ相試験でも医療機器内血栓が 1 例報告されており[3]，添付文書において注意喚起がなされている．

◈ 文献

1) 日本造血・免疫細胞療法学会. 造血細胞移植ガイドライン　GVHD（第5版）. https://www.jstct.or.jp/uploads/files/guideline/01_02_gvhd_ver05.1.pdf（2024 年 3 月 25 日閲覧）
2) Flowers ME, et al. A multicenter prospective phase 2 randomized study of extracorporeal photopheresis for treatment of chronic graft-versus-host disease. Blood. 2008; 112: 2667-74.
3) Okamoto S, et al. Extracorporeal photopheresis with TC-V in Japanese patients with steroid-resistant chronic graft-versus-host disease. Int J Hematol. 2018; 108: 298-305.
4) Fröbel S, et al. DNA intercalated psoralen undergoes efficient photoinduced electron transfer. J Phys Chem Lett. 2015; 6: 1260-4.
5) Heshmati F. Updating ECP action mechanisms. Transfus Apher Sci. 2014; 50: 330-9.
6) マリンクロットファーマ. Cellex ECP システム概要. https://mallinckrodt.jp/cellex/images/doc/CellexECP_overview.pdf（2024 年 3 月 25 日閲覧）
7) Alfred A, et al. The role of extracorporeal photopheresis in the management of cutaneous T-cell lymphoma, graft-versus-host disease and organ transplant rejection: a consensus statement update from the UK Photopheresis Society. Br J Haematol. 2017; 177: 287-310.
8) Moosavi MM, et al. Development of iron deficiency anemia in patients undergoing extracorporeal photopheresis: Comparison of the UVAR and CELLEX instruments. J Clin Apher. 2021; 36: 34-40.
9) Velickovic VM, et al. Adverse events in second- and third-line treatments for acute and chronic graft-versus-host disease: systematic review. Ther Adv Hematol. 2020; 11: 2040620720977039.

〈城　友泰〉

CHAPTER IV
放射線療法：概論

▶ ▶ ▶ ▶ ▶ ▶ ▶

　血液疾患に対する治療は全身療法が要となるが，放射線治療は血液悪性疾患に対する局所療法として根治治療から緩和治療まで幅広く使用され，血液疾患に対する重要な治療モダリティーの一つである．本項では血液疾患に対する放射線治療として一般に用いられているＸ線を用いた外部照射について詳述する．

▶通常分割照射，放射線治療の目的，放射線治療の方法について

放射線治療と通常分割照射について

　Ｘ線は画像診断でも用いられている放射線の一種であるが，画像診断用Ｘ線よりもエネルギーを高めて患部に照射することによって抗腫瘍効果を得ることが可能となる．放射線治療では，照射部位以外にはほとんど影響を及ぼさないため，一般に負担は少なく，高齢者であっても適応となることが多く，また病状によっては外来で治療することも可能である．

　腫瘍細胞は正常細胞よりも放射線感受性が高く，自己修復能が低いという特徴を有しており，その特徴を利用して，患部に少ない量の放射線（1.5～2Gyなど）を繰り返し照射すると，腫瘍細胞は消失するが，正常な細胞は生き残る．そのため重要な正常組織が照射範囲に含まれる，もしくは近接する場合や，比較的広範囲を治療する場合であっても，正常組織へのダメージを最低限にとどめつつ，抗腫瘍効果を得られることが可能となる．このように少ない量の放射線を繰り返し照射する方法を「通常分割照射」と呼び，血液疾患は固形腫瘍と比べ放射線感受性が高いといわれているため通常分割照射を一般的に用いる．

放射線治療の目的

　放射線治療の目的によって，放射線の照射範囲や投与線量が異なるため，何を目的とした放射線治療であるかを明確にすることは極めて重要である．以下に放射線治療の主な目的を記載する．アグレッシブリンパ腫において投与線量は一般に，救済＞根治＞地固め＞緩和の順に多くなるが，治療経過や患者背景，疾患により異なるため個別の判断が必要となる．

- **根治**：限局期の悪性リンパ腫，形質細胞腫など対して，放射線治療単独で治癒も

IV 放射線療法：概論

JCOPY 498-22550

しくは長期無増悪生存を目指すことを目的とする．本来であれば薬物療法を併用して加療する疾患においても，臓器機能低下や高齢のため薬物療法が困難な際，放射線治療単独で根治を試みる場合もある．

- **予防（地固め・補助）**：薬物療法後の寛解例に対して再発予防を目的とする．
- **救済**：薬物療法後も病変が限局して残存している場合や，再発病巣が限局している場合は，救済を目的として放射線治療が実施される．
- **移植前前処置**：造血幹細胞移植の前処置として，抗腫瘍効果と免疫抑制の双方を目的として全身照射が実施される．
- **緩和**：薬物療法や対症療法で症状が改善しない場合や，病変により QOL が低下している場合は症状緩和を目的として放射線治療が実施される．インドレントリンパ腫においては4Gy/2fr という低線量でも緩和効果が期待できる場合がある[1]．
- **Bridging radiotherapy**：CAR-T 療法登場後に新しく提唱された放射線治療の目的である．CAR-T 療法の課題点としてアフェレーシスから輸注までの期間に腫瘍が急速増大することがあり，輸注までの期間，病変を制御するため bridging therapy が行われる．Bridging therapy として薬物療法に加え放射線治療も実施される場合があり，このような放射線治療を bridging radiotherapy と呼び，理論的には immunomodulatory やシナジー効果も期待されている[2]．Bridging radiotherapy の報告は限られているが，20〜40Gy 程度を投与している文献が散見される[3]．

放射線治療の方法

照射技法

X線の照射技術として三次元原体照射(three dimensional conformal radiation therapy: 3D-CRT)と強度変調放射線治療(intensity-modulated radiation therapy: IMRT)が血液疾患に対して主に使用される．なお回転型の IMRT を強度変調回転放射線治療（volumetric-modulated arc therapy: VMAT）と呼び，VMAT では固定多門 IMRT と比較して短時間で治療を完遂することが可能である．固形腫瘍に対しては定位放射線治療が日常臨床において実施されているが，血液疾患においてはエビデンスが十分に確立しているとは言えない．

3D-CRT，IMRT では腫瘍の形状に合わせて放射線を照射する範囲を立体的に決定する．IMRT では照射範囲・照射量を専用の治療計画装置を用いて最適化することが可能となるが，IMRT に関する十分な知識と品質保証体制が必要不可欠となる．また IMRT のメリットが明らかではない病態も存在するため，個々の症例に応じて 3D-CRT もしくは IMRT を用いるか放射線治療医が適切に判断する．

全身照射（total body irradiation: TBI）

　TBI は血液疾患にのみ用いる特殊照射であり，造血幹細胞移植の前処置として行われる．抗腫瘍効果に加え，免疫を抑制し造血幹細胞の生着を補助する．また一般に薬剤が到達しにくい中枢神経系にも効果を発揮する．

　仰臥位で左右対向 2 門照射を用いて実施されることが多いが，近年では放射線治療機器の進歩により IMRT を用いる施設もある[4]．

　一般的な線量分割は 12Gy/6 回/3 日（1 日 2 回照射）であるが，施設によりばらつきがある．なお，臓器機能や年齢を考慮し骨髄非破壊的前処置による造血幹細胞移植を実施する場合は，2〜4Gy の低線量の TBI が用いられる．

▶副作用の種類や対処法

　放射線治療の有害事象は，照射中〜照射後 3 カ月以内に生じる急性期有害事象と，照射後 3 カ月以降に生じる晩期有害事象の 2 つに大別される．それぞれについて以下に詳述する．

急性期有害事象

　急性期有害事象は累積の放射線量が増えるに従い出現するリスクが高くなる．多くの場合，照射部位の炎症反応として現れ，放射線治療後 1〜2 週間後にピークを迎え，放射線治療後 1〜2 カ月後には改善する．照射中に薬物療法が併用される場合，有害事象が増強・遷延しうる．また照射後に薬物療法を実施した際に，照射野内の炎症反応が再燃するリコール現象が，頻度は多くないものの報告されている[5]．

　照射範囲や投与線量によって異なるが，生じうる代表的な有害事象について以下に抜粋する．

- 脱毛
- 皮膚炎
- 嘔気，嘔吐
- 中耳炎，外耳炎
- 眠気，倦怠感，疲れやすい
- 脳浮腫，神経症状の出現や増悪
- 味覚障害，口喝，口腔咽頭粘膜炎
- 放射線肺臓炎
- 放射線腸炎
- 膀胱炎，直腸炎

晩期有害事象

晩期有害事象は一度生じると治癒困難となることが多い有害事象である．以下に特徴的な晩期有害事象を抜粋して記載する．

- **二次がん，心血管障害**：特に小児，AYA 世代における長期生存例において，肺がんや乳がんを含めた二次がんや心血管障害の発生は大きな問題となってくる．放射線治療後 20 年以降もその影響が続くことが知られており，治癒可能性の高い限局期の疾患においては必要最小限の照射野，投与線量を心がける必要がある．
- **白質脳症，脳萎縮に伴う認知機能低下**：全脳照射後に生じる晩期有害事象であり，MTX 投与後や高齢者では重篤になる頻度が高い．
- **顎骨壊死**：顎骨照射後の抜歯では顎骨壊死が生じるリスクが高くなるため，照射野に顎骨が含まれる場合は事前に口腔外科もしくは歯科に抜歯適応歯の有無について確認する必要がある．

▶チーム医療で取り組む京都大学医学部附属病院での放射線治療について

放射線治療を実施する際は，診療放射線技師による品質管理，セットアップ，位置照合，放射線照射，また看護師によるケアやサポートは必要不可欠であり，チームとして密に連携することは極めて重要である．当院における放射線治療の実際の流れと，どのような点に注意しながら情報を共有しているかなどについて，以下に紹介する．

放射線治療医による診察

定期的に開催される血液内科・放射線治療科カンファレンスでの検討内容も踏まえ，放射線治療の適応について判断する．治療経過や年齢，PS，症状，既往歴など総合的に判断し，適切な照射方法，照射範囲，線量分割，治療日程を検討し，患者に放射線治療の目的や効果，予測される有害事象のリスク，具体的な治療日程について説明する．疼痛により治療体位を保持できない場合は疼痛コントロールを図ると共に照射前に速効性鎮痛薬を使用した方がよいか検討し，診察内容は診療放射線技師，看護師と共有する．

治療計画作成用 CT 撮影，放射線治療計画作成

どのように放射線を照射するか事前にシミュレーションする必要がある．そのため，放射線治療を受ける体勢（治療体位）で CT を撮影し，治療計画装置に転送し放射線治療計画を作成する（CT simulation: CTS）．頭部を照射する際は，患者毎にオーダーメイドの固定具（シェル）を作成する（図1）．閉所恐怖症がある患者の場

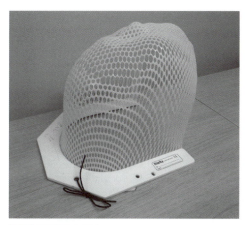

図1 頭部固定用シェル

合は，頭部固定用シェルの目周りをくり抜く工夫などを考慮する．

　診断用画像（PET 含む）を参考にし，治療計画作成用 CT を用いて放射線治療医は診療放射線技師や医学物理士と共に最適と思われる放射線治療計画を作成する．その後，作成された治療計画の品質管理・品質保証を実施し，許容範囲内であると確認されたのち，放射線治療が開始される．そのため CTS から治療開始までは一般に数日から 1 週間ほど時間がかかる．

放射線治療

　放射線治療は平日に連日（毎日，週 5 回）治療を受けることが一般的であり，基本的には土日と祝日は休みとなる．実際に照射される時間は数分程度だが，照射部位の位置合わせ，位置確認をする必要があり，放射線治療室に滞在する時間はおおむね 15〜20 分程度となる．なお TBI の場合は肺障害を懸念し低線量率で照射をするため，おおむね 1 時間ほど照射室に滞在することとなる．

放射線治療中，治療後の診察

　放射線治療期間中は，放射線治療医が定期的に診察し，副作用の有無や治療効果を確認し，必要に応じて投薬やケアの指導を実施する．治療効果により治療中早期に病変が縮小した場合は，必要に応じて放射線治療計画を調整する．

　治療効果はある程度の時間（1〜2 カ月など）が経過しないと発現してこない場合もあり，さらに治療終了後しばらく経過してから晩期有害事象が出現することもあるため，放射線治療終了後も定期的な経過観察が必要となる．

おわりに

　放射線治療を，どの疾患に対し，何を目的として，どのような範囲にどのように照射するか，症例ごとに慎重に検討をする必要があり，血液内科担当医と放射線治療担当医の間で認識の齟齬が生じないように理解を共有しておく必要がある．本項が読者の日常臨床に少しでもお役に立つことができれば幸いである．

◉ 文献

1) Hoskin PJ, et al. 4Gy versus 24Gy radiotherapy for patients with indolent lymphoma (FORT)：a randomised phase 3 non-inferiority trial. Lancet Oncol. 2014; 15: 457-63.
2) Bhaskar ST, et al. Role of bridging therapy during chimeric antigen receptor T cell therapy. EJHaem. 2022; 3: 39-45.
3) Ababneh HS, et al. Assessing the role of radiotherapy in patients with refractory or relapsed high-grade B-cell lymphomas treated with CAR T-cell therapy. Radiother Oncol. 2022; 175: 65-72.
4) Zhang-Velten ER, et al. Volumetric Modulated Arc Therapy Enabled Total Body Irradiation (VMAT-TBI)：Six-year clinical experience and treatment outcomes. Transplant Cell Ther. 2022; 28: 113.e1-8.
5) Azria D, et al. Radiation recall: a well recognized but neglected phenomenon. Cancer Treat Rev. 2005; 31: 555-70.

〈宇藤　恵〉

CHAPTER Ⅴ
リハビリテーション療法：概論

▶ ▶ ▶ ▶ ▶ ▶ ▶

　血液疾患患者においては，化学療法（抗がん薬治療）の副作用による悪心や嘔吐，食欲低下や慢性炎症疾患の影響に伴う低栄養（がん悪液質），さらにはこれらの影響によって身体活動量の低下をきたし，柔軟性や筋力，運動耐容能（持久力）といった身体機能が低下することが明らかになっている．また，近年では化学療法によって誘発される末梢神経障害や認知機能の低下も問題視されるようになり，血液疾患患者におけるリハビリテーション専門職の立ち位置はより重要なものになってきている．本項では，血液疾患患者に対するリハビリテーションのエビデンスや当院で導入している評価方法，介入の際に考慮している事項などを概説する．

▶血液疾患患者におけるリハビリテーションのエビデンス

化学療法患者におけるエビデンス

　本邦において血液疾患に限定された化学療法患者のリハビリテーションに関するガイドラインは報告されていない．しかし，がんのリハビリテーションガイドラインにおいては，化学療法・放射線療法中もしくは治療後に認知機能障害のあるがん患者に対して，リハビリテーション治療（運動療法）を行うことが推奨されている．

　化学療法を受けている血液疾患患者を対象とした海外のシステマティックレビュー＆メタアナリシス[1]では，9件のRCTに含まれた812名の積極的化学療法を受けた血液腫瘍患者を対象に，リハビリテーションが身体機能に及ぼす影響に関して調査されている．その結果，下記の5つの事項が結論づけている．

- ・運動は，積極的な治療中・直後の血液疾患成人患者の身体機能を改善する．
- ・中～高強度の有酸素運動と筋力トレーニングを組み合わせた複合運動介入は身体機能に有意な効果をもたらすが，どちらか一方の介入効果は有意ではない．
- ・がん患者に対する現在の運動ガイドラインに反して，より少ない用量で運動を行っても，治療中・直後に心血管フィットネス，筋力，身体パフォーマンスに良好な効果が得られる．
- ・運動介入を3回以上/週×4～12週間行うと身体機能が大幅に改善する．
- ・血液学的有害事象は，治療中・直後ともに報告されなかった．

造血幹細胞移植患者におけるリハビリテーションのエビデンス

造血幹細胞移植患者におけるリハビリテーションに関しては，現在までに多くの質の高いエビデンスが報告されている．日本リハビリテーション医学会「がんのリハビリテーションガイドライン 第2版」においては，血液腫瘍疾患に造血幹細胞移植が行われた患者に対して，造血幹細胞移植中・後にリハビリテーション治療（運動療法）を行うことや，造血幹細胞移植が行われる予定の高齢患者に対して，造血幹細胞移植前に高齢者総合的機能評価（サルコペニア，フレイルの評価を含む）を行うことが提案されている．

▶血液疾患患者におけるリハビリテーション評価

近年では，従来の評価手法に加えて様々な評価機器が導入され，身体機能や認知機能をより定量的に評価することが可能になってきている．当院では理学療法士，作業療法士がそれぞれの専門領域を活かしたリハビリテーション評価を行っている．

理学療法

生活の質（quality of life: QOL）

がんのリハビリテーションにおける最終的な目標はQOLを改善することである．当院では総合的なQOLを評価するために患者立脚型質問指標 The European Organization for Research and Treatment of Cancer Quality of Life Questionnaire-Core 30（QLQ-C30）を採用している．血液疾患患者に対する質問指標として MOS Short-Form 36-Item Health Survey（SF-36）や Functional Assessment of Cancer Therapy-Bone Marrow Transplant（FACT-BMT）も一般的に使用される．SF-36においては結果を健常者（国民標準値）と比較することができるという利点があるが，過去1カ月の状態について尋ねる質問指標であり，移植期間中よりも移植前や退院後のフォローアップ期などに使用することが適していると考える．FACT-BMTは，造血幹細胞移植患者に特化した質問指標であるため，当院のように化学療法患者も含めて治療期間を通じて継続的に評価をすることを考慮すると，QLQ-C30が最適であると考えている．

下肢筋力

下肢筋力を評価する方法としては主に検査者の徒手抵抗を用いた Manual Muscle Test（MMT）や hand-held dynamometer（HHD）などの機器を用いて評価する方法に分けられる．MMTは一般的に臨床現場に使用されている評価方法であるが，検査者の主観的な判定に基づいており，検査者によって評価結果の解釈が分かれる可

能性がある．当院では，HHDなどの機器を使用し，定量的評価を行っている．HHDを用いた筋力評価は血液疾患以外の領域においても使用されており，先行研究との比較も可能である．血液疾患領域では両側の最大等尺性膝関節伸展筋力を測定していることが多い．

運動耐容能

運動耐容能の指標として6分間歩行試験より測定される6分間歩行距離（6MWD）を採用している．6分間歩行試験は国際的にも様々な疾患で使用されている．我々は，同種造血幹細胞移植患者における6MWDのMID（重要な最小差）が37.5mであると報告した[2]．一般に，同種造血幹細胞移植患者は入院中に運動耐容能の低下をきたすが，治療期間中のリハビリテーション介入によって移植前後の6MWDの低下を38m以下にとどめることができれば，患者は体力低下を自覚しにくいようである．

サルコペニア

近年では，様々な領域においてサルコペニアが注目され，生存率や治療成績に関連することが報告されており，血液疾患患者においても注目されつつある．サルコペニアはAsian Working Group for Sarcopenia（AWGS）2019基準[3]で分類することが可能であり，この基準における骨格筋量の判定には生体電気インピーダンス分析（BIA）を用いた骨格筋量を用いる．BIA式体組成評価は非侵襲的に体組成が測定でき，経時的な評価を行いやすいという利点があり，研究も近年では多く行われている．当院ではBIA式体組成計（InBody770, InBody社）を用いて体重，体脂肪量，四肢骨格筋量（skeletal muscle index），細胞外水分比，位相角（細胞の構造的な安定性）などを測定している．また，AWGS2019基準においてサルコペニアを判定するために必要な握力および6m歩行時間も同時期に評価している．我々は，同種造血幹細胞移植患者を対象に移植前のBIA式体組成計で得られる位相角が移植後の感染症発症を予測するマーカーである可能性を示唆しており，位相角が4.9度を下回る場合，感染症発症リスクが高まることを示した[4]．

骨格筋特性

当院では，移植前の骨格筋特性を評価する方法として，CT画像を用いた評価を採用している．標的筋は臍部や第3腰椎レベルに位置する大腰筋であり，大腰筋の横断面積を身長の2乗で除すと，全身骨格筋量の代表値として用いられるpsoas muscle index（PMI）が算出される 図1 ．さらに，トレースされた大腰筋の密度から，Hounsfield-Unit（HU）値が画像ソフトウェアによって自動的に算出される．HU値は骨格筋の質＝脂肪浸潤の程度を反映していると考えられており，近年，

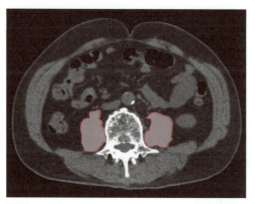

図1 Psoas muscle index（PMI）算出部位

様々な疾患において骨格筋量（PMIなど）指標よりも鋭敏に全身状態の変化を察知できる指標として注目されている．我々は，同種造血幹細胞移植前の大腰筋HU値（質的状態）が移植後の全生存率の予測因子となることを報告した．さらにHU値と6MWDの低下が同時に生じると，同種造血幹細胞移植患者の非再発死亡率が増加することも明らかにした[5]．

作業療法

手指機能

血液疾患の治療経過中には，化学療法誘発性末梢神経障害（chemotherapy-induced peripheral neuropathy: CIPN）による感覚・運動障害，免疫抑制薬の副作用による振戦，ステロイド長期投与による筋力低下など，様々な要因で手指機能の低下が生じる．特に指先の感覚鈍麻や異常知覚，握力やピンチ力の著明な低下が生じると，箸や歯ブラシなどのADLで重要な道具の使用が困難となる．治療初期から自覚症状の有無を確認し，少しでも不安や違和感があれば詳細な評価を行う．

- 感覚機能：感覚鈍麻（にぶい，膜がはったような感じ，まったく感じない）や異常知覚（しびれ，ちくちく，ひりひり，疼痛や温冷覚に過敏）の程度および範囲を聴取する．CIPNの場合はglove and socking型と呼ばれる手足末梢側の症状が多い．特にしびれや疼痛が強い場合は薬物療法も考慮されるため，医師への報告が必要である．
- 運動機能：上肢・手指の筋をMMTで評価するほか，握力・ピンチ力といった筋力測定を行う．末梢神経支配領域に沿った症状がある場合は，CIPN以外の末梢神経障害の可能性を考慮する必要がある．振戦は安静時に生じることが多いが，

強い振戦は道具の操作を困難にするため評価が必要である.

- **ADL・IADL**：院内生活で手指機能低下の影響を受けやすい場面として，箸・歯ブラシ・ハサミ・書字などの利き手を用いた巧緻動作，錠剤をシートから押し出して飲む，ペットボトルの蓋を開けるなどの両手を用いた協調動作などがある.

認知機能

がん患者に認められる認知機能障害を cancer related cognitive impairment (CRCI)[6]という. 特に化学療法後に生じるものを chemobrain といい，治療期間が長期にわたる血液疾患患者では特に注意すべきである. また造血幹細胞移植やCAR-T細胞療法には中枢神経系の有害事象として HHV-6 脳炎や免疫細胞関連神経毒性症候群（ICANS）がある. いずれも急激な認知機能の変化を生じることがあるため，治療開始前のベースライン評価を行っておく必要がある. 当院で主に用いる評価法を以下に挙げる.

神経心理検査（客観的評価）

- **Montreal Cognitive Assessment-Japanese version（MoCA-J）**：軽度認知機能障害（mild cognitive impairment: MCI）のスクリーニング評価である. MMSEより課題難易度が高く，若年〜中年が多い血液疾患患者に適している.
- **Hopkins Verbal Learning Test-Revised（HVLT-R）**：言語性記憶の検査であり，単語の記銘・想起・再認課題を含む. 日本語版における健常平均は未だなく，個人内変動を経時的に捉えるために用いる.

患者立脚型評価（Patient Reported Outcomes: PRO）

- **Functional Assessment of Cancer Therapy-Cognitive Function（FACT-Cog）**：がんに伴う主観的な認知機能障害を評価する. CRCI では特に客観的評価との乖離[7]が指摘されており，患者が自身の認知機能をどのように感じているか知ることは重要である.

▶血液疾患患者に対するリハビリテーションの進め方

当院血液内科ではリハビリテーションの導入を検討する際にフローチャートを用いた選定を行っている（図2）.

リハビリテーションを導入しない患者

当院では，アフェレーシスや短期間の化学療法（CHOP）など2週間以内の入院が予定されている患者には，リハビリテーションを導入していない.

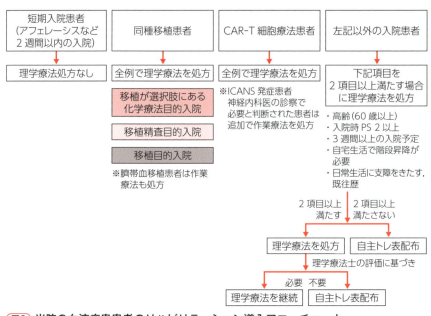

図2 当院の血液疾患患者のリハビリテーション導入フローチャート

同種移植患者

　短期間の入院予定でも同種移植が予定されている患者に関しては，全例に理学療法を導入し理学療法士による身体機能評価および入院期間中の運動療法を継続していく．移植前のリハビリテーションに関するエビデンスは不足しているのが現状であるが，移植前時点での身体機能の低下を早期に発見でき，低下した身体機能に対して運動療法をプログラムできるという利点も報告されている．近年，移植前の身体機能が移植後の転帰に影響を及ぼすことも明らかになり，移植前からの運動療法導入の需要が高まってきている．同種移植後は無菌室管理による環境制限や移植前処置，GVHDなどの移植関連合併症の影響によって身体活動量が低下するため，患者の全身状態に応じて理学療法を進めていく．移植後早期は特に他職種との連携を強化しながらリハビリテーションを進めていくことが重要となる．当院では身体機能評価を移植前，移植後4週（生着時期），8週（もしくは退院時）に行い，経時的に評価している．また，当院では同種移植患者の中でも臍帯血移植を予定されている患者について作業療法も移植前より導入している．臍帯血移植では，その他の移植ソースと比較して移植後にHHV-6脳炎を発症するリスクが高く，発症した場合，認知機能の低下が頻発する．作業療法を移植前より導入し認知機能評価を行ってお

くことで，HHV-6 脳炎発症後の認知機能の変化を評価することが可能となる．

CAR-T 細胞療法患者

　当院では，CAR-T 細胞療法患者においても全例に理学療法を導入している．しかし，CAR-T 細胞療法のリハビリテーション関連の報告に関してはごく少数であり，未だ介入方法などに関する一定の見解は定まっていないのが現状である．CAR-T 細胞療法患者は，治療に至るまでの待機期間が長い．当院では治療前に身体機能評価を全例に対して行っている．このデータから，待機期間中に身体機能が低下する患者が一定数存在することが判明している（未発表データ）．治療後は高い割合でサイトカイン放出症候群を発症するため，日々の全身状態に応じてリハビリテーションを進めていく．また，輸注後に ICANS を発症した場合は，患者の症状を神経内科医が診察し，作業療法の導入が必要と判断された場合は，認知機能評価や介入を行うこととしている．

その他の患者

　上記以外の患者については，5 つの項目〔①高齢（60 歳以上），②入院時パフォーマンスステータス（PS）2 以上，③3 週間以上の入院予定，④自宅生活で階段昇降が必要，⑤日常生活に支障をきたす既往歴がある〕のうち 2 項目以上満たす患者に対して理学療法を導入している．理学療法士による身体機能評価の結果から入院期間中のリハビリテーションの継続が必要と判断された患者は導入を継続し，導入が不要もしくは 2 項目以上を満たさない患者については，下肢を中心に構成された自主トレーニング表を配布し，自主トレーニングに移行していく．特に初回化学療法の場合は，腫瘍崩壊症候群を呈するリスクが高いため，リハビリテーションの実施に関しては医師と相談しながら進める．

▶運動療法の内容

　血液疾患患者に対する運動療法は，筋力トレーニング，持久力トレーニングに加えて，個々の患者の生活状況に応じて日常生活動作練習（階段昇降や床上動作）を導入している．特に移植領域においては，筋力トレーニングと有酸素トレーニングなどの複合運動が推奨されており，日々の全身状態に応じて負荷量を調整しながら継続的に介入することが大切である．

筋力トレーニング

　筋力トレーニングの強度はボルグスケールを用いて 10（楽である）〜16（きつい）の範囲を目標として設定する．主に座位，立位での運動療法プログラムを構成し，

上下肢・体幹筋に対して介入していく．特に血液疾患患者は治療期間中に臥床時間が増加する傾向にあるため，立位（荷重下）でのトレーニング機会を増やすことを意識している．また，血球減少期間は行動範囲が制限され，階段昇降動作の練習などが困難となる．その場合は段差昇降練習から開始し，その後の階段昇降練習に繋げるようにしている．

持久カトレーニング

持久力トレーニングは歩行もしくは自転車エルゴメータを使用して実施している．強度の指標としてカルボーネン法（最大負荷の 60％）と自覚症状の指標である改訂版ボルグスケール（ややきつい）を目安にしている．特に治療期間中は入院前と比較して歩行機会が著減するため，日中の歩行機会を確保することを意識付けすることも大切である．

▶血液疾患患者に対してリハビリテーション介入を行う際に考慮すること

血液疾患患者は疾患の影響に伴う血球減少や治療レジメンによって差はあるものの，化学療法の影響に伴う骨髄抑制を生じるため日々の臨床においては採血データを確認するとともに，特に 3 系統の血球減少に伴う諸症状に注意しながらリハビリテーション専門職管理下での介入を行う必要がある．

- ヘモグロビン（<7.5g/dL）：貧血の所見であり，特に立ち上がり直後の目眩やふらつき，軽労作での息切れや動悸などの症状が出現する．筋力低下がない患者においてもこれらの症状が出現している場合には，転倒リスクが高まるため，臥位や座位での運動を中心にプログラムを構成する必要がある．また，貧血に伴い洞性頻脈を伴う場合もあり，安静時より脈拍数が 100bpm を超えることもある．運動を行う際の運動強度の設定は自覚症状も指標として使用し調整していく．

- 血小板（<20000/μL）：血小板が低値である場合には易出血性の状態であり，特に荷重位や高負荷での筋力トレーニングなどは関節内出血のリスクを伴う．また，転倒による打撲や挫傷による出血が重症化する可能性も高く，リハビリテーションを進める上では注意が必要である．また，血小板以外の凝固因子に関しても同じく把握しておく必要がある．

一方で，血液疾患患者は血球減少を呈することが多いため，上記の基準を遵守するとリハビリテーション介入を行えない患者が増えるという懸念もある．本邦においては造血幹細胞移植後の血球減少期にリハビリテーションを導入しても合併症が

増えないという報告[8]もあり，リスクとベネフィットを考慮しながら介入を進めることが大切である．また，日々の関節や皮膚状態（皮下出血や点状出血の有無）のチェック，自覚的症状（息切れや目眩）の聴取は重要であり，より安全にリハビリテーションを導入するのであれば，輸血後に実施することを推奨する．輸血中の運動療法について，赤血球輸血に関してはリハビリテーション専門職管理下であれば安全に実施できるという報告があるが，血小板輸血に関しては安全性に関する報告は現状ではない．当院では，輸血開始 15 分後までは介入せず，15 分以降は輸血に伴う副反応などに十分注意しながらリハビリテーションを行っている．血小板輸血中に関しては，ベッド上での軽負荷での運動など負荷を極力下げた状態で介入を行っている．

◆ 文献

1) Moore M, et al. Effects of exercise rehabilitation on physical function in adults with hematological cancer receiving active treatment: a systematic review and meta-analysis. Semin Oncol Nurs. 2023; 39: 151504.
2) Murao M, et al. Minimal important difference of the 6-minute walk test after allogenic hematopoietic stem cell transplantation. Disabil Rehabil. 2023: 1-8.
3) Chen LK, et al. Asian Working Group for Sarcopenia: 2019 Consensus Update on Sarcopenia Diagnosis and Treatment. J Am Med Dir Assoc. 2020; 21: 300-7.e2.
4) Hamada R, et al. Pre-transplant phase angle as a potential marker for predicting the development of infection after allogeneic hematopoietic stem cell transplantation. Clin Nutr ESPEN. 2023; 58: 122-7.
5) Hamada R, et al. Intramuscular adipose tissue content predicts patient outcomes after allogeneic hematopoietic stem cell transplantation. Transplant Cell Ther. 2022; 28: 602.e1-7.
6) 谷向 仁，編著．がんと認知機能障害―気づく，評価する，支援する―．中外医学社；2020.
7) Saito H, et al. Factors affecting the baseline and post-treatment scores on the Hopkins Verbal Learning Test-Revised Japanese Version before and after whole-brain radiation therapy. Int J Mol Sci. 2016; 17: 1834.
8) Morishita S, et al. Safety and feasibility of physical therapy in cytopenic patients during allogeneic haematopoietic stem cell transplantation. Eur J Cancer Care (Engl). 2013; 22: 289-99.

〈濱田涼太　村尾昌信　馬場千夏〉

CHAPTER VI
血液内科の栄養療法：概論

▶ ▶ ▶ ▶ ▶ ▶

　血液疾患という広範な領域は，血球の減少による疾患である貧血，血球が腫瘍性に増殖する悪性疾患である白血病や悪性リンパ腫まで多岐にわたる．これらの疾患は，それぞれ異なる病態を持つため，栄養療法も一様ではない．それぞれの疾患に適した栄養療法を選択することは，治療の安全性と継続性を確保することに繋がり，患者の生活の質を向上させるためにも重要である．

▶貧血

鉄欠乏性貧血の栄養管理

　鉄欠乏性貧血（iron deficiency anemia: IDA）は，赤血球中のヘモグロビン合成に必要な鉄が不足することに起因する貧血であり，栄養指導の場面で遭遇する機会の多い血液疾患である．

　IDA は体内の貯蔵鉄が枯渇し，赤血球造血に必要な鉄が供給不足になることで発症する．鉄は人間が体内で合成できない栄養素のため鉄を補給するには外部から取り入れる必要があり，鉄を含む食品や薬剤により補給することが求められる．食品から摂取する鉄は体内での吸収が悪いため，鉄を多く含む食品や調理方法を工夫して積極的に摂取することが大切である．また，食品中の鉄には，肉や魚などの動物性食品に含まれる「ヘム鉄」と野菜や海藻などに含まれる「非ヘム鉄」があり，「ヘム鉄」の方が体内への吸収率は良い．また，果物などに多く含まれるビタミンＣと一緒に摂ることよって吸収率が高まるため，様々な食品を組み合わせて鉄が効果的に吸収されるようにすることが大切である．つまり，栄養素バランスの良い食事が大切となる．反対に吸収を阻害する食品もあり，緑茶やコーヒーに含まれるタンニンは鉄の吸収を悪くするため食前・食後には控えるようにしたい．

巨赤芽球性貧血の栄養管理

　巨赤芽球性貧血は，ビタミン B_{12} や葉酸の欠乏に起因する貧血である．通常，ビタミン B_{12} や葉酸は不足することはないが，偏食がある場合や胃全摘術後には注意が必要である．ビタミン B_{12} は動物性食品に多く含まれる．葉酸は通常の食事に含まれているので栄養素バランスを整えることで容易に改善する場合がある．

▶悪性疾患

栄養管理の必要性

　がん患者の栄養状態を適切に保つことは治療の安全性の確保と患者の生活の質の向上にとって極めて重要である．がん治療には外科治療，化学療法，放射線治療などがあり，それぞれが患者の体に異なる影響を及ぼす．これらの治療を安全に，そして効果的に遂行するためには，低栄養状態の回避・改善など全身の栄養状態を整え，治療に耐え得るよう栄養療法で支援する必要がある．がん患者の低栄養はがんの治療成績に悪影響を及ぼし，予後不良であることが報告されている[1]．

　特に，血液腫瘍の化学療法は大量化学療法を行うことが特徴であり，その結果，胃腸管粘膜や口腔粘膜障害が必発する．これらの副作用は患者の食事摂取を困難にし，さらに栄養状態を悪化させる可能性があるため，栄養管理が重要となる．さらに，白血球の低下により感染症に対する抵抗力が弱まるため，易感染状態となり衛生管理も重要となる．

化学療法副作用時の対応について

　血液腫瘍に対する抗がん薬は多種多様で，それぞれ特有の副作用を持っている．特に，栄養管理が困難となる吐き気については，制吐薬による対策が十分に施されるが，それでも吐き気が続く場合は，提供する食事内容に工夫が求められる．また，口腔粘膜炎や味覚障害，嗅覚障害などで食事摂取困難となる患者に対しても食事形態や内容の工夫が必要となる．このような状況の場合，管理栄養士が患者のベッドサイドに直接出向き，患者とのコミュニケーションを密にして食べられそうな食品を選択し提供を行う．個々によって副作用の程度が異なるケースが多いため，患者一人ひとりの状態に応じた対応が重要であり，継続的に対応していく必要がある．このような対応により経口摂取を継続することができると，患者は治療を続ける自信を得ることができ，また消化管を活用することで免疫機能を主とする全身状態の維持・安定を図ることにも繋がる．

造血幹細胞移植時の栄養管理について

　同種造血幹細胞移植においては化学療法や全身放射線照射を用いた移植前処置の副作用によって嘔気や倦怠感，粘膜障害や味覚障害などで経口摂取量が著しく減少する．栄養状態を良好に保つことが移植の成績を向上させることや感染症や移植片宿主病（GVHD）の発症頻度の低下につながることが示されている[2,3]ため，当院では同種移植患者には全例，栄養サポートチーム（Nutrition Support Team: NST）で

表1 BEE の計算

Harris-Benedict の式	男性　66.47＋13.75×体重（kg）＋5.0×身長（cm）－6.76×年齢＋13.75×体重（kg） 女性　655.1＋9.56×体重（kg）＋1.85×身長（cm）－4.68×年齢
京大基礎代謝量推定式	10×体重（kg）－3×年齢＋750＋125（男性のみ）

介入を行っており，基本的には退院するまで介入を行っている．

NST では週に 1 回，目標栄養量の調整のため，食事摂取量を確認し栄養評価を行い，栄養療法について主科へ提案を行っている．移植患者の体重は大量の輸液や浮腫などで体重変化が生じやすいため，移植前の体重を基準として設定している．基礎エネルギー消費量（basal energy expenditure: BEE）の計算式は，Harris-Benedict の式はもともと欧米人の体形や体質に基づいて作られたものであり，日本人にそのまま適用すると基礎代謝量がやや過剰に出る傾向があるため，当院の NST では Harris-Benedict の式と，もともとは糖尿病患者の基礎代謝の推定式ではあるが京大基礎代謝量推定式[4]を用いて 表1，総エネルギー消費量（total energy expenditure: TEE）を算出し，必要エネルギー量について検討を行っている．生着までは BEE×1.0 を下回らないように，経口からのエネルギー摂取量を算出し不足分は静脈栄養で補うようにしている[5,6]．輸注後も経口摂取が継続できるようにサポートを行うが，生着反応や GVHD などで食欲不振が遷延することが多い．生着後は BEE×1.3 を目標にするが[5,6]，生着後すぐに食欲が回復することは少ないため静脈栄養も引き続き併用していく．経口摂取については患者の状態に合わせて患者本人と相談しながら食事調整を行い，摂取量を確認しながら静脈栄養の投与量を調整していく．タンパク質・アミノ酸については，腎機能に問題がなければ体重（kg）×1.0～1.5 程度を目標とする．脂質については，経口からの摂取が 2 週間程度できていない場合には必須脂肪酸の欠乏を予防するため，病態的に禁忌でなければ脂肪乳剤投与について主科に提案しており，投与が開始された場合には中性脂肪のモニタリングを行う．ESPEN のガイドライン[7]では腸管機能に問題がなければ経鼻栄養チューブを用いての経管栄養を優先して推奨しているが，重度の口腔粘膜炎や嘔気，イレウス，難治性の下痢，GVHD などの症状がみられることも多くあるため，現在当院では静脈栄養を優先している．

当院の食事管理について

当院では 2010 年よりニュー・クックチルシステムで病院給食の提供を行っている．ニュー・クックチルシステムとは，入院患者の食事を衛生的かつ安全に提供す

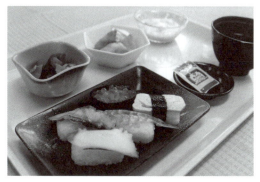

図1 ニュー・クックチルシステムにより実現したメニューの一例

るために構築された食事提供システムである．加熱調理された各料理は，調理後急速冷却し，冷蔵（3℃；チルド）状態で保存する．盛付なども低温環境（8℃）で行い食材温度を上昇させない工夫を施し，食事提供直前に温菜はカート内で再加熱（最終調理）を行い，患者へ提供する．このシステムにより，各食品は菌が増殖すると言われている危険温度帯（20〜50℃）に置かれることなく，高い安全性を確保することができる．特に，移植や癌治療などで免疫力の低下した患者には有用なシステムと考えられている．ニュー・クックチルシステムを導入し，これまでは提供できなかったメニューを提供できるようになった 図1 ．

また，白血球が低下した患者には以前は「無菌食」としてオートクレーブで滅菌した食事を提供していたが，ニュー・クックチルシステム導入以降は「低菌対応」としている．当院の低菌対応の基準は，一般生菌数 $\leq 5 \times 10^4$，大腸菌群 $\leq 1 \times 10^2$，大腸菌（−），黄色ブドウ球菌（−）としており，これは乳等省令における規定[8]を参考にしている．新しく食材を採用する際や新しいメニューをとり入れる際には外部機関へ菌検査を依頼し，基準を満たしたものについては生の果物なども提供しており，一般食と同じメニューを提供できる日も多くなった．当院では血液内科へ入院する患者の給食は基本的に「低菌対応」で管理している．

食欲不振時の対応について

化学療法などの副作用や移植で味覚障害や嗅覚障害などが発症し食欲不振となった患者に向けて，栄養量を少なめに設定し味付けがはっきりとしている「化学療法後食選択メニュー」 図2 や管理栄養士が介入して栄養量の調整をするための補助食品を準備している．それでも経口摂取が進まない患者は，院内のコンビニエンスストアで購入したものを自身のタイミングで摂取することもある．移植後の患者が病

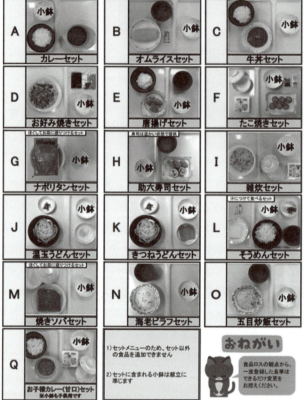

図2 化学療法後食選択メニュー

　院食以外の食事を摂取する場合に医療者側でも摂取可否について統一した見解を持つという目的と患者自身が判断できるようにとの目的でパンフレット「クリーン管理中〜同種移植後の食事」を作成している．このパンフレットは大量調理施設衛生管理マニュアル[9]や造血細胞移植ガイドライン「造血細胞移植後の感染管理」[10]などに基づき作成している．また，院内のコンビニエンスストアで購入できるもので摂取可否の判断が難しいものは外部機関へ菌検査の依頼をする場合もあり，低菌対応の基準を満たしているか確認している．基準を満たしている場合には管理栄養士と病棟看護師とで検討し，医師の許可が出たものについてはパンフレットに条件付きで摂取可として掲載している．患者の食事制限が少しでも緩和され経口摂取ができ

る期間が少しでも維持できるようにとの思いもある．また，パンフレットについては造血幹細胞移植後の「クリーン管理中」，「生着後のクリーン解除後の入院期間」，「退院後の免疫抑制薬を内服している期間」に分け摂取の可否について記載をしているため，入院中だけでなく退院後も使用できるものとなっている．

おわりに

ここまで，血液疾患に対する栄養療法について，貧血から悪性疾患など，それぞれ異なる病態への栄養管理ポイントを紹介してきた．病態病状は一律ではなく，患者個々の栄養状態・食嗜好の評価，提供食品の選択などチーム医療で対応することで効果に繋がることが多く，栄養管理チームの必要性が最も評価される疾患領域である．

◆ 文献

1) 日本臨床栄養代謝学会．JSPEN コンセンサスブック①がん．医学書院；2022．
2) Mattsson J, et al. Poor oral nutrition after allogenic steam cell transplantation correlates significantly with sever graft versus host disease. Bone Marrow Transplant. 2005; 38: 629-33.
3) Seguy D, et al. Enteral feeding and early outcomes of patients undergoing allogeneic stem cell transplantation following myeloablative conditioning. Transplantation. 2006; 82: 835-9.
4) Ikeda K, et al. A new equation to estimate basal energy expenditure of patients with diabetes. Clin Nutr. 2013; 32: 777-82.
5) Fuji S, et al. Positive impact of maintaining minimal caloric intake above 1.0 x basal energy expenditure on the nutritional status of patients undergoing allogeneic hematopoietic stem cell transplantation. Am J Hematol. 2009; 84: 63-4.
6) 神谷しげみ, 他. 同種造血幹細胞移植後早期の至適エネルギー投与量に関する研究. 静脈経腸栄養. 2011; 26: 737-45.
7) Arends J, et al. ESPEN expert group recommendations for action against cancer-related malnutrition. Clin Nutr. 2017; 36: 1187-96.
8) 厚生労働省. 乳及び乳製品の成分規格等に関する省令. 2023. https://elaws.e-gov.go.jp/document?lawid=326M50000100052
9) 厚生労働省. 食品衛生調査会食中毒部会. 大量調理施設衛生管理マニュアル. 2013. https://www.mhlw.go.jp/topics/bukyoku/iyaku/syoku-anzen/gyousei/dl/130201_9-2.pdf
10) 日本造血・免疫細胞療法学会. 造血細胞移植ガイドライン 造血細胞移植後の感染管理 第4版. 2017. https://www.jstct.or.jp/uploads/files/guideline/01_01_kansenkanri_ver04.pdf

〈小林亜海 幣 憲一郎〉

CHAPTER VII
緩和ケア：概論

▶ ▶ ▶ ▶ ▶ ▶

　血液疾患の治療における身体的あるいは精神的な痛みの評価や対応について概説する．治療戦略のどの段階においても「緩和ケア」を十分に念頭に置く必要がある．

▶緩和ケアの背景

　近代医学は救命を主な目的として高度に発展し，専門性を高めていった．他方，時として患者を一人の人として捉える視点が軽視された．延命至上主義の医療の反省から1900年代に欧州でホスピス運動が起こり，さらに緩和ケアに移り，世界に広がった．

世界と日本のホスピス・緩和ケアの歴史

　ホスピス・緩和ケアの歴史は，初期ホスピス，近代ホスピスと現代ホスピスの3つの時期に分けられる 表1[1]．今日，世界に広がる緩和ケアの祖である現代ホスピスは，シシリー・ソンダースがロンドンにセント・クリストファー・ホスピスを1967年に設立したことに始まる．その後，カナダのモントリオールのロイヤル・ビクトリア病院に緩和ケア病棟が1975年に開設された時，フランス語圏のモントリオールで印象のよくないホスピスという言葉に代えて「緩和ケア」という言葉が使われた．さらに，世界保健機関（World Health Organization: WHO）の努力と各国際団体の設立で医療全体に「緩和ケア」という言葉が広がった．

　日本のホスピス・緩和ケアの歴史の概要は 表1[1]の通りである．その特徴は，①病院の入院施設としての緩和ケア病棟から始まり，②医療保険の診療報酬に緩和ケアが導入され，財政的にも制度的にもそれが基盤となって発展し[2]，③緩和ケアの対象疾患は主にがんであり，そのためがん医療の政策的な重点課題である，という3点にまとめられる．

実践

　日本では従来，緩和ケアは緩和ケア病棟で提供される特別なケアであった．その後，緩和ケアチームや緩和ケア外来の活動を介して一般病棟や外来診療でも提供されるように広がり始めている．緩和ケアの提供に際して強調されるべき5つの原則がある 表2[1]．

表1 世界と日本のホスピス・緩和ケア発展の歴史

	世界		日本
初期ホスピス	フランスのボーヌにオテル・デュ（神の宿）設立	542年	
近代ホスピス	アイルランド，ダブリンに世界最初の死に逝く人のための聖母ホスピス（Our Lady's Hospice）設立	1879年	
現代ホスピス	シシリー・ソンダースが聖クリストファー・ホスピス設立	1967年	
		1973年	淀川キリスト教病院における「死に逝く人たちのための組織されたケア」（Organized Care of Dying Patients）の活動開始
	米国・コネチカット州ニューヘブンに最初のホスピス設立	1975年	
	カナダ・モントリオール，ロイヤル・ビクトリア病院に緩和ケア病棟開設	1975年	
		1981年	日本初の施設，聖隷三方原病院ホスピス病棟の設立
	WHO "Cancer Pain Relief" 出版	1986年	
	米国ホスピス・緩和医療学会	1984年	
		1987年	WHO『がんの痛みからの解放-WHO方式がん疼痛治療法』翻訳出版
	欧州緩和ケア学会設立	1988年	
	WHO "Cancer Pain Relief and Palliative Care" 出版	1990年	医療保険の報酬「緩和ケア病棟入院料」新設
		1991年	全国ホスピス・緩和ケア病棟連絡協議会（後に日本ホスピス緩和ケア協会）の設立
		1993年	WHO『がんの痛みからの解放とパリアティブ・ケア-がん患者の生命へのよき支援のために』翻訳出版
	アジア太平洋ホスピス・緩和ケアネットワーク設立	1995年	
	国際ホスピス・緩和ケア協会設立	1996年	日本緩和医療学会の設立
		2002年	診療報酬「緩和ケア診療加算」新設
	アフリカ緩和ケア協会設立	2004年	
		2007年	がん対策基本法施行，がん対策推進基本計画策定
		2012年	第2期がん対策推進基本計画策定
	WHO "Global Atlas of Palliative Care at the End of Life" 公開	2014年	
		2016年	がん対策基本法改正
		2017年	第3期がん対策推進基本計画策定

（有賀悦子．緩和ケア総論．In：日本緩和医療学会，編．専門家をめざす人のための緩和医療学．第2版．南江堂；2019．p.2-15[1]より改変引用）

表2	緩和ケアアプローチの5つの原則	

1. 良質な QOL の重視	QOL とは主観的な価値観に基づくものであり，緩和ケア提供者は自分の価値観を患者に押しつけないように特に配慮しなければならない．
2. 全人的なアプローチ	緩和ケア提供者は，緩和ケアを必要とする個人を，医療や社会的援助の受給者としての患者以前に，その人固有の過去の人生の連続性の上に成り立つ一個人であることを認識し，受け止めることを学ばなくてはならない．その際，人には①身体的苦痛，②精神的苦痛，③社会的苦痛，④スピリチュアルな苦痛，が存在し，互いに影響し合うという全人的苦痛（total pain）の考え方が有用なことがある．
3. 患者と家族（介護者）を包含するケア	緩和ケアにおいて，患者を取り巻く家族や友人もまた，患者同様に重視されるべきである．
4. 患者の自律と選択を尊重する態度	緩和ケア提供者は，患者の望みの明確化とその援助のために，個別的，創造的かつ肯定的な姿勢を重視する必要がある．
5. 率直かつ思いやりのあるコミュニケーション	死期の迫った人から終末期における予後の告知のような困難な課題について話し合いを求められた場合，率直かつ思いやりのある姿勢で臨むことが，緩和ケア提供者に求められる．

（文献1より改変引用）

▶血液疾患の緩和ケア

　血液内科の緩和ケアに関する先行研究は少ないため，その特徴を知るために，2017年4月1日～2023年12月31日に京都大学医学部附属病院緩和ケアチームが診療した3739例のうち，血液内科325例の単純集計を行った．年齢は中央値55歳（最小18歳-最大84歳）で，女性がやや多かった（54.5%）．疾患は頻度の多い順に，白血病（48.6%），悪性リンパ腫（30.8%），形質細胞腫瘍（10.5%）が含まれた．依頼時期の93.2%ががん治療中であり，依頼頻度の多い順に，痛み（44.0%），不安（18.5%），その他（13.5%）が含まれた．ここでの「その他」とは，一般的な緩和ケアチームへの紹介内容に当てはまらない依頼内容を示すが，その他の頻度が多いことから個別性のある依頼が多いことがうかがわれた．その他のうちの72.7%は精神症状に関連していた．転帰では永眠（11.1%）よりも介入終了（40.3%）や自宅療養（34.5%）の方が多かった．緩和ケア病棟への転院と在宅ケア導入は合わせて7.0%であった．血液内科と他科の比較では，血液内科症例は介入期間が長くなる傾向も認めた（血液内科：他科＝31.7日：18.9日，p＜0.05）．これらの結果から，がん患者としては若年女性が多く，看取り期よりも治療期の支援ニーズ（特に精神症状）の高さや介入期間の長期化が，当院血液内科の緩和ケアの特徴として挙

げられた．

▶痛みのマネジメント

　血液内科の緩和ケアでは，化学療法や移植による粘膜障害，腫瘍浸潤によるリンパ節・骨病変，ウイルス感染や化学療法に伴う神経障害，急性呼吸窮迫症候群（acute respiratory distress syndrome: ARDS）などが身体症状の原因となる主要病態で，痛み，悪心・嘔吐，下痢，便秘，食欲不振，呼吸困難，倦怠感などを呈する可能性があるが，本項では頻度の高い痛みに関する薬物療法やケアについて述べる．

ポイント
- 痛みを評価し，原因を鑑別する．
- 鎮痛薬の調整と並行して薬物療法以外の方法（原疾患の治療，非薬物療法）も検討する 図1．

マネジメントの基本
- 薬物療法は WHO 方式がん疼痛治療法の原則に従うことが推奨される[3]．
  "by mouth"　経口的に
  "by the clock"　時刻を決めて規則正しく
  "for the individual and with attention to detail"　患者ごとに個別的で細かい配慮を
- 痛みのマネジメントの開始から，非ステロイド性抗炎症薬（non-steroidal anti-inflammatory drugs: NSAIDs），アセトアミノフェン，オピオイドを単独使用あるいは併用を検討する．
- 中等度または重度の痛みに対しては，NSAIDs やアセトアミノフェンのみの使用は推奨されず，当初よりオピオイドの併用を検討する．
- 痛みの治療開始時に患者と痛みの治療のゴールについて話し合う．痛みは主観的で感覚体験かつ情動体験であり，NRS（Numerical Rating Scale）などの評価指標

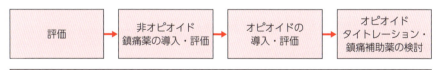

図1　痛みのマネジメントの基本フロー

表3 痛みの原因による分類

がんによる痛み	・がんの転移/浸潤による痛み ・内臓痛，体性痛，神経障害性疼痛が含まれる
がん治療による痛み	・手術，放射線治療で生じる組織障害による痛み ・放射線性皮膚炎/粘膜炎，術後疼痛，幻肢，移植片対宿主病（GVHD），化学療法誘発性末梢神経障害性疼痛，顎骨壊死などが含まれる ・体性痛は比較的回復が早い ・神経障害性疼痛は難治性も多い ・一時的な鎮痛補助薬やケアも有効な場合がある
がん・がん治療と関連のない痛み	・ウイルス感染，既往症，長期臥床による痛み ・帯状疱疹，筋筋膜性疼痛，膠原病，感染症による炎症性疼痛はオピオイドが効きにくくむやみに投与しない

表4 痛みの病態による分類

侵害受容性疼痛	・組織の変形や損傷で生じる痛みで，体性痛・内臓痛に分類される ・内臓痛：管腔臓器の内圧上昇や被膜伸展により惹起される痛み ・体性痛：骨転移痛など，がんによる直接的な組織損傷により惹起される痛み
神経障害性疼痛	・神経の圧迫や損傷による痛みで，異常感覚や感覚消失を伴う ・患者も表現が難しく，スクリーニング用の質問票が国内外で開発されている ・難治性が多く，半数で鎮痛補助薬を使用することがある ・代表例に，帯状疱疹後神経痛，化学療法誘発性末梢神経障害性疼痛がある
物理的損傷によらない機能的疼痛	・がん患者では心理的ストレスの身体症状のことも多い ・機能性胃腸障害の蠕動痛，緊張型頭痛の筋攣縮痛などが含まれる

を下げることにこだわると，鎮痛薬の過量投与やケミカルコーピングのリスクがあることへの理解が重要である．

がんの痛みの分類

・適切な痛みの評価のための分類を 表3 表4 に示す．

がんの痛みの評価

・痛みの性状は原因の類推に役立つことがあり，詳細な問診と身体所見で評価を行う．評価に基づいた薬剤調整のポイントを示す 表5 〜 表7 ．
・医療者チーム内で，痛みの評価基準の統一と決まった聞き方を組み合わせて，痛みの変化が見えるようにすると，病態の把握がしやすくなる．

表5 痛みの評価項目

部位をカルテに記載	シェーマを描記し，診断の一助にする
発症の形式と経時的変化	持続痛か突出痛か
性状	ズキズキ，ビリビリ，重い痛み，鈍痛，差し込むような痛み
強さ	NRS，VAS，フェイススケール
増悪・寛解因子	体動，便通，温冷
ADL への影響	排泄行動，睡眠，摂食に支障があるか
神経障害性疼痛の評価	神経障害性疼痛スクリーニング質問票[4]

表6 痛みの部位・性状から考える鎮痛薬の選択

		痛みの部位	痛みの性状	薬剤の選択
侵害受容性疼痛	内臓痛	局在はあいまい．胃，小腸，大腸，肝臓，腎臓由来が多い	重くてズーンという鈍い痛み	オピオイド，非オピオイド鎮痛薬が有効
	体性痛	局在ははっきりしており，痛みの部位と一致．皮膚，骨，筋肉由来が多い	ズキッとする鋭い痛み	オピオイド，非オピオイド鎮痛薬が有効
神経障害性疼痛		デルマトームに従った分布[5]．神経叢や神経根浸潤，脊髄圧迫由来が多い	ビリビリとしびれるような痛み．ビリッとするような秒単位の電撃痛	オピオイドは一定の効果があるが不十分なことも多い．鎮痛補助薬が有効な場合がある

表7 痛みのパターンと鎮痛薬の調整

	痛みのタイミング	対策	注意
突出痛	突然痛みが増強する	• 痛みの評価 • レスキューの鎮痛薬の処方 • 日常生活動作の工夫	神経障害性疼痛の合併に鎮痛補助薬を考慮する
持続痛	常に痛みを感じる	• 痛みの評価 • 定期鎮痛薬の増量 • オピオイドスイッチング	病状の変化に関連する痛みの変化に注意する
定時薬の切れ目の痛み	定期内服の直前に痛みが増強する	• 定期鎮痛薬の増量 • 定期鎮痛薬の間隔を調整	

• 痛みの悪化を認めた場合には，鎮痛薬の増量の前に病態の再評価と必要に応じた検査の追加を検討する．

• 眠気や食欲不振など鎮痛薬の副作用による QOL の低下にも注意する．

薬物療法

各鎮痛薬の概要を 表8 に示す.

表8 がんの痛みで使用される主な鎮痛薬

NSAIDs	
ポイント	・がん性腹膜炎や骨転移などによる体性痛，炎症に関連した痛みにはNSAIDsを積極的に使用する ・使用中に運転などの危険作業も可
使い方	・剤形，シクロオキシゲナーゼ（COX）選択性，血中半減期を考慮して投与スケジュールを検討する ・COX-2選択性が高いほど胃腸障害のリスクは低く，心血管障害のリスクは高いが，個々のNSAIDsの特性により副作用の頻度は異なる．多くの薬剤が使用可能で，本項では概要のみ記載する．用法用量の詳細は各添付文書を参照 ・セレコキシブ（セレコックス®）：胃腸障害のリスクが低く，長期使用例でよい適応．200mg/日以上で心血管障害のリスクが増加 ・エトドラク（ハイペン®），メロキシカム（モービック®）：胃腸障害，腎障害，心血管障害の頻度が低く安全性が高いとされている ・ジクロフェナク（ボルタレン®）：COX-2選択性が高いが，ある一定の用量以上では逆に強力なCOX阻害作用を発揮し，時に重篤な胃腸障害を起こす．一方で，極めて強力な鎮痛効果を期待できる ・ロキソプロフェン（ロキソニン®）：COX-2選択性は高くないが，プロドラッグ設計のため，肝障害がなければ胃腸障害のリスクはジクロフェナクに比べて低い ・ナプロキセン（ナイキサン®）：鎮痛効果は平均的だが，比較的胃腸障害と心血管障害のリスクが低く，腫瘍熱にも有効である
副作用	・胃腸障害，心血管障害，腎障害，出血傾向，NSAIDs過敏症（アスピリン喘息），薬物相互作用に注意する ・NSAIDs過敏症はCOX-1阻害作用で誘発されるため，多くの場合セレコキシブやアセトアミノフェンは安全に使用できる ・ニューキノロン系抗菌薬との併用で痙攣を誘発することがある ・ワルファリン，メトトレキサート，リチウムとの併用で，それぞれの作用を増強させる
アセトアミノフェン	
ポイント	・胃粘膜障害や腎機能障害，出血傾向を合併している場合，あるいは長期投与が見込まれる場合や高齢者では，NSAIDsに先行してアセトアミノフェンを使用する ・抗炎症作用はほとんどないが，中枢性COX阻害に加えて，カンナビノイド受容体やセロトニンを介した下行性抑制系の活性化で鎮痛効果を示す ・使用中に運転などの危険作業も可
使い方	・15mg×体重（kg）×4（回）で肝障害に留意したアセトアミノフェン1日量（mg）を算出．最大4000mg/日まで ・定期：アセトアミノフェン（カロナール®）1回500mg, 1日4回朝昼夕食後・眠前（アセトアミノフェン2000mg/日） ・疼痛時：アセトアミノフェン（カロナール®）1回500mg, 頓用同士を4時間あけて繰り返し，1日4回まで（定期と頓用をあわせてアセトアミノフェン4000mg/日まで） ・アセトアミノフェンの内服と点滴の鎮痛効果はほぼ等価とされているが，内服と同量の点滴に変更するだけで鎮痛効果が改善することもある

（次ページにつづく）

表8 つづき

副作用	・アレルギー機序による肝障害，NAPQ1 の蓄積による肝障害に注意 ・NAPQ1 の蓄積による肝障害の初期症状は倦怠感など非特異的だが，72～96 時間で AST・ALT 3000IU/L 以上の上昇をしばしば示し，約 3 割が死亡する ・市販の総合感冒薬の多くにアセトアミノフェンが含まれている点に注意

弱オピオイド

ポイント	・弱オピオイドと強オピオイドの作用機序に違いはない ・鎮痛効果に有効限界がある＝弱オピオイド．副作用がない範囲で有効限界がない＝強オピオイドとして定義 ・痛みがない状態での不適切な使用は精神依存を起こしうる ・コデインは鎮痛・鎮咳作用を持つが，日本人の 20～40％は CYP2D6 活性が低く，鎮痛効果を示さないことがある ・麻薬指定：コデインリン酸塩錠，コデインリン酸塩散 10% ・非麻薬指定：コデインリン酸塩散 1% ・トラマドールは弱い μ 受容体刺激作用，5-HT，NA 再取り込み阻害により鎮痛効果を示す．神経障害性疼痛にも有効とされる ・使用中に運転などの危険作業は不可
使い方	・コデイン 180mg≒経ロモルヒネ 30mg 相当．コデインリン酸塩 1 回 20mg，1 日 4 回朝昼夕食後・眠前（コデインリン酸塩 80mg/日）から開始し，最大 300mg/日まで ・トラマドール 150mg≒経ロモルヒネ 30mg 相当．トラマドール（トラマール®）1 回 25mg，1 日 4 回朝昼夕食後・眠前（トラマドール 100mg/日）から開始し最大 400mg/日まで
副作用	・トラマドールは弱オピオイドだが，強オピオイド並みに便秘をきたしやすい．適宜，緩下薬の併用を心がける ・悪心・嘔吐にも注意が必要だが，強オピオイドと同様にプロクロルペラジン（ノバミン®）が有効

強オピオイド（内服）

ポイント	・痛みの強さ・性状，腎機能，併用薬に応じて適切な鎮痛薬を導入する 　・腎機能障害あり 　　高度障害→フェンタニルを考慮 　　軽度～中等度の障害→タペンタドール，オキシコドン，ヒドロモルフォンを考慮 　・腎機能障害なし 　　抗がん薬や他の併用薬が多い→タペンタドール，ヒドロモルフォンを考慮 　　呼吸器症状を合併→モルヒネ，オキシコドン，ヒドロモルフォンを考慮 　　オピオイド誘発性消化器症状（悪心・便秘）のリスクが高い→タペンタドール，フェンタニルを考慮 ・導入前に，痛みの治療のゴールを患者や家族と相談する ・WHO 方式がん疼痛治療法に従い，中等度～高度の痛み（第 3 段階）に対し，強オピオイドの上乗せを考慮する[3]．近年では第 2 段階の弱オピオイドを経ずに併用・切り替えを行う場合もある[6] ・定期オピオイドをベース薬，疼痛時のオピオイドをレスキュー薬と呼ぶ．①ベース薬を決められた時間で適切な量を投与し，突出痛の出現時に速効性のあるレスキュー薬を追加する方法，②疼痛時にレスキュー薬を適宜開始し，使用回数や痛みの程度に合わせてベース薬を導入する方法がある．②の場合，漫然とレスキュー薬を継続せず，適切なタイミングでベース薬の導入を検討する

（次ページにつづく）

表8 つづき

ポイント (つづき)	• レスキュー薬の1回量はベース薬の1/6~1/12が目安である．最高血中濃度への到達時間を考慮し，レスキュー投与は1時間以上間隔をあけることが望ましい．1日のレスキュー使用回数の上限はない • ベース薬の増量は副作用に注意しながら，1日量の30~50%を目安に検討する[5] • 使用中に運転などの危険作業は不可
使い方	• モルヒネ 　・ベース例：MSコンチン®錠1回10mg，1日2回AM9時-PM9時（経口モルヒネ20mg/日）で開始 　・レスキュー例：オプソ®内用液1回5mg，1時間あけて繰り返し可，1日の頓用回数の上限なし • ヒドロモルフォン 　・ベース例：ナルサス®錠1回2mg，1日1回（経口ヒドロモルフォン2mg/日）から開始． 　・レスキュー例：ナルラピド®錠1回1mg，1時間あけて繰り返し可，1日の頓用回数の上限なし． • オキシコドン 　・ベース例：オキシコンチン®TR錠1回5mg，1日2回AM9時-PM9時（経口オキシコドン10mg/日）で開始 　・レスキュー例：オキノーム®1回2.5mg，1時間あけて繰り返し可，1日の頓用回数の上限なし • フェンタニル 　・ベース例：フェントス®テープ1回0.5~1mg，1日1回貼付（フェンタニル貼付0.5~1mg/日）から開始．3日以上あけて増量を検討．原則的に第一選択としない 　・レスキュー例：フェンタニル速放薬がなく，オプソ®，オキノーム®，ナルラピド®を使用する • タペンタドール 　・ベース例：タペンタ®錠1回25mg，1日2回AM9時-PM9時（タペンタドール50mg/日）で開始．錠剤が大きく嚥下機能低下例では使用しにくい．セロトニン症候群に注意 　・レスキュー例：タペンタドール速放薬がなく，オプソ®，オキノーム®，ナルラピド®を使用する
副作用	• オピオイド誘発消化器症状（悪心，便秘など），中枢神経症状（呼吸循環抑制，眠気，せん妄，ミオクローヌスなど）に注意[7,8] • 悪心にはプロクロルペラジン（ノバミン®），便秘にはナルデメジン（スインプロイク®）が有効

強オピオイド（注射）

ポイント	• オピオイド注射薬は内服困難時だけでなく，経口・貼付では鎮痛効果が不安定な場合や，迅速な痛みのコントロールや高用量のオピオイドが必要な場合もよい適応． • 注射薬は他の剤形に対して以下の利点がある． 　・消化管における消化・吸収の機能によらず確実な投与が可能 　・持続的な鎮痛が可能（ピークとトラフがない） 　・投与量の変更が迅速に行える．より細かく急速な調整が可能 　・肝初回通過効果を受けないため，内服薬より少ない量で効果が得られ，副作用も少ない • 一般に第一選択は持続皮下注で，皮下注の適応が困難な場合に持続静注を考慮する[9]．血液内科の患者ではGVHDの皮膚病変で皮下注が困難なことが多い一方で，治療のためのルート確保が行われていることも多く，持続静注を最初から検討する機会が多い

（次ページにつづく）

表8 つづき

ポイント (つづき)	・皮下注と静注の1日投与量は等価だが，皮下注では投与速度の上限が1mL/時までであること，静注ではメイン点滴の側管からオピオイドを投与することに注意．静注では薬剤の配合変化にも注意 ・筋肉内注射は投与の際の痛みが強く，実施しない[5] ・オピオイド注射を使用する状況での運転の可能性はないと思われるが，使用中に運転などの危険作業はもちろん不可
使い方	・モルヒネ 　・経路変更の例 　①内服ベース薬30mg/日から持続皮下注に変更する場合 　　・内服30mg/日の1/3〜1/2＝注射10〜15mg/日 　　・10〜15mg/24時間≒0.4〜0.6mg/時間の持続皮下注を最終内服から12時間後で開始 　　・レスキューは1時間量を早送り，30分〜1時間あけて繰り返し可，早送り回数の上限なし 　②持続皮下注30mg/日から内服ベース薬に変更する場合 　　・注射30mg/日の2〜3倍＝内服60〜90mg/日 　　・初回内服の2時間後で注射を中止 　・注射で開始する場合の例 　①持続静注で開始する場合 　　・注射10mg/1mL＋生食47mL＝全48mL，1.0mL/時間で開始（5mg/日） 　　・レスキューは1時間量を早送り，30分〜1時間あけて繰り返し可，早送り回数の上限なし 　②持続皮下注で開始する場合 　　・注射10mg/1mL＋生食9mL＝全10mL，0.2mL/時間で開始（4.8mg/日） 　　・レスキューは1時間量を早送り，30分〜1時間あけて繰り返し可，早送り回数の上限なし ・オキシコドン 　・経路変更の例 　内服ベース薬20mg/日から持続皮下注に変更する場合 　　・内服20mg/日の3/4＝注射15mg/日 　　・15mg/24時間≒0.6mg/時間の持続皮下注を最終内服から12時間後で開始 　　・レスキューは1時間量を早送り，30分〜1時間あけて繰り返し可，早送り回数の上限なし 　・注射で開始する場合の例 　①持続静注で開始する場合（5mg/日） 　　・注射10mg/1mL＋生食47mL＝全48mL，1.0mL/時間で開始（5mg/日） 　　・レスキューは1時間量を早送り，30分〜1時間あけて繰り返し可，早送り回数の上限なし 　②持続皮下注で開始する場合（4.8mg/日） 　　・注射10mg/1mL＋生食9mL＝全10mL，0.2mL/時間で開始（4.8mg/日） 　　・レスキューは1時間量を早送り，30分〜1時間あけて繰り返し可，早送り回数の上限なし ・フェンタニル 　注射で開始する場合の例（0.1mg/日） 　　・注射0.1mg/2mL＋生食46mL＝全48mL，2.0mL/時間で開始（0.1mg/日） 　　・レスキューは1時間量を早送り，30分〜1時間あけて繰り返し可，耐性化や依存性誘発回避の観点で早送り回数は1日10回まで

（次ページにつづく）

表8 つづき

使い方 (つづき)	フェンタニル注（0.3mg/日）から貼付薬に変更する場合 ・貼付薬に記載されている用量はフェンタニルの総合含有量. 製品ごとの1日平均吸収量に注意. 以下はいずれも定常状態の平均吸収速度 12.5 μg/時間であり, 平均吸収量 0.3mg/日 　・フェントステープ® テープ 1mg（1日用） 　・デュロテップ® MT パッチ 2.1mg（3日用） 　・ワンデュロ® パッチ 0.84mg（1日用） フェンタニル注射薬で開始してフェンタニル貼付薬に変更する方法 　・①注射 0.1～0.3mg/日で開始 　・②1日ごとに 20～30%ずつ増量して至適投与量を決定 　・③安定した鎮痛が数日得られたら, 最も近い用量の貼付薬を併用 　・④貼付してから6時間後に持続注射を50%減量 　・⑤さらに6時間後に持続注射を終了 • ヒドロモルフォン 　・経路変更の例 　　他のオピオイドと異なり, 内服⇔注射の換算が確立されていない. 経路変更の場合は, 経口ヒドロモルフォン→経口モルヒネ→モルヒネ注→ヒドロモルフォン注とモルヒネを介した換算を検討 　　　・経口モルヒネの投与量×1/5＝経口ヒドロモルフォンの投与量 　　　・モルヒネ注の投与量×1/8＝ヒドロモルフォン注の投与量 　・注射で開始する場合の例 　　持続皮下注で開始する場合の例 　　　・オピオイド未使用例のヒドロモルフォン注は 0.5mg/日程度で開始 　　　・注射 2mg/1mL＋生食 9mL＝全 10mL, 0.1mL/時間で開始（0.48mg/日） 　　　・レスキューは1時間量を早送り, 30分～1時間あけて繰り返し可, 早送り回数の上限なし
副作用	• 内服のオピオイドと同様に, オピオイド誘発消化器症状（悪心, 便秘など）, 中枢神経症状（呼吸循環抑制, 眠気, せん妄, ミオクローヌスなど）に注意[7,8] • オピオイドの過量投与や病態で呼吸抑制を認める場合には, まずオピオイドの50%減量を検討する. それでも呼吸抑制が続く場合は退薬症状に注意しながらオピオイドの中止を検討する • 多くの場合はオピオイドの減量や一旦中止で呼吸抑制に対応できることが多いが, オピオイド中止後も重篤な呼吸抑制（呼吸回数＜5回/分）を認める場合はナロキソンの併用も検討する 　・ナロキソン（0.2mg/1mL/A）の 0.5A を静注後, ナロキソン 0.5A＋生食 50mL, 2時間で点滴 　・効果発現まで3分で即効性はあるが, 作用時間は30分と短く, 症状再燃に注意. 一度呼吸抑制が改善しても再燃の可能性があり, 患者の傍で観察する必要がある. 呼吸状態が安定化するまで, 30分以上あけて 0.3～0.5A の静注を反復 　・オピオイドの作用が急速に拮抗されるため, 退薬症状（特に疼痛再燃, 血圧上昇）に注意

鎮痛補助薬（内服）

ポイント	• 非オピオイド鎮痛薬およびオピオイドで鎮痛が不十分な場合に検討する. がんによる神経障害性疼痛に単独では用いない • プレガバリンとミロガバリン以外では, 主な薬理作用は鎮痛ではなく, ほとんどが保険適用外使用になる

（次ページにつづく）

表8	つづき
ポイント (つづき)	• プレガバリンとミロガバリンを含めて，使用中に運転などの危険作業は不可．デュロキセ チンのみ慎重に運転を許可できる
使い方	• プレガバリン（リリカ®）1回25mg，1日1～2回から開始（プレガバリン25～50mg/ 日）．3日以上あけて増量を検討し，維持量は300～600mg/日 • ミロガバリン（タリージェ®）1回5mg，1日1～2回から開始（ミロガバリン5～10mg/ 日）．1週間以上あけて増量を検討し，維持量は30mg/日 • デュロキセチン（サインバルタ®）1回20mg，1日1回夕食後から開始（デュロキセチ ン20mg/日）．1週間以上あけて増量を検討し，維持量は40～60mg/日
副作用	• プレガバリンとタリージェの作用機序は同様で，副作用も眠気が主体だが，タリージェの 方で眠気が少ない • デュロキセチンも眠気が主な副作用だが，セロトニン作用で消化器症状（悪心，下痢）， 不眠が目立つ場合もある
鎮痛補助薬（注射）	
ポイント	• 注射可能な鎮痛補助薬には，抗不整脈薬，NMDA受容体拮抗薬，抗けいれん薬，ベンゾ ジアゼピン系抗不安薬，抗うつ薬など，神経細胞の興奮抑制や下行性疼痛抑制系の賦活に よるものと，骨修飾薬やステロイドなどの病態自体への介入によるものが含まれる • 注射の鎮痛補助薬は全体的に，がんの痛みに対する鎮痛のエビデンスは高くないが，血液 内科の患者では抗がん治療でのステロイド使用が多く，鎮痛補助薬としても機能してい る状況を経験するため，ここではステロイドについて記載する
使い方	• ベタメタゾン（リンデロン®）注4～12mg，1日1回 • デキサメタゾン（デキサート®）注3.3～9.9mg，1日1回 • いずれも生食100mLで希釈し1～2時間で点滴 • 痛みの緩和など症状緩和の目的でステロイドを使用する場合，可能な限り施設内の緩和 ケア専門職にも適応や用法用量を相談する
副作用	• ステロイド投与当日～数日では，不眠，せん妄，高血糖に注意 • ステロイドの長期使用例では，消化性潰瘍，易感染性，筋力低下（ミオパチー），骨粗鬆 症に注意 • CYP3A4誘導による薬物相互作用にも注意

▶精神症状のマネジメント

　当科の診療経験から，精神症状では不眠，適応障害・抑うつ，せん妄の頻度が高く，基本的ケアとしてインフォームド・コンセントなどでのコミュニケーションにも注意が必要と思われる．本項では，不眠，不安（適応障害）・抑うつ，せん妄の薬物療法の基本とコミュニケーションのポイントを示す．

不眠

ポイント

• 普段の睡眠状況を患者または家族から聴取する．

• 年齢から期待される一般的な睡眠を踏まえ，入眠障害，中途覚醒，早朝覚醒，熟

表9 がん患者の不眠のタイプに合わせた睡眠薬の選択

入眠を強化したい場合
- スボレキサント（ベルソムラ®）1回10mg，1日1回眠前から開始
- エスゾピクロン（ルネスタ®）1回1mg，1日1回眠前から開始
- ゾピクロン（アモバン®）1回7.5mg，1日1回眠前から開始
- レンボレキサント（デエビゴ®）1回2.5mg，1日1回眠前から開始

睡眠リズムが乱れている場合
- ラメルテオン（ロゼレム®）1回8mg，1日1回眠前から開始

肝障害がある入眠困難
- ロラゼパム（ワイパックス®）1回0.5mg，1日1回眠前から開始

不安や緊張で入眠できない場合
- ロラゼパム（ワイパックス®）1回0.5mg，1日1回眠前から開始
- アルプラゾラム（ソラナックス®，コンスタン®）1回0.4mg，1日1回眠前から開始

中途覚醒が目立つ場合
- トラゾドン（デジレル®，レスリン®）1回12.5mg，1日1回眠前から開始
- レンボレキサント（デエビゴ®）の開始と増量（中等度肝障害では5mg/日まで）

眠困難など，不眠をタイプ別に評価する 表9.
- 睡眠薬の調整だけでなく，眠りやすくする環境調整も検討する.

適応障害・抑うつ

ポイント

- 適応障害と気分障害の鑑別は時に困難である．障害は評価できても鑑別・対応が困難で，多角的な視点の評価・対応が望ましい.
- ワンクエスチョン・インタビュー/つらさと支障の寒暖計[10]などを用いて，適応障害・抑うつのスクリーニングを行う.
- 適応障害は，痛みなどの症状や薬剤の使い方へのこだわりが強さとして医療従事者に認識されることがある.
- 診断基準に準じるが，適応障害やうつ状態が患者の気質と種々のストレス因子に「見合う」か，「病的」かを判断する.
- 「見合う」適応障害やうつ状態ならば，支持的な関わりや薬物療法 表10 での症状緩和を活用することで，患者が置かれた環境に適応するまでの「時間かせぎ」ができることがある.
- 「病的」なうつ状態では抗うつ薬で躁状態を招く可能性もある．患者や家族の躁病エピソードなどリスクがあれば，薬物療法の前に精神科に紹介する.
- 「見合う」適応障害が「病的」な状態や「病的」なうつ病に移行と疑われる場合

表10 がん患者のうつ状態のタイプに合わせた薬剤選択

適応障害や気分障害など幅広いうつ状態に対して

- アルプラゾラム（ソラナックス®, コンスタン®）1回0.4mg, 1日1回眠前から開始. 0.8～1.2mg/日を目安に増量. 最大2.4mg/日（高齢者では1.2mg/日）まで
- ロラゼパム（ワイパックス®）1回0.5mg, 1日1回眠前から開始. 1～1.5mg/日を目安に増量. 最大3mg/日まで

うつ病のうつ状態（不安の強い場合）

- セルトラリン（ジェイゾロフト®）1回25mg, 1日1回夕食後から開始. 効果・副作用のバランスから比較的使用しやすい. 最大100mg/日まで

うつ病のうつ状態（食欲低下の強い場合）

- ミルタザピン（レメロン®, リフレックス®）1回7.5～15mg, 1日1回夕食後から開始. 食欲低下・不眠がみられた場合に効果的で, 増量により意欲低下の改善も期待できる. 眠気に注意した少量からの開始が望ましいが, 数日で慣れることが多い. 最大45mg/日まで.

気分障害のうつ状態（焦燥感の強い場合）

- オランザピン（ジプレキサ®）1回2.5～5mg, 1日1回眠前から開始. 焦燥感が前景にある場合は, 抑うつ症状よりも焦燥感や不安に対処する薬から開始する方がよい. オランザピンは気分障害にも適応があるが, 副作用から長期使用は推奨されない. 焦燥感が落ち着いた段階で抑うつの評価と対処を行い, 抗うつ薬や抗不安薬に置換する.

は, 精神科に適宜紹介する.

- 高齢者のうつ状態は神経変性疾患や脳血管障害を背景としたアパシーの場合があるが, コンセンサスのある薬物療法は未だない.

せん妄

ポイント

- せん妄は予防アプローチを心がけ, 準備因子（高齢, 認知症, 脳血管障害, せん妄の既往）, 促進因子（発熱, 疼痛, 呼吸困難, 尿閉, 便秘）, 直接因子〔感染症や手術などの侵襲, 薬物（離脱も含む）〕に注意する.
- せん妄のタイプの評価も処方選択に役立つ. 過活動型せん妄（幻覚, 妄想, 興奮が特徴）, 低活動型せん妄〔寡動, 傾眠傾向が特徴（不安や混乱の表出が困難）〕, 混合型せん妄（過活動や低活動が混在）に分けて評価する.
- 入院後の時間軸に沿って, 準備因子, せん妄のタイプを参考に薬物療法を検討する 表11.

表11 入院後の時間軸に沿ったせん妄の薬物療法

入院時の非せん妄期

<準備因子がある場合の不眠時・不穏時>
- トラゾドン（デジレル®, レスリン®）1回 12.5～25mg, 1時間あけて繰り返し可, 1日2回まで. ベンゾジアゼピン系・非ベンゾジアゼピン系眠剤など入院時の"約束処方"からトラゾドンに変更. 連日不眠時に要する場合, 同量を眠前で定期使用

<準備因子がある場合の眠前薬>
- ラメルテオン（ロゼレム®）1回 8mg, 1日1回眠前から開始. せん妄の予防効果の報告あり. 重篤な肝障害で禁忌
- スボレキサント（ベルソムラ®）1回 10～20mg, 1日1回眠前から開始. 65歳以上では最大 15mg/回まで. せん妄の予防効果の報告あり. 入眠時の悪夢がみられる場合がある
- レンボレキサント（デエビゴ®）1回 2.5～5mg, 1日1回眠前から開始. 最大 10mg/日まで. 頓用としても有効で, 翌日の持ち越しも少ない. 睡眠随伴症がみられる場合がある

せん妄前駆期

<夕暮れ以降の過活動症状が予想される場合の定期指示>
- トラゾドン（デジレル®, レスリン®）1回 12.5～25mg, 1日2回夕食後・眠前. 入院時の非せん妄期の定期から内服タイミングの変更や上乗せで強化

<不眠が顕著な場合の不穏時>
- クエチアピン（セロクエル®）1回 12.5～25mg, 1日3回まで. 糖尿病で禁忌

<興奮が顕著な場合の不穏時>
- リスペリドン（リスパダール®）内用液 1回 0.5mg, 1日2回まで
- ハロペリドール（セレネース®）注 1回 1.25～2.5mg, 1日2回まで. 生食 50～100mL に溶解し30分で点滴. 投与しても興奮が治まらない場合には, 1～4時間あけて繰り返し可. 呼吸循環抑制, 錐体外路症状に注意

せん妄発症後の急性期

<過活動型せん妄の定期指示>
- 夕食後・眠前のタイミングにとらわれず, せん妄症状が活発になる予想時間に合わせて指示（「19時に内服など」）
- クエチアピン（セロクエル®）1回 12.5～25mg, 1日1回指定時間
- リスペリドン（リスパダール®）内用液 1回 0.5mg/回, 1日1回指定時間
- ペロスピロン（ルーラン®）1回 4～8mg, 1日1回指定時間
- オランザピン（ジプレキサ®）1回 2.5～5mg, 1日1回夕食後または眠前
- ハロペリドール（セレネース®）注 1回 1.25～2.5mg, 1日1回眠前. 生食 50～100mL に溶解し30分で点滴

<低活動型せん妄の定期指示>
- 薬物療法と不眠・不安のケアを併用する
- ラメルテオン（ロゼレム®）1回 8mg, 1日1回眠前から開始. 重篤な肝障害で禁忌
- スボレキサント（ベルソムラ®）1回 10～20mg, 1日1回眠前から開始. 65歳以上では最大 15mg/回まで. 入眠時の悪夢がみられる場合がある
- レンボレキサント（デエビゴ®）1回 2.5～5mg, 1日1回眠前から開始. 最大 10mg/日まで. 睡眠随伴症がみられる場合がある

<低活動型せん妄の不穏時>
- 現在の低活動状態が混合型である可能性を想定し, 過活動型に対応した不眠・不穏時指示を検討
- トラゾドン（デジレル®, レスリン®）1回 12.5～25mg, 1時間あけて繰り返し可, 1日2回まで
- クエチアピン（セロクエル®）1回 12.5～25mg, 1日2回まで

（次ページにつづく）

表11 つづき

せん妄の回復期

- せん妄に対して開始した薬剤の継続の要否を検討する
- 不眠への抗うつ薬や抗精神病薬の長期間使用の安全性は未確立である
- せん妄の改善後は定期投与の中止が望ましい

せん妄を契機に常用のベンゾジアゼピン系眠剤を中止したい場合

①激しいせん妄を経験し，退院後，早期の症状悪化・再入院が予想される場合
- 退院後もベンゾジアゼピン系眠剤は再開しない
- 定期内服はトラゾドン，ラメルテオン，スボレキサントを選択する
- 頓用は入院中に使用していた抗精神病薬を選択する

②激しいせん妄を経験し，退院後，早期の症状悪化・再入院が予想されない場合
- 退院後もベンゾジアゼピン系眠剤は再開しない
- 定期内服はラメルテオン，スボレキサントを選択する
- 頓用はトラゾドンを選択する

③軽度のせん妄を経験し，本人の再開希望が強い場合
- ベンゾジアゼピン系眠剤の再開も適宜検討する
- 頓用はトラゾドンを提案し，体調不良時の不眠にも使用できることを説明する

コミュニケーション

ポイント

- 傾聴による共感姿勢が前提である．

- 不安や気持の落ち込みを感じている患者は，すでに問題点に焦点を当て続け集中することで，問題を大きく感じている（視点の焦点化による問題点の強化）．

- 患者の視点で焦点の当たっていないポジティブな部分に，医療従事者の視点で焦点を当てることが，患者の変化を促すことがある（問題点への対処による焦点の変化）．

技法

- 相手の解決努力を聞く．

   （例）不安が少なくなるような対処法はありますか．

   ⇒自己効力感や対処できている感覚の強化を期待する．

- 例外的な出来事を聞く．

   （例）不安を感じない時はどんな時ですか．

   （例）ここ最近で不安や気持の落ち込みを感じない時はありましたか．

   ⇒すでに解決されている部分に焦点を当てて変化の実感を期待する．

◈ 文献

1) 有賀悦子. 緩和ケア総論. In: 日本緩和医療学会, 編. 専門家をめざす人のための緩和医療学. 第2版. 南江堂; 2019. p.2-15.

2) 厚生労働省. がん対策推進基本計画. https://www.mhlw.go.jp/stf/seisakunitsuite/bunya/0000183313.html（2024年3月14日閲覧）

3) WHO. Part1. Cancer Pain Relief. In: WHO Cancer Pain Relief. 1986. p.14-37.

4) 小川節郎. 日本人慢性疼痛患者における神経障害性疼痛スクリーニング質問票の開発. ペインクリニック. 2010; 31: 1187-94.

5) 田上恵太, 他. がん疼痛. In：日本緩和医療学会, 編. 専門家をめざす人のための緩和医療学. 第2版. 南江堂; 2019. p.60-88.

6) Caraceni A, et al. Use of opioid analgesics in the treatment of cancer pain: evidence-based recommendations from the EAPC. Lancet Oncol. 2012; 13: e58-68.

7) Buetler TM, et al. Analgesic action of i. v. morphine-6-glucuronide in healthy volunteers. Br J Anaesth. 2000; 84: 97-9.

8) Thompson PI, et al. Morphine 6-glucuronide: a metabolite of morphine with greater emetic potency than morphine in the ferret. Br J Pharmacol. 1992; 106: 3-8.

9) Hanks GW, et al. Morphine and alternative opioids in cancer pain: the EAPC recommendations. Br J Cancer. 2001; 84: 587-93.

10) 国立がんセンター. 医療従事者向け資料. 症状評価尺度など. https://www.ncc.go.jp/jp/epoc/division/psycho_oncology/kashiwa/020/index.html（2024年4月1日閲覧）

〈嶋田和貴〉

CHAPTER VIII
支持療法：概論

1 Oncology emergency

▶ ▶ ▶ ▶ ▶ ▶

　Oncology emergency（オンコロジー・エマージェンシー）は，一般に担がん患者における，急速進行性の重篤な状態を指す．固形がんに比べて，血液がんは進行が早く，より適切な対応が必要とされる．

　本項では，腫瘍崩壊症候群，高 Ca 血症について，概説する．急性白血病などに起因する播種性血管内凝固異常症（DIC）については，p.134 を参照されたい．

▶腫瘍崩壊症候群（TLS）

　腫瘍崩壊症候群（tumor lysis syndrome: TLS）は，腫瘍細胞の崩壊に伴い，分解産物によって高尿酸血症，高 K 血症，高 P 血症，急性腎不全，不整脈，痙攣などが引き起こされることである．

　腫瘍量の多い初回の白血病やリンパ腫に対して，自然発症，ステロイドないし化学療法後の発症が高リスクである．以前より急性リンパ芽球性白血病や Burkitt リンパ腫・白血病が知られていたが，最近は，多発性骨髄腫に対する抗体療法，急性骨髄性白血病（AML）や慢性リンパ球性白血病（CLL）に対してのベネトクラックス療法による TLS 経験も増えている．

代表的な治療

　いずれも化学療法に先立って開始する．

補液　2000〜3000mL/日
- TLS 発症予防も兼ねて，ハイリスク症例では治療開始前から補液を十分に行う．
- 連日ないし1日複数回の体重測定と，尿量モニタリングを行い，in-out バランスを把握する．

アロプリノール（ザイロリック®）300mg/日 分3
- 高尿酸血症に対して使用する．

JCOPY 498-22550

- 腎機能障害があれば減量する（Ccr 50mL/分を下回る場合は半量に減量）

フェブキソスタット（フェブリク®） 60mg/日 分1

- がん化学療法に伴う高尿酸血症に対して使用する.
- 非プリン型のキサンチンオキシダーゼであり, 腎機能障害でも減量不要である.
- メルカプトプリン水和物（ロイケリン®）またはアザチオプリン（イムラン®）とは併用禁忌である.

ラスブリカーゼ（ラスリテック®） 0.2mg/kg 1日1回 30分以上かけて点滴

- 尿酸分解酵素製剤であり, 尿酸を水溶性の高いアラントインに変換することで, 速やかに尿酸を除去することができる.
- 投与期間は最大7日間.
- 中和抗体の産生により重篤なアレルギー症状を呈することがあり, 治療歴がある症例には再投与不可.

透析

- これらの予防にもかかわらず TLS が発症し, 電解質や体液のコントロールに難渋したり, 腎機能の増悪が認められる場合は, 透析治療が必要である.
- Ch.IX-2 オンコネフロロジー（腫瘍腎臓病学）の項（p.260）も参照.

▶高カルシウム血症

　骨浸潤による破骨亢進や過剰な骨吸収によるもの, あるいは, 腫瘍随伴症候群として PTHrP（副甲状腺ホルモン関連蛋白）の産生が原因とされる. 多発性骨髄腫や成人 T 細胞リンパ腫のみならず, 血液がん一般で特に病勢が強い場合によくみられる合併症である. 多尿, 脱水・口渇, 腎機能障害, 消化器症状や中枢神経症状を伴う. 意識障害や著明な Ca 上昇を伴う場合は, 緊急対応が必要である.

代表的なレジメン

補液 生理食塩水 2～3L/日

- 高 Ca 血症に伴う脱水補正として補液を行う.
- Na 負荷による心不全には注意する.

ビスホスホネート製剤 ゾレドロン酸：ゾメタ® 4mg を 15 分以上かけて点滴

- 悪性腫瘍による高カルシウム血症に適応を持つ.
- 破骨細胞の骨吸収阻害作用を期待する.
- 効果発現に数日かかる（最大効果は 7～10 日前後, 持続期間 2～4 週間）.

カルシトニン製剤　エルカトニン：エルシトニン® 40単位 1日2回 筋注ないし点滴

- 4～6時間後には効果が期待でき，即効性があるが，効果は3日程度で減弱するため，ビスホスホネートの併用が必要である．

ステロイド製剤

- リンパ腫などリンパ球系の造血器腫瘍の場合，腫瘍量のコントロールが望めるため，併用する．

透析

- 上記治療でもコントロールできない場合や緊急性がある場合は，人工透析の適応を考える．

〈新井康之〉

CHAPTER VIII ● 支持療法：概論

2 化学療法時の G-CSF 投与

▶ ▶ ▶ ▶ ▶ ▶

　G-CSF（granulocyte-colony stimulating factor）は，骨髄中で好中球の増殖・分化を誘導するほか，血管内への放出を促進し好中球の機能も亢進する．その結果好中球減少が抑えられ，発熱性好中球減少症（FN）の予防に繋がり，がん薬物療法の休薬や減量を避け，治療強度を維持することが期待できる．一方で，G-CSF 投与による有害事象やコストなどの問題もあるため，益と害のバランスを慎重に検討して適応を判断する必要がある．

▶予防投与 図1

　海外のガイドラインでは G-CSF の一次予防投与を推奨する基準として「FN 発症率 20％」が採用されている[1]．しかし実際には FN 発症率のカットオフ 20％というのは明確な根拠に基づくものではなく，同じ疾患の同じレジメンであっても，臨床試験ごとに FN 発症率にはばらつきがあり，明確に評価するのは困難だという問題点も指摘されている[2]．

FN 発症率が 20％以上のレジメン[1]

ホジキンリンパ腫（Hodgkin lymphoma）

- ブレンツキシマブ ベドチン＋AVD（ドキソルビシン，ビンブラスチン，ダカルバジン）
- Escalated BEACOPP（ブレオマイシン，エトポシド，ドキソルビシン，シクロホスファミド，ビンクリスチン，プロカルバジン，プレドニゾロン）

非ホジキンリンパ腫（non-Hodgkin lymphomas）

- CHP（シクロホスファミド，ドキソルビシン，プレドニゾロン）＋ブレンツキシマブ ベドチン
- Dose-adjusted EPOCH（エトポシド，プレドニゾロン，ビンクリスチン，シクロホスファミド，ドキソルビシン）
- ICE（イホスファミド，カルボプラチン，エトポシド）

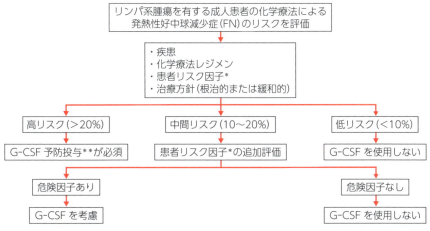

図1 G-CSF の予防投与

- Dose-dense CHOP-14（シクロホスファミド，ドキソルビシン，ビンクリスチン，プレドニゾロン）
- ESHAP（エトポシド，メチルプレドニゾロン，シスプラチン，シタラビン）
- HyperCVAD（シクロホスファミド，ビンクリスチン，ドキソルビシン，デキサメタゾン）
- Pola-R-CHP（ポラツズマブ ベドチン，リツキシマブ，シクロホスファミド，ドキソルビシン，プレドニゾロン）

FN 発症率が 10〜20% のレジメン[1]

非ホジキンリンパ腫（non-Hodgkin lymphomas）

- GDP（ゲムシタビン，デキサメタゾン，シスプラチン/カルボプラチン）
- CHOP（シクロホスファミド，ドキソルビシン，ビンクリスチン，プレドニゾロン）
- ベンダムスチン

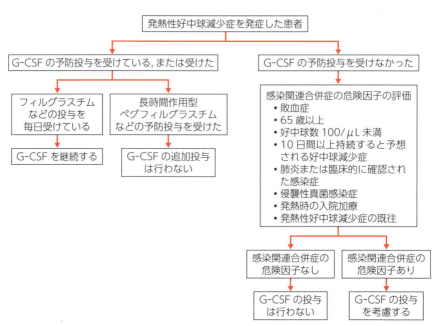

図2 G-CSF の治療投与

補足

　AML や MDS などの骨髄性腫瘍に対する初回寛解導入療法における G-CSF 製剤の有用性は明らかにされていないが、寛解後療法における支持療法の一部として考慮してよい。ただし骨髄検査の解釈を困難とする可能性があるため、骨髄検査の最低 7 日前には G-CSF の投与は中止すべきである[3]。

　慢性期 CML の TKI 療法中の好中球減少に対しては G-CSF 製剤による支持療法を併用できる[4]。

　MDS の好中球減少に対してはルーチンの感染予防には推奨されない。反復性または難治性の細菌感染がみられた場合には使用を考慮するべきである[5]。

▶治療投与 図2

　好中球が減少した後に G-CSF を使用することを治療的投与と呼ぶ。FN を発症した患者に対して G-CSF の治療的投与は一律には推奨されないが、重症化リスクを有する場合には使用を考慮する。

補足

ペグフィルグラスチムの予防投与を受けた患者が FN を発症した場合のフィルグラスチムの治療投与を検討した研究は実施されていないが，好中球減少症の発生中もペグフィルグラスチムの濃度は高いことが薬物動態データから実証されており，G-CSF の追加投与は有益ではないと示唆される．しかしながら，好中球減少症が遷延している患者では G-CSF の追加投与を考慮してもよい．

◈ 文献

1) Griffiths EA, et al. NCCN Guidelines® Insights: Hematopoietic Growth Factors, Version 1.2022. J Natl Compr Canc Netw. 2022; 20: 436-42.
2) 日本癌治療学会. G-CSF 適正使用ガイドライン 2022 年 10 月改訂 第 2 版. 2022.
3) Pollyea DA, et al. Acute Myeloid Leukemia, Version 3.2023, NCCN Clinical Practice Guidelines in Oncology. J Natl Compr Canc Netw. 2023; 21: 503-13.
4) Shah NP, et al. Chronic Myeloid Leukemia, Version 2.2024, NCCN Clinical Practice Guidelines in Oncology. J Natl Compr Canc Netw. 2024; 22: 43-69.
5) Greenberg PL, et al. NCCN Guidelines® Insights: Myelodysplastic Syndromes, Version 3.2022. J Natl Compr Canc Netw. 2022; 20: 106-17.

〈蝶名林和久〉

CHAPTER VIII ● 支持療法：概論

3 感染予防

▶ ▶ ▶ ▶ ▶ ▶

　疾患・化学療法レジメンにより生じる，好中球減少・細胞性免疫不全・液性免疫不全に応じて，主には真菌，ニューモシスチス肺炎（PCP），ウイルスに対する予防投与を行う．

　原則，好中球減少が予想される患者へのフルオロキノロンなどの抗菌薬の予防投与は施行しない．

▶化学療法の感染予防投与として使用する薬剤

PCP

　下記のうち ST 合剤が推奨されるが，不耐容な場合，アトバコン内服もしくはペンタミジン吸入で代用する．

- ST 合剤：1 錠/回　1 日 1 回　経口　連日（Ccr による用量調整あり）
- アトバコン：1500mg/回　1 日 1 回　経口　連日
- ペンタミジンイセチオン酸塩：300mg を注射用水 10mL に溶解吸入　1 カ月に 1 回

真菌

- フルコナゾール：100-200mg/回　1 日 1 回　経口　連日（Ccr による用量調整あり）
- ミカファンギン：50mg/回　1 日 1 回　点滴　連日

ウイルス（HSV，VZV）

- アシクロビル：200mg/日　1 日 1 回　経口　連日（Ccr による用量調整あり）

▶疾患・化学療法による感染予防

①急性骨髄性白血病

- 寛解導入療法，地固め療法：真菌

②急性リンパ性白血病

- Ph 陽性 ALL に対するチロシンキナーゼ阻害薬＋ステロイドによる寛解導入療法：PCP

- Hyper-CVAD/HD-MA 療法などの殺細胞性薬剤レジメン：PCP，真菌，ウイルス

③悪性リンパ腫

- R-CHOP 療法とそれに類するレジメン：PCP
- EPOCH 療法，ICE 療法，DeVIC 療法，GDP 療法などの救援化学療法：PCP，ウイルス
- ベンダムスチン，オビヌツズマブを含むレジメン：PCP，ウイルス

④多発性骨髄腫

- 分子標的薬，免疫調整薬，ステロイドによる治療：PCP，ウイルス
- DCEP 療法などの殺細胞性薬剤レジメン：PCP，真菌，ウイルス

⑤自家末梢血幹細胞移植併用大量化学療法

- 真菌，ウイルス

▶同種造血幹細胞移植治療の感染予防投与として使用する薬剤

PCP（生着後），真菌，ウイルスに対する予防投与を行う．

PCP

生着後から免疫抑制剤終了かつ CD4 陽性細胞数が 200 個/μL を超えるまで投与．

下記のうち ST 合剤が推奨されるが，不耐容な場合，アトバコン内服もしくはペンタミジン吸入で代用する．

- ST 合剤：1 錠/回　1 日 1 回　経口　連日（Ccr による用量調整あり）
- アトバコン：1500mg/回　1 日 1 回　経口　連日
- ペンタミジンイセチオン酸塩：300mg を注射用水 10mL に溶解吸入　1 カ月に 1 回

真菌

好中球生着まではポサコナゾールを使用し，安定した好中球生着を得られたらフルコナゾールに変更可．

- ポサコナゾール：初日は 300mg/回　1 日 2 回　経口 or 点滴．
  2 日目以降は 300mg/回　1 日 1 回　経口 or 点滴
- ミカファンギン：150mg/回　1 日 1 回　点滴
- フルコナゾール：100-200mg/回　1 日 1 回　経口　連日（Ccr による用量調整あり）

ウイルス

HSV, VZV

- アシクロビル：1 日 4 回（200-200-200-400mg）　経口　移植 35 日目まで（ホスカルネット使用中は休薬）

- アシクロビル：200mg/回　1日1回　経口　移植36日目から免疫抑制薬終了かつ移植後2年まで

CMV

- レテルモビル：480mg/回　1日1回　経口　移植日から最長200日まで（シクロスポリンとの併用時は1回240mg）

HHV6

臍帯血移植時に予防投与を施行．ただしGVHD予防にミコフェノール酸モフェチル（MMF）でなく，MTXを使用する場合は不要．

腎障害リスク高く慎重なモニタリング必要．Ccrによる用量調整あり．

- ホスカルネット：90mg/kg　1日1回　点滴　移植7日目から27日目まで

▶B型肝炎ウイルス

化学療法，細胞免疫療法いずれにおいても開始前には必ず，B型肝炎ウイルス感染評価を行う．

HBs抗原，HBs抗体，HBc抗体のスクリーニングを行い，陽性であれば，HBV-DNA定量検査を提出し，2.1log copies/mL以上の場合には，肝臓専門医へコンサルトし核酸アナログを投与する．

- エンテカビル：0.5mg/回　1日1回　空腹時経口

◆ 文献

1) 日本臨床腫瘍学会，編．発熱性好中球減少症（FN）診療ガイドライン（改訂第2版）〜がん薬物療法時の感染対策．南江堂；2017.
2) Rangaraj G, et al. Perils of quinolone exposure in cancer patients: breakthrough bacteremia with multidrug-resistant organisms. Cancer. 2010; 116: 967-73.
3) Gafter-Gvili A, et al. Effect of quinolone prophylaxis in afebrile neutropenic patients on microbial resistance: systematic review and meta-analysis. J Antimicrob Chemother. 2007; 59: 5-22.
4) Ogata M, et al. Clinical characteristics and outcome of human herpesvirus-6 encephalitis after allogeneic hematopoietic stem cell transplantation. Bone Marrow Transplant. 2017; 52: 1563-70.
5) Ogata M, et al. Effects of prophylactic foscarnet on HHV-6 reactivation and HHV-6 encephalitis in cord blood transplant recipients: a prospective multicenter trial with a historical control group. Biol Blood Marrow Transplant. 2018; 24: 1264-73.
6) 日本肝臓学会 肝炎診療ガイドライン作成委員会，編．B型肝炎治療科ガイドライン（第3版）．2017.

〈水本智咲〉

CHAPTER IX
チーム医療としての血液疾患治療：概論

1 Cardio-onco-hematology の現状と展望

▶ ▶ ▶ ▶ ▶ ▶

　がんの生存率は，早期発見とがん治療の進歩により飛躍的に改善したが，がん患者の予後を改善するためには，合併症の予防，早期診断，適切な治療も不可欠である．このような状況を踏まえ，近年，腫瘍循環器学（Cardio-Oncology）という新たな学際的分野が注目を集めている．腫瘍循環器学は，がん専門医と循環器医，さらに多職種を含めたチームの連携と情報・データの共有を通じて，がん治療の安全性と有効性を高め，患者の QOL 向上を目指すとともに，医学全体の発展に寄与することを目標としている．

▶がん治療関連心血管毒性（CTR-CVT）

　がん治療に関連する心血管系の有害事象は多岐にわたるが，近年，これらの事象は CTR-CVT（Cancer Therapy-Related Cardiovascular Toxicity：がん治療関連心血管毒性）という包括的な用語で表されるようになった[1,2]．CTR-CVT には，心機能障害，冠動脈疾患，不整脈，高血圧，血管障害，血栓塞栓症，肺高血圧，心膜疾患，弁膜症などが含まれる．また，CTR-CVT のリスクは，治療の種類，用量，期間，併用薬，患者の年齢，基礎疾患などによって異なるが，がん治療を行う医療チームは，これらの要因を考慮して，患者ごとに個別化された心血管系のモニタリングと管理を行うことが重要である．

▶がん治療関連心機能障害（CTRCD）

　がん治療関連心機能障害（CTRCD）は，ベースラインから 10％以上左室駆出率（LVEF）が低下し，かつ LVEF 50％未満となった症例と定義される[1]．一方で，LVEF は心機能の軽微な変化の検出感度が低いという限界があり，最近では早期の心機能低下を反映する global longitudinal strain（GLS）が，CTRCD の定義に含まれるよう

JCOPY 498-22550

253

になった[1,2]. 心不全の診断は, 症状と徴候, 心臓超音波検査, バイオマーカーなどを用いて総合的に判断される. 特にバイオマーカーは心筋障害の早期発見のための有用なツールであり, がん治療中の持続的なトロポニンI（TnI）上昇は, 心血管予後不良因子である. また, N末端プロB型ナトリウム利尿ペプチド（NT-proBNP）や脳性ナトリウム利尿ペプチド（BNP）も心不全徴候の指標として有用である[3].

　CTRCDのリスク因子には, 高用量のアントラサイクリン系薬剤や, 高齢, 女性, 心血管系リスク因子などが挙げられる. 現時点では心保護薬を予防的投与することは推奨されていないが, 心疾患やリスク因子を有する患者は陰性変力作用のある薬剤を避け, 注意深くモニタリングする必要がある[2]. LVEF低下を認める症例に対しては, 症状の有無に関わらず, 心保護作用を有する薬剤の投与が推奨される. 現時点では, アンジオテンシン変換酵素阻害薬（ACE阻害薬）, アンジオテンシンII受容体拮抗薬（ARB）, アンジオテンシン受容体ネプリライシン阻害薬（ARNI）, ミネラルコルチコイド受容体拮抗薬（MRA）, βブロッカー, ナトリウム・グルコース共輸送体2（SGLT2）阻害薬などが, 心筋リモデリングの抑制, 交感神経系の抑制, レニン-アンジオテンシン-アルドステロン系の抑制, 心筋代謝の改善などの機序を介して心機能を保護し, 心不全の進行を抑制すると考えられている. 最適な心不全治療を行ってもなお心機能が改善しない場合には心不全治療ガイドラインに従って, 心臓再同期療法（CRT）や植込み型除細動器（ICD）などのデバイス治療や心臓移植の適応について検討することがあるが, 治療方針の決定には, 血液腫瘍の治療効果と予後, 患者の全身状態, 心不全の重症度, 合併症の有無など, 多岐にわたる因子を総合的に評価する必要がある. なお, LVEF正常化後の心不全治療期間については一定した見解がないが, 早期中止は推奨されない[1,2].

▶高血圧

　がん患者において高血圧は, がん治療薬(VEGFi, 第二世代以降のBCR-ABL TKI, ブリガチニブ, イブルチニブ, フルオロピリミジン, シスプラチン, アビラテロン, ビカルタミド, エンザルタミドなど), 非がん治療薬（コルチコステロイド, 非ステロイド性抗炎症薬など）, ストレス, 腎機能障害, 運動不足など様々な要因によって惹起される. 未治療の高血圧は, 心不全発症のリスク因子であり, ACE阻害薬またはARBを第一選択薬として高血圧を治療することが推奨される[2]. 陰性変力作用薬（ジルチアゼムとベラパミル）は, 心不全のリスクがあるため推奨されない. また, 重症高血圧（収縮期血圧≧180mmHgまたは拡張期血圧≧110mmHg）と診断された

場合，高血圧に関連するがん治療は，血圧が収縮期血圧＜160mmHg，拡張期血圧＜100mmHg にコントロールされるまで延期または一時的に保留すべきである．がん薬物誘発性高血圧の管理中の血圧治療の開始と血圧目標の決定は，がんと予後の状況に依存するが，一般的には 130/80mmHg 未満を目標血圧とする[2-4].

▶不整脈

最も一般的な持続性不整脈は心房細動である．活動期の抗がん療法を受けている患者では，最初の推奨は心拍数コントロール療法であり，心機能が保たれている場合には Ca 拮抗薬，低下している場合にはアミオダロンなどが推奨される．抗凝固療法の使用は，CHA_2DS_2スケールと出血リスクによって決定される．また，QTc が 500ms を超える，またはベースラインから 60ms 以上延長する場合は，抗がん薬の投与中止または病院でのモニタリング下での投与を推奨する[2,4,5].

▶虚血性心疾患

心筋梗塞などの動脈血栓症のリスクは，病期，遺伝的素因，特定の腫瘍タイプ（膵臓，卵巣，肺，骨髄腫），チロシンキナーゼ阻害薬（TKI）による治療，そしてシスプラチンなどが挙げられる．TKI，特に第二世代以降の TKI において，総投与量の増加に伴い血栓症のリスクが上昇することが報告されている．TKI は，血管内皮細胞の機能を障害し，凝固カスケードを活性化することにより，血栓形成を促進すると考えられている．また，TKI による血小板凝集の亢進や，von Willebrand 因子の増加も血栓症のリスクを高める可能性がある．第二世代以降の TKI は，第一世代と比較して，より強力かつ選択的にチロシンキナーゼを阻害するため，血管内皮細胞への影響がより強く，血栓症のリスクが高くなる可能性があるが，予防的抗血小板薬に関するエビデンスはなく，リスクファクターの管理と貧血などの誘発因子の管理が推奨される[2,4,5].

▶静脈血栓塞栓症

静脈血栓塞栓は，深部静脈血栓症および/または肺塞栓症と定義され，血液腫瘍患者では 4〜7 倍の頻度で発症し，悪性腫瘍を有する入院患者の 20％以上で確認されている．リスク因子は，年齢，遺伝的素因，腫瘍の進展度，TKI，5-フルオロウラシル，シスプラチン，タモキシフェンなどが挙げられ，再発予防に直接経口凝固薬（DOAC）が必要となるが，血液腫瘍患者では出血リスクが高く，患者の状態や併用

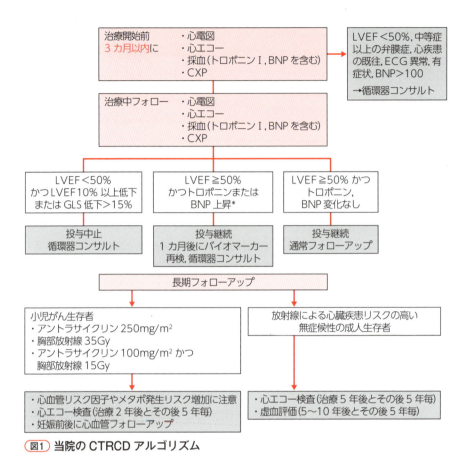

図1 当院の CTRCD アルゴリズム

薬, 腎機能などを考慮し, 有効性/安全性, 投与期間などを個別に判断することが重要である[1,2,4,5].

▶肺高血圧症

肺高血圧症は, 稀ではあるが重大な合併症であり, 特定の抗悪性腫瘍薬（主にダサチニブなどの TKI）に曝露されてから数カ月から数年後に発症する. また, シクロホスファミドは, 肺静脈閉塞性疾患による重度の肺高血圧症を引き起こす可能性がある. TKI 治療中の患者では 3～6 カ月ごとに心エコー図検査で肺高血圧症をモニタリングすることが推奨される[2,4,5].

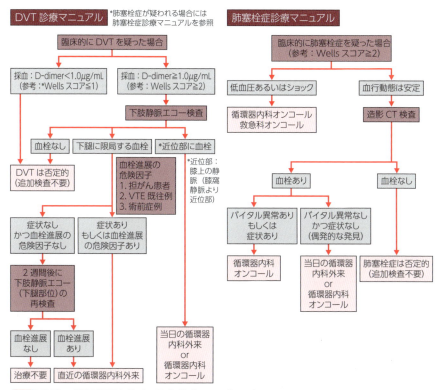

図2 当院の深部静脈血栓症/肺塞栓症アルゴリズム

▶腫瘍循環器アルゴリズム

　当院でのCTRCD，DVT，PEアルゴリズムを紹介する 図1 図2 ．近年，欧米に加えて本邦からもガイドラインが発行され，スクリーニングや治療の重要性が周知されるようになった．一方で，これらを実臨床に落とし込むには，各施設がインフラやリソースを考慮した上で独自のアルゴリズムを作成していくことが望ましいと考えられる．今後，腫瘍循環器領域におけるエビデンスの蓄積とガイドラインの更新に伴い，当院でのアルゴリズムも適宜見直しを行っていく予定である．このような取り組みを通じて，がん患者の心血管系合併症に対する適切な診断と治療を提供し，がん治療の安全性と有効性を高めていくことが期待される．

▶長期生存者のモニタリングアルゴリズム

　がんサバイバーは，治療関連の心毒性や放射線療法による心血管系障害のリスクを有するため，定期的な心機能評価と心血管系リスク因子の管理が必要である．幼少期にがん治療を受けたがんサバイバーの約11％が，40歳までに心不全を発症したり，心血管治療を必要としたりすることが報告されており，受けたがん治療（薬物や放射線の累積投与量，併用治療）および治療時の年齢に依存する．また，女性患者では妊娠前後の心血管フォローアップも重要であり，長期がん生存者の健康ニーズを満たすためには，病院のがん治療チームと一次医療機関の連携が不可欠であり，両者が協力して，がんサバイバーの心血管系の健康を長期的にモニタリングし，適切な予防措置やケアを提供することが求められる[6]．

まとめ 表1

　がん治療に伴う心血管系障害は，がん患者の予後とQOLに大きな影響を与える重要な問題である．これらの合併症に対する予防，早期発見，適切な治療には，腫瘍専門医と循環器専門医の緊密な連携が不可欠である．また，基礎研究から臨床応用までの幅広い研究を通じて，がん治療と心血管系の健康を両立させる新たな戦略が期待される．今後ますます腫瘍循環器学の考え方が浸透していくことが期待される．

表1 推奨

1. 多職種チームの構築を促進する
2. 抗がん治療開始前に心血管リスクを層別化し，心疾患・高血圧の治療を最適化する
3. 全てのがん患者に対し，生活習慣の改善とリスク因子の管理を推奨する
4. 計画に従って抗がん治療中のモニタリングを行う
5. 高リスク患者や心バイオマーカー異常が持続する患者に対し，心保護薬の使用を検討する
6. 無症候性の心機能障害を含む心血管系合併症に対し，早期から積極的な治療を行う
7. 可能な限り抗がん治療の中断は避け，リスク・ベネフィットを考慮して個別に判断する
8. 心毒性が生じた場合は多職種チームでがん治療と心血管治療の最適化を図る
9. 長期生存者のフォローアップ計画を立てる
10. 医療の質の評価基準を確立し，レジストリの構築や教育・研究を推進する

◆ 文献

1) 日本臨床腫瘍学会/日本腫瘍循環器学会，編．Onco-cardiology ガイドライン．南江堂；2023.
2) Lyon AR, et al. 2022 ESC Guidelines on cardio-oncology. Eur Heart J. 2022; 43: 4229-361.

3) Pudil R, et al. Role of serum biomarkers in cancer patients receiving cardiotoxic cancer therapies: a position statement from the Cardio-Oncology Study Group of the Heart Failure Association and the Cardio-Oncology Council of the European Society of Cardiology. Eur J Heart Fail. 2020; 22: 1966-83.
4) Curigliano G, et al. Management of cardiac disease in cancer patients throughout oncological treatment: ESMO consensus recommendations. Ann Oncol. 2020; 31: 171-90.
5) Zamorano JL, et al. 2016 ESC Position Paper on cancer treatments and cardiovascular toxicity developed under the auspices of the ESC Committee for Practice Guidelines. Eur Heart J. 2016; 37: 2768-801.
6) Armenian SH, et al. Prevention and monitoring of cardiac dysfunction in survivors of adult cancers: American Society of Clinical Oncology Clinical Practice Guideline. J Clin Oncol. 2017; 35: 893-911.

〈加藤恵理〉

CHAPTER IX ● チーム医療としての血液疾患治療：概論

2 オンコネフロロジー（腫瘍腎臓病学）

▶ ▶ ▶ ▶ ▶ ▶

　近年，がん（悪性腫瘍）が死亡原因の上位を占めるようになった．加えて，新規がん治療薬の進歩が著しく，これまで全く見たこともない有害事象に遭遇するようにもなり，これまでがん診療に関わる機会の少なかった腎臓領域においては，「腎障害」という形で現れ，解決すべき問題の一つになっている．また，腎機能低下患者に対するがん治療の機会も増加している．このように，「がん治療中の腎障害」「腎臓病患者のがん診療」は，腫瘍学（Oncology）領域と腎臓病学（Nephrology）領域を横断する問題として取り組む必要があることから，Onconephrology という造語が生まれた．

▶がん診療中にみられる腎障害

　臨床的に問題になる腎障害は，やはり急激な Cre 上昇に伴う急性腎障害（acute kidney injury: AKI）であろう．実際，がん患者では，非がん患者と比較して，治療経過中の AKI の頻度が高いことが知られている．入院患者全体の AKI 発症頻度が 5〜8％であるのに対し，がん患者では 12％と多く，入院期間の延長（2 倍），費用の増加（2.1 倍），死亡リスクの増加（4.5 倍）と関連していたという報告もある[1]．AKI は，疾患に関連した AKI と治療に関連した AKI に大別される．

疾患に関連した AKI

　がん患者の AKI も，通常と同じく，循環血液量の減少を主病態とする「腎前性」，「腎実質性」，尿路閉塞を主病態とする「腎後性」に大別され，アプローチ法は通常の AKI と変わらない．

腎前性 AKI

　がん患者の 60〜80％では食欲不振・吐気・嘔吐をきたし，腎前性 AKI の原因になる．また，がん患者の 30％に合併する高カルシウム血症では，糸球体の輸入細動脈収縮や尿濃縮能低下（腎性尿崩症）を介して脱水を引き起こし，腎前性 AKI の原因となる．肺・頸部・食道の扁平上皮がんなどから分泌される副甲状腺ホルモン関

連蛋白（PTHrP）によるものが最も多い（80％）．それ以外には，乳がん・肺がん・多発性骨髄腫患者でみられる骨溶解に関連した高カルシウム血症（20％）がある．

腎実質性 AKI

ここでは，疾患に関連した AKI と治療に関連した AKI に共通した病態である血栓性微小血管症（thrombotic microangiopathy: TMA）と腫瘍崩壊症候群（tumor lysis syndrome: TLS）について概説する．

● 血栓性微小血管症（TMA）

TMA の病理像は血管内皮細胞の腫脹および微小血管の閉塞を伴う全身の微小血管血栓である．臨床的には，高血圧，溶血性貧血，血小板減少を伴う．疾患関連 TMA の病態生理は，がんによる凝固亢進や内皮細胞障害などが考えられている．固形がんの場合，90％が転移性腫瘍に合併すると報告されており，がん種別には，胃がん，乳がん，前立腺がんなど，腺がんとの関連が多い．一方，治療関連 TMA の代表は，造血幹細胞移植後や血管新生阻害薬によるものである．血管新生阻害薬に関連した TMA は高血圧と蛋白尿が主体で，溶血性貧血の頻度は少ないとされている．

● 腫瘍崩壊症候群（TLS）

TLS とは腫瘍細胞の急激な崩壊に伴い，細胞内成分が血中へ急激に放出することで生じる一連の多臓器障害である．疾患関連 TLS としては，腫瘍が自然に崩壊する場合があり，治療関連 TLS としては，がん薬物治療による腫瘍崩壊がある．がん種別には，悪性リンパ腫や小児の急性リンパ芽球性白血病などが高リスク群とされており，その頻度は 20〜50％に及ぶ．しばしば高尿酸血症，高カリウム血症，高リン血症，低カルシウム血症を伴う．治療法としては，輸液負荷が主となるが，高尿酸血症に対してはキサンチンオキシダーゼ阻害薬投与の投与が，TLS 高リスク症例に対しては尿酸分解酵素であるラスブリカーゼの予防投与が推奨されている[2]．

腎後性 AKI

膀胱がんや前立腺がんなどの泌尿器系腫瘍や，子宮頸部・体部がんのような婦人科系のがんは，尿路閉塞の原因になりえる．その他，後腹膜腫瘍や骨盤部のリンパ節腫脹，尿路上皮がんによる膀胱閉塞，放射線治療後，さらには造血幹細胞移植患者の BK ウイルス感染なども原因となる．症状としては尿路閉塞に伴う疼痛や閉塞となる原因に関連した血尿などが挙げられるが，もっぱら急性尿路閉塞の場合であり，緩徐に生じた慢性尿路閉塞では無症状なこともある．それゆえ，尿路閉塞による腎障害を除外することが重要で，画像診断による片側または両側の水腎症を確認

するのがよい．なお，治療関連の腎後性 AKI の例としては，殺細胞性抗がん薬であるイホスファミドに関連した出血性膀胱炎に続発する膀胱内凝血塊による尿路閉塞などがある．

治療に関連した腎障害

がん治療薬に関連した腎障害でみられる徴候は，AKI の他に，蛋白尿や高血圧などが挙げられる．がん治療薬と代表的な臨床的特徴を 表1 に示す．

近年は，偽性 AKI をきたすがん治療薬が知られている 表1 ．例えば，乳がんの治療に使用されるアベマシクリブを使用中の患者では，ベースラインから 15〜40％の血清 Cr 値上昇が認められる．本薬剤による尿細管からの Cre 分泌低下作用が示されており，休薬とともに Cre は速やかに前値に改善する．しかしながら，本薬剤では真の尿細管障害も報告されている[3]ので，これらの薬剤の使用中に急性ではあるが軽微な Cre の上昇を認めた場合，Cre とは異なる腎機能評価法であるシスタチン C を用いた腎機能を評価するとともに，その後の経過を慎重に観察する必要がある[4]．

▶がん薬物療法時の腎障害診療ガイドラインの Update[6]

このように治療に関連した腎障害などについては，治験情報や症例報告などに基づくのみで，エビデンスの確実性を客観的に評価して診療の指標を示すものが存在しなかった．そこで，日本腎臓学会，日本癌治療学会，日本臨床腫瘍学会，日本腎臓病薬物療法学会の学会員が集まり，重要性の高い 16 の臨床疑問（Clinical Question: CQ）を決定し，「Minds 診療ガイドライン作成の手引き 2014」に準拠してエビデンスの確実性を評価するとともに，それらと臨床現場におけるプラクティスとエビデンスのギャップを明らかにした「がん薬物療法時の腎障害診療ガイドライン 2016」が刊行され，2020 年秋，15 個の総説，4 個の GPS，そして新旧合わせて 11 個の CQ が採用されたガイドラインの改訂が決定された 表2 ．

表1 がん治療薬による高血圧，蛋白尿，腎機能障害（急性，慢性）

殺細胞薬	
白金製剤	
シスプラチン	20～30％で急性腎障害，急性尿細管壊死，近位尿細管性アシドーシス 血栓性微小血管症：症例報告（ブレオマイシンやゲムシタビンとの併用） 予防法：減量，輸液療法，マグネシウムの投与など
カルボプラチン	急性腎障害や急性尿細管壊死
オキサリプラチン	急性尿細管壊死：症例報告
アルキル化薬	
シクロホスファミド	ADH不適切分泌症候群，出血性膀胱炎
ニトロソウレア（カルムスチン，ロムスチン）	慢性間質性腎炎（糸球体硬化，間質の線維化）
ストレプトゾトシン	慢性間質性腎炎，蛋白尿（65～75％），近位尿細管障害
イホスファミド	15～60％で急性尿細管障害（近位尿細管障害・遠位尿細管障害），腎性尿崩症，出血性膀胱炎 累積投与量60g/m^{2}以上で発症リスク上昇（小児）
その他	
メトトレキサート（高用量使用の場合）	2～10％で急性腎障害（尿細管内の結晶沈着），ADH不適切分泌症候群
ペメトレキセド	20％で尿細管障害，腎性尿崩症：症例報告 NSAIDsの併用は血液学的有害事象増強のリスク
ゲムシタビン	蛋白尿（血栓性微小血栓症0.015～1.4％） 累積投与量20000mg/m^{2}以下，≦7ヵ月の発症は稀
マイトマイシンC	蛋白尿（血栓性微小血管症4～15％）
パクリタキセル	高血圧（頻度は不明）
カバジタキセル	病態不明の急性腎障害：症例報告，出血性膀胱炎
レナリドミド	急性尿細管間質性腎炎：症例報告
インターフェロン	蛋白尿（微小変化型ネフローゼ症候群/巣状糸球体硬化症），血栓性微小血管症（慢性骨髄性白血病での報告がほとんど），急性尿細管壊死
レナリドミド	病態不明の急性腎障害，近位尿細管障害 急性間質性腎炎：症例報告
IL-2	毛細血管漏出症候群による腎前性AKI
ATRA	毛細血管漏出症候群による腎前性AKI：分化症候群

（次ページにつづく）

表1 つづき

分子標的薬	
VEGF 阻害薬	
ベバシズマブ，ラムシルマブ，アフリベルセプト	可逆性後頭葉白質脳症（ベバシズマブの添付文書では＜0.5%） 蛋白尿・ネフローゼ症候群（血栓性微小血管症，巣状糸球体硬化症） 高血圧（ベバシズマブで23〜41%），蛋白尿（ベバシズマブの場合，CTCAE Garde 2 以上が 2〜32%，Grade 3 以上は 0.8〜15%）
VEGF 受容体チロシンキナーゼ阻害薬	
アキシチニブ	高血圧（40〜64%），蛋白尿（4.6〜23%）[5]（血栓性微小血管症，微小変化型ネフローゼ症候群/巣状糸球体硬化症）
パゾパニブ	高血圧（40〜52%），蛋白尿（13.5〜18%）[5]（血栓性微小血管症，微小変化型ネフローゼ症候群/巣状糸球体硬化症）
ソラフェニブ	高血圧（17〜55%），蛋白尿（10%）[5]，急性尿細管間質性腎炎
スニチニブ	高血圧（22〜60%），蛋白尿（10〜65%）[5]，急性尿細管間質性腎炎
レンバチニブ	高血圧（45〜100%），蛋白尿（26.9〜100%）[5]
バンデタニブ	高血圧：全 grade では 24.2%，high-grade では 6.4%
EGF 受容体チロシンキナーゼ阻害薬	
ゲフィチニブ	蛋白尿（CTCAE grade 1 以上は 35%），膜性腎症，微小変化型ネフローゼ症候群：症例報告
オシメルチニブ	蛋白尿：CTCAE grade 2 以下 39%
エルロチニブ	高血圧：CTCAE grade 3 以上 20%
抗 EGFR 抗体	
セツキシマブ，パニツムマブ，ネシツムマブ	腎性低マグネシウム血症（に伴う低カルシウム血症，低カリウム血症）
プロテアソーム阻害薬	
ボルテゾミブ	高血圧：CTCAE 全 grade 11%
カルフィゾミブ	高血圧：CTCAE 全 grade 12.2%
抗 CD20 モノクローナル抗体	
リツキシマブ	腫瘍崩壊症候群，可逆性後頭葉白質脳症
BCR-ABR1 チロシンキナーゼ阻害薬	
イマチニブ	低リン血症
ボスチニブ	可逆的な GFR の低下，低リン血症
ダサチニブ	ネフローゼ症候群（足細胞と内皮細胞障害）：症例報告
ポナチニブ	9〜32%で高血圧，巣状糸球体硬化症（collapsing variant）：症例報告

（次ページにつづく）

表1 つづき

mTOR 阻害薬	
エベロリムス	急性尿細管壊死：症例報告，蛋白尿（血栓性微小血管症）
MET 阻害薬	
カプマチニブ	エルロチニブとの併用試験にて CTCAE 全 Grade の蛋白尿が 9%
ALK 阻害薬	
クリゾチニブ	急性腎障害，機能的 Cre 上昇，腎嚢胞
アレクチニブ	急速進行性糸球体腎炎＋尿細管間質性腎炎：症例報告
ROS1/TRK 阻害薬	
エヌトレクチニブ	9%で症候性の高尿酸血症
BTK 阻害薬	
イブルチニブ	急性腎障害（腫瘍崩壊症候群の影響）
BRAF 阻害薬	
ベムラフェニブ，ダブラフェニブ	急性腎障害（尿細管間質性障害)/慢性腎臓病（ベムラフェニブ）
免疫チェックポイント阻害薬	
PD-1 阻害薬（ペムブロリズマブ，ニボルマブ） PD-L1 阻害薬（アテゾリズマブ，アベルマブ，デュルバルマブ） 抗 CTLA-4 抗体（イピリムマブ，トレメリムマブ）	急性尿細管間質性腎炎，蛋白尿（糸球体疾患：血管炎，MCNS/FGS，AA アミロイドーシス，C3 腎症，IgA 腎症，抗糸球体基底膜腎炎，膜性腎症，血栓性微小血管症）
Pseudo-AKI と関連する薬剤	
ALK 阻害薬	
クリゾチニブ	23%で Cre 上昇，急性腎障害：症例報告
アレクチニブ	26%で Cre 上昇，半月体形成性腎炎：症例報告
セリチニブ	33～58%で Cre 上昇
MET 阻害薬	
カプマチニブ	19%で Cre 上昇
テポチニブ	24%で Cre 上昇
CDK4/6 阻害薬	
アベマシクリブ	11～40%で Cre 上昇，急性尿細管壊死や急性間質性腎炎：症例報告
パルボシクリブ	12.5%で Cre 上昇

（Ahn W et al. Oncology, Pocket Nephrology. Wolters Kluwer; 2020. p.9-33 より改変）

表2 がん薬物療法時の腎障害ガイドライン：CQ/GPS の構成

第 1 章：がん薬物療法患者の腎機能評価	推奨の強さ	エビデンスの確実性
CQ1 がん薬物療法患者の腎機能評価法として Cre（または，Cys C）に基づく GFR 推算式の使用は推奨されるか？（初版 CQ1）	行うことを強く推奨	C（弱い）
CQ2 抗がん剤による AKI の早期診断に，新規バイオマーカーによる評価は推奨されるか？（初版 CQ2）	行うことを弱く推奨	C（弱い）
CQ3 がん薬物療法時に水腎症を認めた場合，ステントまたは腎瘻造設を行うことは推奨されるか？	行うことを強く推奨	C（弱い）
第 2 章：腎機能障害患者に対するがん薬物療法の適応と投与方法		
GPS1 腎機能に基づくカルボプラチン投与量設定を行うか？（初版 CQ10） 成人がん患者へのカルボプラチン投与においては，目標とする AUC を設定した上で，腎機能に基づいて投与量を決定する．		
GPS2 維持透析患者へのシスプラチン投与後の薬物除去目的の透析を行うか？（初版 CQ14） 組織や蛋白に結合しているシスプラチンの大部分は透析を行っても体内に残り，透析後にリバウンドによる血中濃度の再上昇が認められる．そのため，維持透析患者に対してシスプラチン投与後に薬物除去目的の透析療法は行わない．		
CQ4 透析患者に対する免疫チェックポイント阻害薬の使用は推奨されるか？	行うことを弱く推奨	D（非常に弱い）
CQ5 腎移植患者に対する免疫チェックポイント阻害薬の使用は推奨されるか？	行うことを弱く推奨	C（弱い）
第 3 章：がん治療薬による腎障害にはどのような対策が推奨されるか？		
CQ6 シスプラチン投与時の腎障害を軽減するために推奨される補液方法は何か？（初版 CQ7）	ショートハイドレーション法は弱く推奨	C（弱い）
CQ7 蛋白尿を有するまたは既往がある患者において，血管新生阻害薬の投与は推奨されるか？（初版 CQ12）	行うことを弱く推奨	D（非常に弱い）
CQ8 EGFR 抗体薬の投与を受ける患者が低マグネシウム血症を有する場合にマグネシウムの追加補充は有効か？	行うことを弱く推奨	D（非常に弱い）
CQ9 免疫チェックポイント阻害薬による腎障害の治療に使用するステロイドの投与を，腎機能の正常化後に中止することは推奨されるか？	行うこと（＝ステロイドの中止）を弱く推奨	D（非常に弱い）
CQ10 免疫チェックポイント阻害薬による腎障害が回復した後の再投与は可能か？	行うことを弱く推奨	D（非常に弱い）

（次ページにつづく）

表2 つづき

第 4 章：がん薬物療法後の CKD			
GPS3	小児 CKD 合併がんサバイバーへの成長ホルモン療法は推奨されるか？ CKD 合併小児がんサバイバーにおいては身長獲得のために成長ホルモンの使用が検討されるべきである．しかし，成長ホルモン治療による二次がん発症のリスクに関するエビデンスは十分ではなく，益と害のバランスを十分に勘案した上でその使用を決定する必要がある．		
GPS4	小児がんサバイバーの適切な腎代替療法選択とは？ 小児 CKD における腎代替療法の第一選択は腎移植である．小児がんサバイバーにおける腎代替療法選択に関するエビデンスは十分ではないが，がん治療後の適切な待機期間の後には腎移植を前提とした選択がなされるべきである		
CQ11	がんサバイバーの腎性貧血に対する ESA 治療は推奨されるか？	推奨なし	C（弱い）

（初版 CQ ○）とは，「がん薬物療法時の腎障害診療ガイドライン 2016」内における当該 CQ の内容を含むことを示す．
（総説 4　がん薬物療法開始後の腎障害の疫学と病態．In：日本腎臓学会，他編．がん薬物療法時の腎障害診療ガイドライン 2022．ライフサイエンス出版；2022．p.18-34[6]）をもとに筆者作成）

▶血液内科領域における Onconephrology

　血液疾患と関連した腎障害といえば，上述の腫瘍崩壊症候群やがん治療薬に関連した腎障害以外に，造血幹細胞移植後の AKI，Monoclonal gammopathy Renal Significance などが注目されている．

造血幹細胞移植後の AKI

　移植早期（100 日以内）は AKI の合併が多いとされており，Cre が 2 倍以上上昇（いわゆる AKI Stage II 以上）は約半数に及ぶという報告もある．AKI の発症リスクとしては，骨髄破壊的前処置，急性移植片宿主病，敗血症，肝中心静脈閉塞症/肝類洞閉塞症候群の発症が挙げられる．それ以外にも，免疫抑制薬（カルシニューリン阻害薬），ウイルス感染症なども原因となる．骨髄移植 AKI の鑑別診断も通常と同じで，腎前性，腎性，腎後性に大別して考えるのがよい．同種骨髄移植後の AKI の主な原因を **図1** に示した[7]．

Monoclonal Gammopathy Renal Significance（MGRS）

　MGRS とは，血液悪性度が低い血液増殖性疾患から産生された M 蛋白が強く腎障害に関与している病態を表す新しい概念である．多発性骨髄腫の診断では，診断時に 2〜4 割の患者で腎障害が合併し，その病態としては，骨髄腫と呼ばれる円柱腎症以外にも，AL アミロイドーシスや単クローン性免疫グロブリン沈着症（monoclonal immunoglobulin deposition disease: MIDD）が知られているが，骨髄腫の前がん

2 オンコネフロロジー（腫瘍腎臓病学）

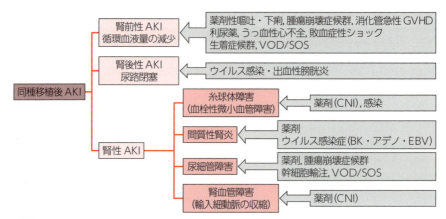

図1 同種移植後 AKI の主な原因・障害部位での鑑別

GVHD: graft versus host disease（移植片対宿主病），VOD/SOS: hepatic veno-occlusive disease/sinusoidal obstruction syndrome（肝中心静脈閉塞症/肝類洞閉塞症候群），CNI: calcineurin inhibitor（カルシニューリン阻害薬），TBI: Total body irradiation（全身放射線照射），EBV: Epstein-Barr virus（EB ウィルス）

（西原彩佳, 他. 腎と透析. 2022; 92: 608-13[7]）より）

病変であり，血液学的には治療の適応がない単クローン性免疫グロブリン血症（monoclonal gammopathy of undetermined significance: MGUS）でもこれらの腎病変を示すことが報告されるようになった．そこで，近年は，このような MGUS や血液悪性度が低い血液増殖性疾患から産生された M 蛋白が強く腎障害に関与している病態を MGRS と称し，M 蛋白を産生している細胞に対する clone-directed therapy も積極的に考慮することが提案されている[8]．臨床的には，AKI にみられる急激な Cre 上昇というよりも，尿蛋白の増加や，進行性の eGFR（estimated glomerular filtration rate）低下が主体となる．代表的な病態を 図2 に示す．

おわりに

Onconephrology は，「診断」「治療」に関わる未解決な問題が多く山積しており，解決には Oncologist と Nephrologist が協力していく必要がある．さらに，今回解説しなかった「末期腎不全患者のがん診療」として診療を行う場合，終末期医療と腎代替療法の導入など，様々な職種がチームとなって患者さんに対応することが不可欠となる．今後の発展が望まれる．

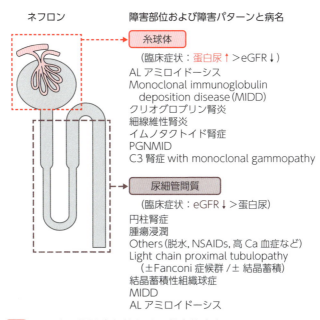

図2 M蛋白の腎障害部位とその代表的疾患

PGNMID: Proliferative glomerulonephritis with monoclonal IgG deposits, eGFR (estimated glomerular filtration rate)
(水野真一. 日内会誌. 2016; 105: 1224-30[8])より)

文献

1) Salahudeen AK, et al. Incidence rate, clinical correlates, and outcomes of AKI in patients admitted to a comprehensive cancer center. Clin J Am Soc Nephrol. 2013; 8: 347-54.
2) CQ5 TLS予防においてラスブリカーゼの推奨される投与法はなにか. In：日本臨床腫瘍学会, 編. 腫瘍崩壊症候群（TLS）診療ガイダンス 第2版. 金原出版；2021. p.47-8.
3) Gupta S, et al. Clinicopathologic features of acute kidney injury associated with CDK4/6 Inhibitors. Kidney Int Rep. 2022; 7: 618-23.
4) Vanhoutte T, Sprangers B. Pseudo-AKI associated with targeted anti-cancer agents—the truth is in the eye of the filtration marker. Clin Kidney J. 2023; 16: 603-10.
5) Van Wynsberghe M, et al. Nephrotoxicity of anti-angiogenic therapies. Diagnostics. 2021; 11: 640.
6) 総説4 がん薬物療法開始後の腎障害の疫学と病態. In：日本腎臓学会, 他編. がん薬物療法時の腎障害診療ガイドライン2022. ライフサイエンス出版；2022. p.18-34.
7) 西原彩佳, 他. 造血幹細胞移植における腎障害：病態と対策. 腎と透析. 2022; 92: 608-13.
8) 水野真一. 多発性骨髄腫の腎病変とMGRS. 日内会誌. 2016; 105: 1224-30.

〈松原　雄　柳田素子〉

CHAPTER IX ● チーム医療としての血液疾患治療：概論

3 レジメン登録と管理

▶ ▶ ▶ ▶ ▶ ▶

　レジメンとは，がん薬物療法において抗がん薬の投与量，投与スケジュール，支持療法薬などを時系列的に組み合わせた治療計画，またはそのセットである．毎年多くの新薬が開発され，3種類，4種類の抗がん薬を組み合せるレジメンも少なくない．また，分子標的治療薬として多くの抗体製剤が開発され，その投与量，投与速度，投与スケジュール（投与間隔や休薬期間），支持療法などが細かく規定され複雑化してきている．そのため，レジメンを組み，病院全体のシステムとして運用することで治療を標準化し，副作用の軽減，医療事故の防止を図ることが重要である．本項ではレジメンの作成，登録，管理について述べる．

▶レジメンの作成

　レジメン作成で注意すべき点は，投与量，投与速度，投与スケジュール，投与ルート，輸液量，制吐薬，その他の支持療法（抗アレルギー薬などを含む）など多岐にわたる．

投与量 表1

　薬剤ごと，レジメンごとに投与量が設定される．同じ薬剤でも適応や投与タイミングによっても投与量が異なる場合があるため，レジメンを作成する際に注意が必要である．

投与速度 表2

　効果の最大化，副作用の軽減を目的として，多くの抗がん薬は投与速度が厳密に規定されている．特に抗体製剤はインフュージョンリアクションを予防・軽減する目的で段階的に投与速度を上げていくよう規定されているものが多い．

※リツキシマブをB細胞性非ホジキンリンパ腫以外に用いる場合は，90分で投与する速度設定は使用できない．

表1 例:リツキサン®, ベンダムスチン

薬剤名	適応, 使用条件	用法用量
リツキサン®	CD20陽性のB細胞性非ホジキンリンパ腫	1回量375mg/m^{2}を1週間間隔で点滴静注する。他の抗悪性腫瘍剤と併用する場合は,併用する抗悪性腫瘍剤の投与間隔に合わせて,1コースあたり1回投与する。
	CD20陽性の慢性リンパ性白血病	初回に1回量375mg/m^2,2回目以降は1回量500mg/m^{2}を,併用する抗悪性腫瘍剤の投与コースに合わせて,1コースあたり1回点滴静注する。
ベンダムスチン	〈低悪性度B細胞性非ホジキンリンパ腫〉抗CD20抗体併用の場合	90mg/m^{2}を1日1回10分または1時間かけて点滴静注する。投与を2日間連日行い,26日間休薬する。
	〈低悪性度B細胞性非ホジキンリンパ腫〉単独投与の場合(再発または難治性の場合に限る)	120mg/m^{2}を1日1回10分または1時間かけて点滴静注する。投与を2日間連日行い,19日間休薬する。

表2 例:リツキシマブ(B細胞性非ホジキンリンパ腫)

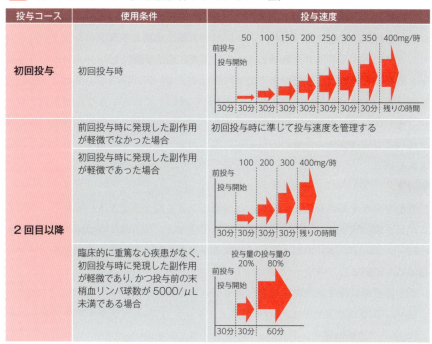

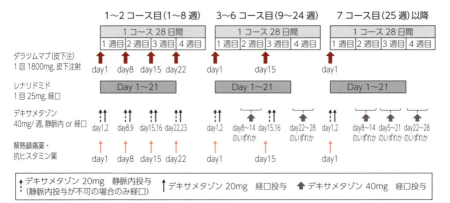

図1 例）再発または難治性の多発性骨髄腫に対するダラツムマブ＋レナリドミド＋デキサメタゾンの併用療法（DLD療法）（ダラキューロ®の適正使用ガイドより）

投与スケジュール 図1

　血液腫瘍の治療レジメンは，抗がん薬の投与量や投与日，支持療法が投与コースにより異なることも多い．

　この場合，1～2コース目，3～6コース目，7コース目以降の3つのパターンでレジメンを作成，登録する．それにより，コースごとに異なるダラツムマブの投与日を誤って処方するリスクを軽減している．また，京大病院ではレジメンにより注射薬と内服薬を連動して処方できるように組むことで，併用薬の処方漏れなどを防止している．例えばDLD療法では，レジメンを選択して処方することでダラツムマブ（注射薬）の処方後に，自動的にレナリドミド（内服薬）と解熱鎮痛薬・抗ヒスタミン薬（支持療法のための内服薬）の処方画面に移行して処方できるように設定されている．

制吐薬

　悪心・嘔吐を抑えることは抗がん薬治療における最も重要な支持療法の一つである．日本癌治療学会の制吐薬適正使用ガイドライン，National Comprehensive Cancer Network（NCCN）のガイドラインなどを参考として制吐薬の使用をレジメンに組み込んでいる．

　例）高度催吐性リスクに分類されるレジメンには，
　Day1：アプレピタント 125mg＋パロノセトロン 0.75mg＋デキサメタゾン 9.9mg
　Day2-3：アプレピタント 80mg＋デキサメタゾン 8mg
　Day4-5：デキサメタゾン 8mg

その他の支持療法（輸液投与も含む）

制吐薬の使用以外にも必要とされる様々な支持療法がある．血液内科で使用する抗がん薬では，インフュージョンリアクションやサイトカイン症候群の予防などを目的としてステロイドや解熱鎮痛薬，抗ヒスタミン薬の投与が規定されているものも多い．

例）エロツズマブ

3～24時間前：デキサメタゾン28mgを経口投与※75歳を超える場合は8mg

　　　～45分前：デキサメタゾン8mgを静脈内投与

　45～90分前：抗ヒスタミン薬＋H_2受容体拮抗薬＋解熱鎮痛薬

また，メルファランやシクロホスファミドの投与時には必要とされる輸液量について添付文書に記載されており，レジメンではそれらの条件を満たすように輸液も組み込んで作成する．

その他

上記以外にも，レジメンの作成時には投与ルートや投与順序，投与方法なども考慮すべきである．

例）

・配合変化がある薬剤を同一ルートで順に投与する場合は，間に生理食塩液の投与を入れておく．

・フィルターを通して投与すべき場合などには，個別の注射ラベルにその旨が表示されるように設定する．

レジメン作成時の参考資料

レジメンの作成時には主に以下の資料を参考としている．

● 各薬剤の添付文書，インタビューフォーム，適正使用ガイド，Risk Management Plan（RMP）など

● 配合変化はインタビューフォーム，各製薬会社が公表している配合変化表など

● 各種ガイドライン：造血器腫瘍診療ガイドライン，支持療法ガイドライン，NCCN, American Society of Clinical Oncology（ASCO），European Society for Medical Oncology（ESMO）の各ガイドライン　など

● 当該レジメンの治療成績を報告した論文

▶レジメンの登録

京大病院では，（図2）の流れでレジメンが登録される．

①新規レジメンの作成
　　診療科内で協議（医師，薬剤師，看護師で協議）
　　電子カルテ内のアプリ（レジメンメンテ）を使用し，レジメン管理委員（医師）※
　　あるいは病棟担当薬剤師がレジメン案を作成し，登録する．
　　※レジメン管理委員医師は各診療科に1名ずつ任命されている

②登録申請（メールで申請）
　　レジメン管理委員会宛　──── 　事務局
　　　　　　　　　　　　　　　　　　委員長，副委員長
　　　　　　　　　　　　　医師，薬剤師，看護師，事務職員
　　レジメンの基本的な情報を登録
　　レジメンの根拠となる資料（ガイドライン，論文など）も同時に提出

③審査
　　レジメン審査ワーキンググループ（複数グループあり）
　　事務局より審査依頼を受けたグループのメンバー（医師，薬剤師，看護師）が
　　メール審議を行う（google group を活用）

④院内レジメンとして正式登録

図2　京大病院におけるレジメン登録の流れ

①新規レジメンの作成：診療科の医師，看護師，病棟担当薬剤師（外来担当薬剤師
　含む）が案を作成する．
②院内のレジメン管理委員会に申請する：各診療科のレジメン管理委員（医師）が
　申請する．
③審査：申請されたレジメン案について，投与量や投与スケジュール，支持療法，
　投与ルートなどに問題がないか審議する．京大病院では主にメール審議にて行わ
　れ，必ず医師，薬剤師，看護師が審議に入っている．指摘事項があればレジメン
　案の修正を行う．
④レジメンの登録：審査で承認されたレジメンが登録され，使用可能となる．

▶レジメンの管理

　登録されたレジメンは，適宜変更・修正，削除される．

採用薬剤の変更・修正

- 薬剤の用法用量の追加，変更に対応した修正：
　例）リツキシマブの90分投与が承認された場合　など
- 新規の支持療法追加：
　例）ホスネツピタントの新規発売開始時，ホスネツピタントを組み入れたレジメ
　　ン作成

使用しないレジメンのリストアップと削除

　適宜，各診療科のレジメン管理委員医師や病棟担当薬剤師，レジメン管理委員会事務局が使用していないレジメンを定期的にリストアップして検討し，当該診療科の承認を得て削除する．

▶薬剤師による抗がん薬処方の監査

　薬剤師は，医師が処方した抗がん薬と支持療法の内容について，患者に投与される前に必ず監査を行っている．レジメンを利用した処方であり，医師が注意して処方するため問題ない場合が多いが，患者個別に調整される抗がん薬の投与量や制吐薬の使用に関する照会を行うケースがある．また，京大病院の血液内科病棟では，抗がん薬治療に関する医師から看護師への指示内容も薬剤師が確認しており，指示がない場合や指示内容に疑義がある場合は照会している．

　例）

- ・前回のコースで副作用が認められ，検査値などに基づいた抗がん薬の減量が推奨されるが減量されていない
- ・前回のコースで悪心が認められた際の制吐療法の強化について
- ・腎機能低下時のフルダラビン，エトポシド，シタラビンなどの投与量調節
- ・肝機能低下時のビンクリスチン，エトポシドなどの投与量調節
- ・抗体製剤の投与時に，投与速度調節や前投薬に関する医師から看護師への指示がない

まとめ

　レジメンを組んで使用することで，複雑化する抗がん薬の投与量，投与タイミングを適切に処方することをサポートできる．また，必要な併用薬の処方漏れなどを防止することで副作用を適切にマネジメントすることにも繋がる．レジメンの活用により，医療の安全性を高めていくことが重要である．

〈山際岳朗〉

CHAPTER IX ● チーム医療としての血液疾患治療：概論

4 未承認・禁忌・適応外薬における安全管理

▶ ▶ ▶ ▶ ▶ ▶

　患者に医療を提供する中で，止むを得ず禁忌薬や適応外薬を使用したり，時には国内で販売・流通していない未承認薬の使用が必要となる場合がある．その際，もし患者に重篤な有害事象が発生したり，万一死亡した場合，自身の責任を追及されるのではという不安がよぎるのではないだろうか？　本項では，未承認・禁忌・適応外薬[※1]を使用する際の対応について解説する．

▶未承認・禁忌・適応外薬に関する法令上の取り扱い

　未承認・禁忌・適応外薬の使用は公には認められていないと思われがちであるが，一定の条件を満たしていれば，法令上使用が認められている．以下にその例を示す．

①公知申請で事前評価が終了した医薬品

　添付文書上は適応外であっても，医療上の必要性の高い未承認薬・適応外薬検討会議（厚生労働省）において，有効性や安全性が医学薬学上，公知であると判断された場合は，保険適用となる[1]．よって，公知申請で事前評価が終了した医薬品は適応内の使用として問題ない．対象となる医薬品については医薬品医療機器総合機構（PMDA）のホームページに掲載されている．直近の血液疾患に関連する例として，注射用エンドキサンの「造血幹細胞移植における移植片対宿主病の抑制」に対する使用は2024年2月に添付文書が改訂されたが，2023年7月24日に公知申請

[※1]　本項では，
・未承認薬：国内で流通していない医薬品で，海外から個人輸入した医薬品および研究用試薬など医薬品以外の化合物を用いて製造する院内製剤
・禁忌薬：添付文書の禁忌に該当する医薬品
・適応外薬：添付文書に記載されていない効能・効果（疾患）または用法・用量で使用する医薬品
と定義する．

に係る事前評価が終了した旨の通知があり同日，保険適用が認められた．

②社会保険診療報酬支払基金の審査情報提供事例に掲載されている医薬品

再審査期間が終了した医薬品[※2]で専門的・医学的見地から広く適応外使用が認められるものについては，診療報酬請求が認められている[2,3]．さらに審査に関して各都道府県でバラツキが生じないようにするため，社会保険診療報酬支払基金では審査情報の事例をホームページに掲載している．このリストに掲載された範囲内での医薬品の使用は，十分なエビデンスに基づき保険請求が認められているため，添付文書に記載がないが，適応内の使用と考えてよい．

③未承認薬，禁忌薬，①②以外の添付文書上，適応外の薬

2014年に発生した小児患者の人工呼吸中の鎮静に対してプロポフォール（禁忌薬）を使用し死亡した事故を受け，2017年に医療法が改正された．これにより未承認・禁忌・適応外薬の使用に関しては，医薬品安全管理責任者（多くの場合が薬剤部門の長）が使用状況を把握し，安全使用を目的とした方策を講じるよう明記された．さらに未承認新規医薬品（当該病院で初めて使用する未承認薬）に関しては，A）既存の医薬品等と比較した場合の優位性，B）使用条件（使用する医師又は歯科医師の制限等），C）有害事象の把握の方法，D）患者への説明及び同意の取得の方法，E）倫理的・科学的妥当性（科学的根拠が確立していない場合は，臨床研究として使用する）などの観点から使用の適否を決定[※3]することが，特定機能病院では義務化され，それ以外の病院ではそれに準じた対応が求められることとなった[4,5]．一般診療で使用される未承認・禁忌・適応外薬の多くが③に該当しており，禁忌や未承認薬にまで踏み込んで明記されたという点で，この法改正が果たす役割は非常に大きい．

▶未承認・禁忌・適応外薬使用の可否を決定する際のポイント

一定の条件下において，未承認・禁忌・適応外薬の使用が認められているのは前述の通りであるが，使用にあたって最も重要な点は，具体的にどのように検討・実行したかである．その根拠として，前述の医療法とプロポフォールによる死亡事故

[※2] 新薬は承認後一定期間が経過した後に再審査を受ける．再審査期間は医薬品によって異なる．

[※3] 法律上は，使用の適否等を決定する部門と未承認新規医薬品等を評価する委員会の設置を設置し，それぞれで議論すべき内容が定められている．詳細については参考文献[5]を参照．

報告書[6]が参考になる．医療法施行規則では，未承認新規医薬品を使用する場合は，A) 既存の医薬品等と比較した場合の優位性，B) 使用条件（使用する医師又は歯科医師の制限等），C) 有害事象の把握の方法，D) 患者への説明及び同意の取得の方法，E) 倫理的・科学的妥当性について審議することが求められている．また死亡事故報告書では，医師が止むを得ず禁忌薬を処方する場合には，（ア）医学的に合目的な事由，（イ）患者・家族への説明と同意，（ウ）リスクの予測とモニタリング，（エ）これらの診療録への記載が必要とされている．それぞれの項目について，以下に述べる．

①既存の医薬品等と比較した場合の優位性，医学的に合目的な理由

使用したい薬が標準的な治療薬と比べて優れているか，その薬を使うことの合理的な理由があるかを明確にする．例えば標準治療に対して抵抗性である，標準治療薬は重篤な副作用のため再投与できない，その薬を使わなければ患者の救命が困難である等の理由が必要となる．

②使用条件（使用する医師又は歯科医師の制限等）

使用する医師はその薬を十分に理解していなければならない．処方可能な医師の制限（研修医は不可，特定の診療科に限定など）や，場所の制限（集中治療部門のみとし一般病棟は禁止など）といった一定の条件を定めておく．その薬を使い慣れない診療科が使用する場合は，精通した診療科にコンサルトする等の対応も検討する．

③有害事象の把握の方法，リスクの予測とモニタリング

有害事象を予測し，早期発見のためのモニタリング方法を定めておく．また有害事象が発生した場合，どのような治療を行うかについても併せて検討する．

④患者への説明及び同意の取得の方法，患者・家族への説明と同意

インフォームド・コンセントは自己決定権に基づくものであり（詳細については後述），医療法においても「医師，歯科医師，薬剤師，看護師その他の医療の担い手は，医療を提供するに当たり，適切な説明を行い，医療を受ける者の理解を得るよう努めなければならない．」とされている．特にハイリスクな治療は，現在の病状，治療の目的，治療を受けるメリットとデメリット，他の治療方法（無治療も含む）との比較等について文書を用いて説明し，同意を得た上で行う必要がある．必要に応じて他職種（主に看護師）が同席し，患者の理解を促すことが望ましい．

⑤科学的妥当性

未承認・禁忌・適応外薬といっても，指針やガイドライン等で推奨されているも

のから，少数の症例報告しかないものまで，エビデンスのレベルは様々である．まずは学会が作成する指針やガイドラインなどがないか確認する．血液疾患の関連学会以外にも，例えば妊婦への抗腫瘍薬の使用については「産婦人科診療ガイドライン―産科編」（日本産科婦人科学会/日本産婦人科医会），骨髄穿刺などの検査や処置における鎮静薬の投与については「麻酔薬および麻酔関連薬使用ガイドライン」や「安全な鎮静のためのプラクティカルガイド」（ともに日本麻酔科学会）が参考になるため，必要に応じて他診療科や薬剤師と連携する．一方，指針やガイドラインがなく，エビデンスが十分でない場合は，治療によるメリットがデメリットを上回るかを検討の上，投与の可否を決定する（有益性投与）．ただし治験や臨床研究が行われている場合は，その枠組みの中で行うことを最優先とする．

⑥倫理的妥当性

倫理的な判断を行う場合の原則として，倫理4原則（自己決定の尊重，善行，無危害，公正）が広く知られている[7]．

- ・自己決定の尊重：患者本人の意思を尊重する．家族など他者に強制されない．
- ・善行：患者にとっての最善を尽くすこと．医療者が考える最善とは限らない．
- ・無危害：患者に生じる害，およびそのリスクを減らすこと．
- ・公正：患者に対して平等であること．しかし実際の臨床現場では医療資源が限られており，その中での判断が求められる．

この原則を元に，臨床現場では4分割表を用いて，医学的適応，患者の意向，QOL，周囲の状況の4つの観点から検討されている[8]．倫理的判断は人によって異なることがあるため，多職種が集まって議論することが望ましい．

⑦診療録への記載

検討結果や患者への説明はカルテに記載が必須であり，医師法第24条で義務づけられている．万一紛争になった場合，カルテ記載がなければ，説明した事実を証明できない（「そのような大事なことを行ったのであれば，カルテに記載しているはず」と判断される）．

全ての未承認・禁忌・適応外薬の使用に対して，上記対応を行うのは現実的ではないため，多くの施設ではあらかじめ定めたリスク評価の基準に基づき，対象薬や審議方法を定めている．

▶未承認薬の使用例（シドフォビル）

事例

造血幹細胞移植後の経過中，アデノウイルスに感染しコントロールが困難．国内未承認薬であるシドフォビルを使用したいとのことで，未承認医薬品管理部門に申請があった．

審議内容

国内で承認されている抗ウイルス薬では効果が期待できないため，当該患者には他の治療の選択肢がない．「造血細胞移植ガイドライン」（日本造血・免疫細胞療法学会）や「医療上の必要性の高い未承認薬・適応外薬の要望」（厚生労働省）にも記載されており，エビデンスは十分ある．腎障害の予防対策として，輸液とプロベネシド錠の投与，および定期的な血液検査が計画されている．処方は使用経験のある医師に限定する．国内未承認薬であることを考慮し，説明文書を用いて患者に現在の病状や投与のメリット・デメリットを説明し，同意を得る必要がある（提出された説明同意文書の内容をチェック）．症例毎に実施結果報告書を提出し，問題があればその都度見直しを行う．催奇形性があるため，調製・投与方法については薬剤部門と連携する．

上記内容も含め，院内の所定の委員会において複数の職種（医師，薬剤師，看護師）で審議し，使用が承認された．

◆ 文献

1) 公知申請とされた適応外薬の保険上の取扱いについて．中央社会保険医療協議会総会（第177回）資料（総-4）．
2) 保険診療における医薬品の取扱いについて．保発51号．
3) 適応外使用の保険適用について．中央社会保険医療協議会総会（第189回）資料（総-9）．
4) 医療法施行規則．
5) 医療法施行規則第9条の23第1項第8号ロの規定に基づき未承認新規医薬品等を用いた医療について厚生労働大臣が定める基準について．医政発0610第24号．
6) 東京女子医科大学病院．「頸部嚢胞性リンパ管腫術後の死亡事例」調査報告書．
7) Beauchamp TL, et al. Principles of Biomedical Ethics. Oxford University Press; 1997.
8) Jonsen AR, et al. Clinical ethics: a practical approach to ethical decisions in clinical medicine. 1992.

〈山本　崇〉

CHAPTER IX ● チーム医療としての血液疾患治療：概論

5 血液疾患に対する新規レジメン開発

▶ ▶ ▶ ▶ ▶ ▶

　血液内科領域では，これまで多くの新規レジメンが開発されてきた．その開発の歴史を踏まえた上で，今後の新規薬剤の開発を予測し，新薬を使いこなす準備が重要である．

▶多剤併用化学療法開発の歴史

［Key Word①］交差耐性

　悪性リンパ腫や急性白血などの造血器腫瘍は化学療法によって根治を目指すことができる数少ない悪性腫瘍の一つである．このため，血液疾患に対するレジメンは①より高い効果を得る，②作用機序が異なり交差耐性を生じにくい，③可能な限り副作用が重複しないことを考慮した多剤併用化学療法が開発されてきた．(例)非ホジキンリンパ腫（NHL）：CHOP療法，ホジキンリンパ腫（HD）：AVBD療法，成人T細胞性白血病/リンパ腫（ATLL）：mLSG療法，急性骨髄性白血病（AML）：IDA/AraC療法，DNR/AraC療法，MEC療法

［Key Word②］組織移行性

　中枢神経系に病変を有する悪性リンパ腫の場合，通常の抗がん薬治療では中枢神経病変に十分な効果が得られない．このため，中枢神経系への薬剤移行性を考慮して大量MTX療法が開発され，その副作用対策としてロイコボリンレスキューが併用された．他に中枢神経系への再発予防目的に抗がん薬の髄腔内投与（MTX＋AraC＋PSL）も開発された．(例)中枢神経系リンパ腫（CNS Lymphoma）：大量MTX療法，髄腔内投与，急性リンパ芽球性白血病(ALL)：Hyper-CVAD/大量MTX・AraC交代療法

［Key Word③］至適な濃度

　殺細胞性抗がん薬の特徴として，効果と毒性の出現する用量が近接した治療域の狭い点が挙げられる．このため投与量の許容される範囲は通常狭いが，AML治療で用いられるシタラビンは低濃度〜高濃度で薬効が異なる特性を生かし，複数のレジ

メンが開発された．（例）AML: IDA/AraC 療法，中等量 AraC 療法，FLAG 療法（大量 AraC），CAG 療法（低用量 AraC）

［Key Word④］ 多様性と分子標的治療

びまん性大細胞型 B 細胞性リンパ腫（DLBCL）の臨床試験において有意な結果が得られないことが続いた．これは DLBCL の中に多様な疾患が含まれる影響と考えられ，近年はより層別化した臨床試験（遺伝子発現パターンや IPI スコアに基づくなど）が実施されている．また疾患単位ではなく，遺伝子変異を元にした疾患領域を超えた応用（イマチニブ，アレクチニブ）もなされて疾患領域を越えた適応も行われている．（例）GIST：イマチニブ，ALK 陽性 ALCL：アレクチニブ

［Key Word⑤］ 毒性軽減

予後良好な低リスク HD に対して，抗がん薬や放射線治療による晩期毒性（二次発がん）を減らす目的で治療強度を減弱するレジメンが開発されている．

▶レジメン開発の法則を解明

法則①「相乗効果を期待し，毒性は最小限」

多剤併用化学療法を考える際の基本コンセプトは新規薬剤にも引き継がれている．（例）ホジキンリンパ腫：A-AVD 療法，AML：Ven/5Aza 療法，多発性骨髄腫（MM）：VRD 療法（Bor＋Len＋Dex），DLd 療法（Dara＋Len＋Dex）など，B 細胞性リンパ腫：Pola-R-CHP 療法，再生不良性貧血：ATG＋CyA＋TPO 刺激薬

法則②「必ずしも単独では効果がないが，併用で効果あり」

単剤としての有効性は限られていても作用機序の異なる薬剤と併用することで有用性が認められレジメンとして登場したものがある．（例）MM：ダラツムマブを含むレジメン，エロツズマブを含むレジメン，パノビノスタット（現在は販売中止）＋ボルテゾミブ

法則③「再投与」

抵抗性となった薬剤と同効薬の再投与は，従来効果が期待できないと考えられていたが，近年，同じまたは同効薬の再投与が前治療からの期間を考慮して実施されることがある（が必ずしもエビデンスがあるわけではない）．（例）低悪性度 B 細胞性リンパ腫：ベンダムスチン再投与，HD：使用していない PD-1 抗体，慢性骨髄性白血病（CML）：第二・三世代チロシンキナーゼ阻害薬（TKI）の変更，MM：ダラツムマブやエロツズマブ療法（併用薬剤を変更）

法則④「コンボ（標準治療＋α）」

標準治療に追加する．ただし化学療法と併用する場合，各薬剤の至適な投与量は再設定する必要があるかもしれない．（例）B 細胞性リンパ腫：R-CHOP 療法，ATLL：モガムリズマブ＋mLSG/CHOP 療法，Ph＋ALL: Hyper-CVAD/MTX-AraC＋TKI

法則⑤「製剤形態の変更」

抗 CD20 抗体が登場したことにより，以下の治療法が続いた．

　ⅰ．RI 治療（イブリツモマブ チウキセタン）

　ⅱ．T 細胞療法：CAR-T 療法

　ⅲ．Bispecific T cell engager（BiTE）抗体：ブリナツモマブ，エプコリタマブ

　ⅳ．第二世代抗体：オビヌツズマブ

　静脈内投与から皮下注射に変更することで，普及を促した．（例）MM：ボルテゾミブ，（神経毒性の軽減）ダラツムマブ（利便性向上）

　経口薬から静脈内投与に変更．（例）移植前処置：ブスルファン

　抗体から薬物複合体．抗体を薬物複合体にすることで有効性が認められるものがある．（例）ブレンツキシマブ ベドチン，ポラツズマブ ベドチン，イノツズマブ オゾガマイシン，ゲムツズマブ オゾガマイシン

法則⑥「病勢進行まで継続治療」

　殺細胞性抗がん薬では毒性の問題もあり，規定の治療回数（6〜8 コース）が設けられていたが，近年は副作用が軽減され，病勢進行まで継続するレジメンが増加している．（例）MM：レブラミドやイクサゾミブ維持療法など，NHL：イブルチニブなど，骨髄異形成症候群：5Aza，CML：TKI，DLBCL：エプコリタマブ

法則⑦「深い奏効が得られたら中止を検討」

　検査法の進歩により，より精度の高い検出が可能になったことで，深い奏効が得られた症例において治療を中断する臨床試験が実施されている．（例）CML：TKI など

法則⑧「遺伝子変異に基づいた分子標的治療」

　遺伝子解析の技術的な進歩に伴い，個別の遺伝子変異に応じた分子標的治療の開発が進んでいる．（例）CML：TKI，AML：Flt3 阻害薬（と化学療法の併用），濾胞性リンパ腫：EXH2 阻害薬，BRAF の V600E 変異を有する悪性腫瘍：BRAF 阻害薬，骨髄増殖性疾患：JAK2 阻害薬

法則⑨「過去の禁忌が常識に」

ハプロ移植と Post CY，高齢者に対するミニ移植など，技術の進歩によりこれまで実施が不可能と考えられていた治療法も実施可能となってきた．

法則⑩「薬剤のリポジショニング」

GVHD 治療薬（ATG，イブルチニブ，ルキソリチニブ），ATLL（レブラミド），膠原病（リツキシマブ）

法則⑪「支持療法の発達」

支持療法の進歩により化学療法レジメンにも変化が生じた．（例）MM とビスホスホネート製剤，輸血依存と鉄キレート剤，化学療法の強度指標と G-CSF 製剤など．

▶今後の展開

今後の展開を正確に予測することは難しいが，以下の展開が私見として考えられる．

①遺伝子異常に基づく分子標的治療＋α

今後も遺伝子異常に基づく分子標的治療の流れが続くことは容易に予想されるが，CML に対する TKI のように単一薬剤で十分な効果を得ることは難しい．このため分子標的治療＋α の戦略が求められ，＋α の候補として従来からの抗がん薬以外に抗 PD-1 抗体などの免疫療法，免疫賦活作用を有する薬剤（レブラミド，インターフェロン製剤，ワクチンなど），エピゲノムに作用する薬剤などが考えられる．

②単純に足し合わせの併用療法（コンボ）から至適な投与スケジュールの検討

これまでも複数の薬剤を組み合わせる際に連続投与や逐次投与が検討された（例，MM に対する VRD 療法）がレジメンとして確立されたものはない．臨床試験の煩雑さから，今後も単純な併用レジメンは採用され続けると考えられるが，コンボが最適のレジメンであるかは検討が必要になってくるであろう．AI を用いた薬物動態のシミュレーションが進歩し，最適な投与法が検討できるようになるかもしれない．

③新規治療法の登場により既存治療法の位置づけや予後分類が変わる可能性

CAR-T 療法が登場したことにより，再発 NHL に対する自家移植の位置づけが再考されている．またこれまで予後不良であった Ph＋ALL は TKI が登場したことにより必ずしも予後不良とは言い切れなくなってきている．移植周術期管理の技術的進歩や前処置の工夫により同種移植の年齢上限が上がり，さらには年齢で治療を変更することの是非が議論されている．

④細胞療法のさらなる進歩

CAR-T 療法では armed CAR-T 療法，in vivo CAR-T 療法，複数の抗原を標的とした CAR-T 療法，T 細胞のみならず $\gamma\delta$T 細胞，NK 細胞，iPS 細胞などを用いた細胞療法のさらなる進歩が予想され，またこれまでの治療と組み合わせることが考えられる．

⑤感染症流行時の治療選択

COVID-19 パンデミック時は強力な免疫抑制を生じる治療は控える傾向が出てきた．また治療の影響による免疫不全を背景として COVID-19 再感染を繰り返す症例も多数報告されており，post COVID-19 時代は市中での感染症流行時の対応を考慮した治療戦略の策定が急務である．

◈ 文献

1）日本血液学会，編．造血器腫瘍診療ガイドライン 2023 年度版．
2）神田善信．血液病レジデントマニュアル 第 3 版．医学書院；2019．
3）日本臨床腫瘍学会，編．新臨床腫瘍学（改訂第 6 版）：がん薬物療法専門医のために．南江堂；2021．
4）渡邉裕司，監訳．臨床薬理学 原書 3 版．丸善出版；2015．

〈島津　裕〉

結びの言葉

　本書「血液内科治療のトリセツ」は，血液内科診療に従事する医師や薬剤師などのコメディカルを対象に，京都大学医学部附属病院で実際に行われている薬物治療を中心にまとめられたレジメン集です．実践的な「トリセツ」となっていますが，薬物治療を理解する上で必要な疾患の病態生理にも触れられており，この一冊で血液内科学を一通り把握することができるように構成されています．

　血液疾患に対する治療は日進月歩であり，血液疾患に苦しむ患者にとって大きな福音をもたらしています．治療を進めるにあたっては，医療者が専門知識や経験から得られた最適な治療法を患者へ説明し，患者から同意を得るという「インフォームドコンセント（Informed Consent: IC）」がこれまでの主流でした．しかしながら，治療選択肢が増え，さらに治療に対する患者の価値観が多様化している現在では，逆に最適な治療を示すことが難しくなっています．

　そのため今後は医療者と患者とが二人三脚で最善の治療選択に取り組む「共同意思決定（Shared Decision Making: SDM）」によって治療を進めていくことが必要となるでしょう．SDM では EBM（evidence based medicine）に基づいた医学的知識を患者に寄り添って伝えることによって，医療者と患者との間で情報や治療目標を共有し，個々の患者に対する最善の治療法を決めることが標準となります．

　新しい治療法が急速に臨床現場へ届けられる中，最先端の EBM を教科書的にまとめることは困難ですが，SDM によって患者中心の医療を展開していく上では重要な作業となるでしょう．本書が明日からの実臨床の一助となることを期待してやみません．

　最後に，多忙の中ご協力いただいた執筆者や執筆協力者，そして出版にご尽力くださった中外医学社に深謝いたします．

　2024 年 9 月

京都大学医学部附属病院　血液内科長・准教授

山 下 浩 平

索 引

▶ 数字

3D-CRT（three dimensional conformal radiation therapy）	206

▶ あ

アイクルシグ®	11
アイセントレス®錠	149
アカラブルチニブ	48, 49
悪性貧血	106
悪性リンパ腫	153
アクテムラ®	190
アクラシノン®	25
アクラルビシン（ACR）	25
アグリリン®	16
アザシチジン（AZA）	25, 26
アシミニブ	12
アスピリン	14
アディノベイト®	142
アトガム®	120
アドセトリス®	53, 54, 73, 80
アドリアシン®	41, 52, 53, 58, 60, 66, 73, 74
アナグレリド	16
アバカビル（ABC）	147
アフェレーシス	185, 192
アベクマ®	187, 190
アポトーシス	201
アムノレイク®	34
アラノンジー®	45, 47
アルガトロバン	139
アルケラン®	86, 163, 164, 169, 173, 174
アルブトレペノナコグ アルファ	143
アロプリノール	243
アンチトロンビン濃縮製剤	135

▶ い

イエスカルタ®	187, 190
イカチバント	160
イキサゾミブ	97
イサツキシマブ（Isa）	95～98
移植前処置レジメン	163
移植片対宿主病	199
移植前前処置	206

維持療法	43
維持療法（M-1）	40
維持療法（M-2）	40
維持療法（M-3）	40
イストダックス®	75
イスパロクト®	142
イダマイシン®	19, 23, 32～34
痛み	229
イダルビシン（IDA）	19, 23, 32～34
イデルビオン®	143
遺伝子異常	284
遺伝子組換えトロンボモジュリン	135
遺伝子変異	282, 283
遺伝性血管性浮腫（HAE）	159
イノツズマブ（InO）	44
イプタコパン	114
イブルチニブ（IBT）	48, 71, 72
イブルチニブ＋RTX	72
イホスファミド（IFM）	59, 61, 76
イホマイド®	59, 61, 76
イマチニブ	1, 8
イムブルビカ®	48, 71
イロクテイト®	142
インターフェロン-α	102

▶ う

ヴァンフリタ®	29
ウイルス	250
運動療法	217

▶ え

栄養管理	221
栄養サポートチーム	221
栄養療法	220
液性免疫不全	250
エクザール®	52, 53
エクリズマブ	111, 138
エザルミア®	81
エジャイモ®	109
エトポシド（ETP）	22, 59～61, 76, 78, 153, 154, 163, 164, 170, 173, 186
エフアネソクトコグ アルファ	142
エフガルチギモド	132

エプキンリ®	63
エプコリタマブ	63
エプジコム®	150
エフトレノナコグ アルファ	143
エフラロクトコグ アルファ	142
エベレンゾ®	129
エミシズマブ	142
エムトリシタビン（FTC）	146, 148, 149
エムバベリ®	113
エムブリシティ®	90～92, 100
エリスロポエチン製剤	28
エルカトニン	245
エルシトニン®	245
エルトロンボパグ（EPAG）	118, 120, 131
エロツズマブ（Elo）	90～92, 99
エンドキサン®	38, 41～43, 51, 58, 60,
	66～68, 71, 73, 74, 78, 80, 84, 126,
	163, 164, 170, 172, 175, 186, 187

▶ お

オデフシイ®	148
オピオイド	229
オビヌツズマブ	49, 68, 70
オプジーボ®	55
オムジャラ®	18
オラデオ®	160
オルガラン®	135
オルツビーオ®	142
オルプロリクス®	143
オンコビン®	38～43, 58, 60, 64,
	66～68, 74, 78
温式 AIHA	107

▶ か

外部照射	205
カイプロリス®	82, 92, 93, 95, 97
ガザイバ®	49, 68, 70
カボテグラビル（CAB）	149
顆粒球輸血	192
カルケンス®	48, 49
カルシトニン	245
カルシニューリン阻害薬	2
カルフィルゾミブ（Cfz）	88, 92, 93, 95, 97
カルボキシマルトース第二鉄	104
カルボプラチン（CBDCA）	59, 61, 78, 163
寛解導入療法（A-1）	38

感染予防	250
乾燥濃縮人血液凝固第Ⅷ因子	144
がん治療関連心機能障害（CTRCD）	253
がん治療関連心血管毒性（CTR-CVT）	253
含糖酸化鉄	104
ガンマグロブリン大量療法	132
がん薬物療法時の腎障害診療ガイドライン	
	262
間葉系幹細胞（MSC）	199
緩和ケア	226

▶ き

キイトルーダ®	55
キザルチニブ	29
偽性 AKI をきたすがん治療薬	262
基礎エネルギー消費量	222
キムリア®	186, 187, 189
キメラ抗原受容体 T 細胞	185
救済	206
急性骨髄性白血病（AML）	19
急性前骨髄球性白血病（APL）	31
急性溶血性副反応	182
急性リンパ芽球性白血病（ALL）	37
強化地固め療法	42
凝固因子異常症	140
胸腺腫	124
強度減弱前処置（RIC）	168
強度変調放射線治療	206
虚血性心疾患	255
巨赤芽球性貧血	106, 220
ギルテリチニブ	30
キロサイド®	19～25, 27, 32～34, 39, 41,
	43, 46, 60, 65, 66, 163, 170, 173, 186
近位補体阻害薬	113
禁忌薬	276
筋力トレーニング	217

▶ く

クエン酸第一鉄	103
クエン酸第二鉄水和物	103
クラドリビン	101
グラン®	22, 23, 38, 39
クリオプレシピテート製剤	181
グリベック®	8
クロバリマブ	112

け

経口亜ヒ酸（ATO）	31, 34
血液製剤の使用指針	179
血液法	179
血球成分採取装置	193
血球貪食症候群	153
血球貪食性リンパ組織球症	152, 153
血漿交換	181
血小板	218
血小板減少	130, 139
血小板産生障害	130
血小板第4因子	139
血小板輸血	133, 134, 180
血漿分画製剤	182
血栓性血小板減少性紫斑病（TTP）	137, 180
血栓性微小血管症（TMA）	137, 261
血栓塞栓症	139
血友病	140
ゲムシタビン（GEM）	61
ゲムツズマブ オゾガマイシン（GO）	24, 34
原発性免疫不全症	157

こ

抗C5療法	111
抗PD-1抗体療法	55
高悪性度B細胞性リンパ腫（HGBL）	66
高カルシウム血症	244
抗がん薬	1
抗がん薬処方の監査	275
抗凝固療法	135
抗胸腺細胞グロブリン（ATG）	120, 170, 175
高血圧	254, 262
抗血小板自己抗体	130
交差耐性	281
公知申請	276
好中球減少	250
後天性免疫不全症候群（AIDS）	145
抗リン脂質抗体症候群（APS）	156
抗レトロウイルス療法（ART）	145
骨髄異形成症候群（MDS）	19, 179
骨髄線維症（MF）	14
骨髄増殖性腫瘍（MPN）	14
骨髄破壊の前処置（MAC）	168
骨髄非破壊の前処置（NMA）	168
固定具（シェル）	208

混合キメラ 196
コンファクト® 144

さ

サークリサ®	95～98
再生不良性貧血（AA）	116, 175, 179
サイトカイン放出症候群（CRS）	185, 190
再発・治療抵抗性B-ALL	44
再発難治T-ALL/LBL	45
細胞減少療法	15, 16
細胞性免疫不全	250
サイメリン®	78, 163
サイモグロブリン®	120, 170
ザイロリック®	243
作業療法	214
サリドマイド	83
サルコペニア	213
三次元原体照射	206

し

ジェムザール®	61
自家移植	162
地固め療法（A-2）	39
地固め療法（B-1）	39
地固め療法（B-2）	39
地固め療法（C-1）	39, 43
地固め療法（C-2）	39, 43
自家末梢血幹細胞移植	1
持久力トレーニング	218
シクロスポリン（CsA）	118, 120, 125, 153, 154
シクロホスファミド（CY）	38, 41～43, 51, 58, 60, 66～68, 71, 73, 74, 78, 80, 84, 126, 163, 164, 170, 172, 175, 186, 187
自己血輸血	180
自己免疫性溶血性貧血	107
支持療法	270, 284
シスプラチン（CDDP）	61
シタラビン（AraC）	19～25, 27, 32～34, 39, 41, 43, 46, 60, 65, 66, 163, 170, 173, 186
シタラビン（AraC）大量療法	39
ジビイ®	142
ジフォルタ®	74
シムツーザ®	148
シモクトコグ アルファ	142
下山分類	78

291

ジャカビ®	17
芍薬甘草湯	8
瀉血療法	14
修正 1day レジメン	175
腫瘍循環器学	253
腫瘍腎臓病学	260
腫瘍免疫療法	1
シュンレンカ®	150
静脈血栓塞栓症	255
自律	228
真菌	250
心血管イベント	6
侵襲性髄膜炎菌感染症	111
真性多血症（PV）	14
腎性貧血	128
新鮮凍結血漿	134, 181
深部静脈血栓症/肺塞栓症アルゴリズム	257

▶ す

スチムリマブ	109
ステロイドパルス療法	133
スプリセル®	9, 42, 43, 47

▶ せ

成人 T 細胞白血病（ATL）	78
赤芽球癆	124
節外性 NK/T 細胞リンパ腫	76
赤血球造血刺激因子製剤	128
赤血球沈降剤	192, 193
赤血球輸血	179
セムブリックス®	12
前処置	168
全身照射	207
全人的	228
せん妄	239

▶ そ

総エネルギー消費量	222
造血幹細胞移植	1
造血幹細胞移植後 TMA（TA-TMA）	138
造血幹細胞移植後の AKI	267
組織移行性	281
ゾスパタ®	30
ゾメタ®	244
ソリリス®	111, 138
ソル・コーテフ®	24, 34, 44

ソル・メドロール®	41, 42, 120, 164
ゾレドロン酸	244

▶ た

ダーブロック®	129
体外フォトフェレーシス	201
大顆粒リンパ球性白血病	124
大量エトポシド（ETP）療法	162
大量シクロホスファミド（CY）療法	162
大量メトトレキサート（MTX）＋AraC 療法	
	41
大量メルファラン（MEL）療法	164
ダウノマイシン®	19, 34, 38, 42, 43
ダウノルビシン（DNR）	19, 34, 38, 42, 43
ダウノルビシン/シタラビン	20
ダカルバジン（DTIC）	52, 53
タクザイロ®	160
ダサチニブ	9, 42, 43, 47
タシグナ®	8
タズベリク®	70
タゼメトスタット	70
ダナパロイド	135
ダニコパン	114
多発性骨髄腫（MM）	83, 164
ダプロデュスタット	129
タミバロテン（Am80）	34
ダモクトコグ アルファ ペゴル	142
ダラキューロ®	85〜87, 89, 92〜94, 98
ダラツムマブ（Dara）	85〜87, 89, 92〜94, 98
ダルナビル（DRV）	148
ダルベポエチン アルファ	28, 128
蛋白同化ステロイド	28
蛋白尿	262

▶ ち

チオテパ（TT）	164
遅発性溶血性副反応	182
中間サンプリング	194
中枢神経原発リンパ腫（PCNSL）	64
長波長紫外線（UVA）	201
チラブルチニブ	65
鎮痛薬	232

▶ つ

通常分割照射	205
ツシジノスタット	75, 81

ツロクトコグ アルファ ペゴル　142

て

低分子ヘパリン　135
デカドロン®　38〜44, 60, 61, 66, 76,
　90, 91, 95〜97, 153, 154, 164
適応外薬　276
適応障害　238
デキサメタゾン（DEX）　38〜44, 60, 61, 66,
　76, 83〜96, 153, 154, 164
適正使用ガイド　273
デシコビ®　148, 149
デスモプレシン　144
鉄キレート療法　122, 126
鉄欠乏性貧血　103, 220
テノホビルアラフェナミド（TAF）　146,
　148, 149
テビケイ® 錠　148
デフィブロチド　2
デフェラシロクス　126
テムセル®　199
デルイソマルトース第二鉄　104
伝染性単核球症　152

と

同種移植　167, 216
同種造血幹細胞移植　1
透析　244
ドウベイト®　147
ドキソルビシン（ADR）　41, 52, 53, 58, 60,
　66, 73, 74, 78, 80
特発性血小板減少性紫斑病（ITP）　130, 180
トシリズマブ　190
ドナーリンパ球輸注（DLI）　196
トラネキサム酸　136
ドラビリン（DOR）　149
トリーメク®　147
トリセノックス®　31, 34
ドルテグラビル（DTG）　147, 148
トレアキシン®　51, 62, 70, 187
トレチノイン（ATRA）　31〜34

に

二重特異性抗体　1
ニボルマブ　55
ニューモシスチス肺炎　250

ニュークックチルシステム　222
ニロチニブ　8

ぬ

ヌーイック®　142

ね

ネオーラル®　118, 120, 125, 153, 154
ネスプ®　28, 128
ネララビン（AraG）　45, 47
ネララビン（AraG）単独療法　45

の

ノイトロジン®　25, 173
ノナコグ アルファ　143
ノナコグ ベータ ペゴル　143
ノバントロン®　22, 39

は

バーキットリンパ腫（BL）　66
バイアスピリン®　15
肺高血圧症　256
ハイドレア®　15
ハイヤスタ®　75, 81
播種性血管内凝固（DIC）　134
ハダデュスタット　129
発熱性好中球減少症　246
バフセオ®　129
ハプロ移植　284
パラプラチン®　59, 61, 78, 163
バレメトスタット　81

ひ

ピアスカイ®　112
ビーリンサイト®　44
光感作物質　201
ビキセオス®　20
ビクタルビ®　146
ビクテグラビル（BIC）　146
ヒストン脱アセチル化酵素阻害薬　81
ビスホスホネート　244
ビダーザ®　25
ビタミン B_{12}　106
脾摘　108
非典型溶血性尿毒症症候群（aHUS）　137
ヒトパルボウイルス B19　124

ヒドロキシカルバミド（HU）	15
ヒドロコルチゾン（HDC）	24, 34, 44
ピフェルトロ®	149
非ホジキンリンパ腫（NHL）	57, 246, 247
びまん性大細胞型B細胞リンパ腫	
（DLBCL）	57
ビンクリスチン（VCR）	38〜43, 58, 60,
	64, 66〜68, 74, 78
ビンデシン（VDS）	78
ビンブラスチン（VBL）	52, 53

▶ ふ

ファビハルタ®	114
フィラジル®	160
フィルグラスチム	22, 23, 38, 39, 193, 247
フィルデシン®	78
フェインジェクト®	104
フェジン®	104
フェブキソスタット	244
フェブリク®	244
フェリチン	105
フェロ・グラデュメット®	103
フェロミア®	103
フォリアミン®	106
副腎皮質ステロイド	108, 125
フサン®	136
ブスルファン（BU）	164, 169, 173, 174
ブスルフェクス®	164, 169, 173, 174
不整脈	255
不眠	237
フラグミン®	135
ブラジキニン	159
ブララトレキサート（PDX）	74
ブリッジング治療	185
ブリナツモマブ	44
プリモボラン®	28
プリンアナログ	101
フルダラ®	22, 23, 51, 169,
	173〜175, 186, 187
フルダラビン（Flu）	22, 23, 51, 169,
	173〜175, 186, 187
ブレオ®	52
ブレオマイシン（BLM）	52
プレドニゾロン（PSL）	22, 23, 34, 38〜43,
	49, 58, 60, 67, 68, 73, 74,
	78, 80, 86, 125, 126, 154

プレドニン®	22, 23, 34, 38〜43, 49, 58, 60,
	67, 68, 73, 74, 78, 80, 86, 125, 126, 154
ブレヤンジ®	187, 190
ブレンツキシマブ ベドチン（BV）	53, 54,
	73, 80
プロカルバジン（PCZ）	64
分子標的治療薬	1, 282〜284

▶ へ

ペグ化インターフェロン	102
ペグセタコプラン	113
ペグフィルグラスチム	247
ベスポンサ®	44
ベスレミ®	15
ベサノイド®	31〜34
ベネクレクスタ®	26, 27, 50
ベネトクラクス（VEN）	26, 27, 50
ベネフィクス®	143
ヘパラン硫酸	135
ヘパリン起因性血小板減少症（HIT）	
	139, 180
ベプシド®	22, 59〜61, 76, 78, 153,
	154, 163, 164, 170, 186
ペムブロリズマブ	55
ヘムライブラ®	142
ヘモグロビン	218
ベリナート®	160, 161
ベルケイド®	71, 83, 84, 86〜88
ベレキシブル®	65
ベロトラルスタット	160
ベンダムスチン（Benda）	51, 62, 70, 187
ペントスタチン	101

▶ ほ

ボイデヤ®	114
放射線療法	1, 205
ボカブリア®	149
ホジキンリンパ腫（HL）	52, 246
ボシュリフ®	10
ホスタマチニブ	132
ボスチニブ	10
ホスピス	226
補正血小板増加数	181
発作性夜間ヘモグロビン尿症（PNH）	111
ポテリジオ®	79
ポナチニブ	11

ボニコグ アルファ	144
ポマリスト®	88, 91, 92, 94〜98
ポマリドミド（POM）	88, 91, 92, 94〜98
ポライビー®	58, 62
ポラツズマブ ベドチン（Pola）	58, 62
ホリナートカルシウム（CF）	39, 41, 43
ボルテゾミブ（Bor）	71, 83, 84, 86〜88, 96
ボルテゾミブ単独療法	110
本態性血小板血症（ET）	14
ボンベンディ®	144

ま

マイロターグ®	24, 34
末梢血幹細胞採取	162
末梢性T細胞リンパ腫（PTCL）	73
慢性骨髄性白血病（CML）	6
慢性リンパ性白血病（CLL）	48
マントル細胞リンパ腫（MCL）	70

み

未承認薬	276
ミトキサントロン（MIT）	22, 39
ミニ移植	284
未分画ヘパリン	135

め

メコバラミン	106
メソトレキセート®	34, 38〜43, 46, 64〜66, 76, 154
メチコバール®	106
メチル酸ガベキセート	136
メチル酸ナファモスタット	136
メチルプレドニゾロン（mPSL）	41, 43, 164
メテノロン酢酸エステル	28
メトキサレン	201
メトトレキサート（MTX）	34, 38〜43, 46, 64〜66, 76, 154
メルカプトプリン（6-MP）	40, 47
メルファラン（MEL）	86, 163, 164, 169, 173, 174
免疫チェックポイント阻害薬	1

も

モガムリズマブ	79
モノヴァー®	104
モメロチニブ	18

や

薬機法	179

ゆ

有毛細胞白血病	101
輸血	122
輸血関連急性肺障害	182
輸血関連循環過負荷	182
輸血後鉄過剰症	126, 182
輸血副反応	182
輸血療法	179
ユルトミリス®	112, 138

よ

溶血性尿毒症症候群（HUS）	137, 138, 180
葉酸	106
抑うつ	238
予防（地固め・補助）	206

ら

ラスブリカーゼ	244
ラスリテック®	244
ラナデルマブ	160
ラニムスチン（MCNU）	78, 163
ラバミコム®	150
ラブリズマブ	112, 138
ラミブジン（3TC）	147
ラルテグラビル（RAL）	149
ランダ®	61

り

リオナ®	103
理学療法	212
リカムビス®	149
リコモジュリン®	135
リサイオ®	164
リツキサン®	50, 51, 58〜62, 64, 66, 67, 69, 71, 72, 132
リツキシマブ（RTX）	1, 50, 51, 58〜62, 64, 66, 67, 69, 71, 72, 101, 108, 132
リツキシマブ単独療法	109
リツキシマブ＋フルダラビン療法	110
リツキシマブ＋ベンダムスチン療法	109
リハビリテーション	211
リポジショニング	284

硫酸鉄水和物	103	ALK 陰性 ALCL	73
リルピビリン（RPV）	148, 149	ALK 陽性 ALCL	73
リンパ球除去化学療法	185, 186	ALL（acute lymphoblastic leukemia）	37
リンパ形質細胞性リンパ腫	72	ALL/MRD 2023 プロトコール	38

る

ルキソリチニブ（RUXO）	17	AML（acute myeloid leukemia）	19
ルリオクトコグ アルファ ペゴル	142	AMP	78

APL（acute promyelocytic leukemia） 31

れ

APL212 32

レジメン	270	APS（anti-phospholipid antibody syndrome）
レジメン管理委員会	274	156
レナカパビル（LEN）	150	ART（anti-retrovirus therapy） 145
レナデックス®	83〜96	ascinib 12
レナリドミド（LEN）		ATG 120, 170, 175
28, 69, 81, 83, 85, 89, 90, 92, 97		ATL（adult T-cell leukemia） 78
レノグラスチム	25, 173	ATO/ATRA 31
レフィキシア®	143	

レブラミド® 28, 69, 81, 83, 85, 86, 90, 92, 97

レボレード® 118, 120, 131

B

B 型肝炎ウイルス	252

ろ

ロイケリン®	40, 47	B 型肝炎ウイルスの再活性化	6
ロイコボリン®	39, 41, 43	Bd 療法	84
ロイスタチン®	101	BEAM	163
ロイナーゼ®	38〜40, 46, 76	BEE（basal energy expenditure）	222
ロキサデュスタット	129	BL（Burkitt lymphoma）	66
ロペグインターフェロン アルファ-2b	15	blinatumomab 単独療法	44
濾胞性リンパ腫（FL）	67	bosutinib	10
ロミデプシン（ROM）	75	BRAF V600E 変異	101
ロミプレート®	119, 131	BRAF 阻害薬	102
ロミプロスチム（ROMI）	119, 131	bridging radiotherapy	206
		BR 療法	51, 62

BUTT 164

わ

BV-CHP 80

ワルデンシュトレームマクログロブリン血症	
72	

C

C1 インヒビター	159
C1 インヒビター濃縮製剤	160

A

		CAD（cold agglutinin disease）	108
AA（aplastic anemia）	116, 175, 179	CAG	25
ABVD 療法	52	CAR-T 細胞	189
A（BV）-AVD 療法	53	CAR-T 細胞療法	1, 185, 217, 284, 285
A＋CHP（BV-CHP）	73	cardio-onco-hematology	253
aHUS	137	cardio-oncology	253
AIDS	145	CCI	181
AITL	73	CCR4	79
AKI（acute kidney injury）	262	CellEx ECP® システム	202
		cHCL（classical HCL）	101
		CHOP	74

CLL（chronic lymphocytic leukemia）	48
CML（chronic myelocytic leukemia）	6
CMV	252
COVID-19	285
CPX-351	20
CRS（cytokine release syndrome）	185, 190
CTR-CVT	253
CTRCD	253
CTRCD アルゴリズム	256
CTS（CT simulation）	208
CyBorD	84

D

dasatinib	9, 42, 43, 47
DBd 療法	87
Diamond-Blackfan 貧血	124
DIC（disseminated intravascular coagulation）	134
DKd 療法	92
DLBCL（diffuse large B-cell lymphoma）	57
DLd 療法	85, 89
DLI（donor lymphocyte infusion）	196
DMPB 療法	86
DNR/AraC	19
DOAC（direct oral anticoagulant）	139
DPd 療法	94

E

EB ウイルス感染症	153
EB ウイルス関連リンパ増殖性疾患	196
ECP（extracorporeal photopheresis）	201
EDR（escalating dose regimen）	197
Eld 療法	90
ENKL	76
EPd 療法	91
Epstein-Barr ウイルス	152
ET（essential thrombocythemia）	110
EZH1/2 阻害薬	81

F

FACT-Cog	215
FCR 療法	51
filgrastim	22, 23, 38, 39, 193, 247
FL（follicular lymphoma）	67
FLAG	22
FLAG-IDA	23

FLT3 阻害薬	29
FOY®	136

G

G-Benda	70
G-CSF	22, 122, 173, 192, 246
G-CVP	68

H

HAE（hereditary angioedema）	159
HCL（Hairy cell leukemia）	101
HCVv（HCV variant）	101
HD（high dose）-AraC	21
HD-MTX	64
HD-MTX/Ara-C	65
HGBL（high-grade B-cell lymphoma）	66
HHV6	252
HIF-PH 阻害薬	129
HIT（heparin-induced thrombocytopenia）	139, 181
HIV 感染症	145
HL（Hodgkin lymphoma）	52, 246
HLA 半合致移植	2
HLH-2004	154, 155
HLH-94	153, 155
HLH（hemophagocytic lymphohistiocytosis）	153
HPS（hemophagocytic syndrome）	153
HSV	251
HUS（hemolytic uremic syndrome）	137, 138, 180
HVLT-R	215
Hyper-CVAD 療法	41
Hyper-CVAD/MA プロトコール	41

I

IDA（iron deficiency anemia）	220
IDA/AraC	19
imatinib	1, 8
IMRT（intensity-modulated radiation therapy）	206
inotuzumab 単独療法	44
Isa-d 療法	95
Isa-Kd 療法	95
Isa-Pd 療法	96

ITP（idiopathic thrombocytopenic purpura）
130, 180

J

JALSG Ph＋ALL213 プロトコール　42

K

Kd 療法　88
KLd 療法　92

L

L-アスパラギナーゼ（L-ASP）　38〜40,
46, 76
LD ケモ　186
Ld 療法　84
Ld 療法（再発）　92
LEED　163, 164
lenograstim　25, 193

M

MAC（myeloablative conditioning）　168
MCEC　163
MCL（mantle cell lymphoma）　70
MDS（myelodysplastic syndrome）　19, 179
MEAM　163
MEC　22
MF（myelofibrosis）　14
MGRS（Monoclonal Gammopathy Renal
Significance）　267
MM（multiple myeloma）　83, 164
MoCA-J　215
modified LSG15　78
MPN（myeloproliferative neoplasm）　14
MSC（mesenchymal stem cell）　199

N

NHL（non-Hodgkin lymphoma）　57,
246, 247
nilotinib　8
NMA（nonmyeloablative conditioning）　168
NRS（Numerical Rating Scale）　229
NST（Nutrition Support Team）　221

O

obinutuzumab　49, 68, 70
oncology emergency　243

onconephrology　260

P

PBd 療法　88
PCNSL（primary central nervous system
lymphoma）　64
PCP　250
Ph 陰性 ALL　38
Ph 陽性 ALL　42
PIG-A 遺伝子　111
PNH（paroxysmal nocturnal hematuria）　111
Pola-BR　62
Pola-R-CHP　58
ponatinib　11
possible Hy's law case　11
post CY　284
PSL prephase　38
PSL prephase＋寛解導入療法　42
PTCL（peripheral T-cell lymphoma）　73
PTCL-NOS　73
PV（polycythemia vera）　14

Q

QLQ-C30　212

R

R-CHASE　60
R-CHOP　58
R-CVP　67
R-DeVIC　61
R-Dose adjusted（DA）-EPOCH　60
R-GDP　61
R-Hyper-CVAD　66
R-Hyper-CVAD/MA 交替療法　66
R-ICE　59
R-Lenalidomide　69
R-MA（High-dose MTX/AraC）　66
R-MPV　64
RIC（reduced intensity conditioning）　168
RMP（Risk Management Plan）　273
RT＋2/3 DeVIC　76

S

SMILE　76
STEC-HUS　137

T

T315I 変異	11
TA-TMA	138
TACO (transfusion-associated circulatory overload)	182
TBI (total body irradiation)	167, 171〜175, 207
TEE (total energy expenditure)	222
TLS (tumor lysis syndrome)	243
TMA (thrombotic microangiopathy)	137, 261
TRALI (transfusion-related acute lung injury)	182
TTP (thrombotic thrombocytopenic purpura)	137, 180

U

UVA	201

V

VCAP	78
VECP	78
VEN/AraC	27
VEN/AZA	26
von Willebrand 病	143
VR-CAP	71
VRD 療法	83
VZV	251

W

WHO 方式がん疼痛治療法	229

X

X 連鎖リンパ増殖症候群	152

血液内科治療のトリセツ　　　　　　　©

発　行　2024年10月20日　1版1刷

監修者　髙折晃史
　　　　山下浩平

編集者　新井康之

発行者　株式会社　中外医学社
　　　　代表取締役　青木　滋

　　　　〒162-0805　東京都新宿区矢来町62
　　　　電　話　03-3268-2701(代)
　　　　振替口座　00190-1-98814番

印刷・製本/三報社印刷（株）　　　〈RM・KN〉
ISBN 978-4-498-22550-3　　　　Printed in Japan

JCOPY <（社）出版者著作権管理機構　委託出版物>

本書の無断複製は著作権法上での例外を除き禁じられています．
複製される場合は，そのつど事前に，（社）出版者著作権管理機構
（電話 03-5244-5088，FAX 03-5244-5089，e-mail: info@jcopy.
or.jp）の許諾を得てください．